世图心理

博客：http://blog.sina.com.cn/bjwpcpsy
微博：http://weibo.com/wpcpsy

U0306979

基因

GENES AND BEHAVIOR

NATURE-NURTURE
INTERPLAY
EXPLAINED

与行为

先天因素与后天因素
交互作用的解释

[英] 迈克尔·路特————— 著 张侃—————译

MICHAEL RUTTER

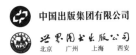

中国出版集团有限公司

世界图书出版公司
北京 广州 上海 西安

图书在版编目（CIP）数据

基因与行为：先天因素与后天因素交互作用的解释 /（英）迈克尔·路特著；张侃译.
—北京：世界图书出版有限公司北京分公司，2023.5
ISBN 978-7-5232-0185-5

Ⅰ.①基… Ⅱ.①迈…②张… Ⅲ.①人类基因—研究 Ⅳ.①R394

中国国家版本馆CIP数据核字（2023）第019570号

Genes and Behavior: Nature-Nurture Interplay Explained by Michael Rutter, ISBN: 9781405110617 / 1405110619

书　　名	基因与行为：先天因素与后天因素交互作用的解释	
	JIYIN YU XINGWEI	
著　　者	[英]迈克尔·路特（Michael Rutter）	
译　　者	张　侃	
责任编辑	王　洋	
责任校对	李　博	
装帧设计	储　平	
出版发行	世界图书出版有限公司北京分公司	
地　　址	北京市东城区朝内大街137号	
邮　　编	100010	
电　　话	010-64038355（发行）　64037380（客服）　64033507（总编室）	
网　　址	http://www.wpcbj.com.cn	
邮　　箱	wpcbjst@vip.163.com	
销　　售	新华书店	
印　　刷	三河市国英印务有限公司	
开　　本	787mm×1092mm　1/16	
印　　张	20	
字　　数	262千字	
版　　次	2023年5月第1版	
印　　次	2023年5月第1次印刷	
国际书号	ISBN 978-7-5232-0185-5	
版权登记	01-2013-0801	
定　　价	79.80元	

前　言

　　很长时间以来，行为遗传学和社会化理论被视为必然对立的两个"阵营"。这两个"阵营"的研究者极少引用对方"阵营"的研究结果，只顾攻击对方的基本概念和研究发现。如此一来，结果只能是毫无意义的争论和对各方研究贡献的严重误解。我写此书的主要目的是提供一本可读性强、不着重从技术细节论证基因对行为的重要性的读物。为此，本书将涉及基因是如何工作的，同时，非常显然的是，我们也要明白基因并不是孤立地工作的。因此，我们需要讨论我们已经知道的环境的影响，以及先天因素与后天因素之间相互作用并贯穿于发展的全过程。"后天"这个词常用于表示家庭环境。在本书副书名中用到这个词，是为了表示更广泛的环境的影响。

　　我接受的基本训练并非遗传学的，但是我使用行为遗传学已经有三十多年了，我非常注重遗传机制和与遗传有关的问题。然而，与此同时，我还是一个发展心理学研究者。这两方面背景的长期结合，使得我成为行为遗传学坚定的支持者，同时，从某些方面来说，我也对夸大行为遗传学的影响的做法持批判态度。因此，我希望成为专业的遗传概念和发现的说明人。除此之外，我还做了很多与遗传学研究的伦理问题有关的工作，这一点也有助于我对本书讨论的问题进行整合性的表达。

第一章勾画了遗传学的主要轮廓并讨论为何有关基因和行为的问题如此令人惊讶地互相矛盾。部分原因是人们对遗传学发现的误解，也因为遗传学在过去曾经被误用，今后如果处理不当，也可能被误用。人们对遗传学的批评是认为遗传学是一种有害的生物还原论。因此，我在这一章中讨论了还原论这个概念的含义以及它的积极方面和消极方面。

清晰地贯穿全书的是，遗传的作用是以概率的形式表达的，而不是绝对的。为了说明这一点，第二章就遗传和环境两个方面的影响讨论了风险因素和保护因素的概念。证据显示，人们通常必须从维度和分类两个方面来考虑这两类影响到机理和行为的因素。过去，人们倾向于在一般全体中，在异常疾病或异常状态与正常的各种状态之间做一个明确的区分。现代的研究已经显示，在异常与正常之间必然有连续性的变化，躯体疾病（如冠心病）如此，精神异常（如抑郁症）如此，甚至一些严重的疾病（如精神分裂症和自闭症）也是如此。

以此为背景，第三章给出了在若干个不同人群中使用双生子研究法、家族研究法和领养研究法，来确定对个体行为差异影响的遗传因素和环境因素的相对强度的方法。这里涉及正常行为和异常行为。第四章小结了人们对某些重要精神疾病或者正常特质（特征）开展研究的发现。第五章从环境影响的角度做了同样的小结。

第六章承前启后，连接着前面的几个章节和后面的几个章节，前几章的重点在于量化遗传与环境因素的影响，后几章则侧重描述具体起作用的基因或者这些基因如何工作。如此一来，第六章勾画出了我们对不同遗传模式的了解。第七章描述了一些基因具体是如何起作用的。虽然这两章是用非技术性的语言写就的，但是这些内容将不可避免地涉及一些非遗传学者很不熟悉的概念和方法。不想了解细节的读者可以忽略这两章，然而我们希望你不要做这样的选择，因为理解基因如何工作，对认识遗传学在行为研究中的重要性非常有用，同时对认识遗传学的局限性非常有用。第八章描述了可能影响行为的具体的基因方法，并小结了我们目前对可能诱发某些重要精神疾病的基因的了解。

在第九章中，我通过讨论基因与环境的相关和相互作用将基因与环境联系在一起。从很多方面来说，这构成了本书的中心问题，这是因为我们已经知道基因和环境不能被完全分离或者完全独立地看待。在很大程度上，基因是通过环境起作用的，即基因的作用源于一个人遇到风险环境的可能性，而这一可能性又取决于其受遗传影响的应对方法和选择其环境的行为。另外，基因影响一个人对风险环境的易感性。人对环境的敏感性是不同的，基因又隐含在个体差异之中。

第十章又反过来集中探讨环境对基因的影响。过去人们通常假定，基因不随经历而改变。如果只看基因的序列，这是对的，但是从基因在身体组织中的表达来看，这就不对了。也就是说，虽然某个人的DNA被遗传了下来，然而在个体的细胞中，DNA产物的表达（无论在细胞的结构上还是在功能上）却取决于一连串的反应（见第七章）。也就是说，环境能够，而且确实能够改变基因。对基因表达的研究会将我们引入一个非常复杂的科学领域，但是第十章只集中讨论这一研究的成果（这些非常重要，而且容易理解），而非专注于实验所涉及的生物化学方面。

最后，第十一章试图将以上内容串联成一条线，并展望如何将看起来复杂的关系应用于决策与实践之中。

致 谢

    我对遗传学的了解主要归功于以下各个研究所的同事们——位于伦敦的精神病研究所的社会、遗传与发展精神病研究中心，位于弗吉尼亚州瑞希孟德的弗吉尼亚精神病与行为遗传学研究所，位于牛津大学的威尔科蒙信托基金人类遗传学中心；此外，还有我学术生涯初期的同事Susan Folstein、Irving Gottesman 和Jerry Shields。我要特别感谢我的夫人Marjorie（二十世纪九十年代初，我曾和她合著过一本有关发展心理学的书），还有Avshalom Caspi、Kenneth Kendler、Terrie Moffitt、Tony Monaco、Barbara Maughan、Stephen Scott和Anita Thapar，他们阅读了我的初稿，并提出了很多建设性的建议和评议，当然，有错误的地方均由我本人负责修改。Deborah Ballinger-Mills和Jenn Wickham整理了图表与文献，清理了文字上的含糊与歧义，使得本书最终可以呈现在读者面前。谨对以上所有人，表示最衷心的感谢。

Micheal Rutter

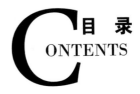

目 录
CONTENTS

第一章　基因与行为这个问题为什么会引发如此多争论

在这本书中，我试图解释这样的问题：为何遗传学对我们所有人而言都非常重要；为何对精神疾病（如抑郁症或精神分裂症）的成因和发展过程，以及对正常的心理特质（如不同个体学术成就的差异或人格特质的差异）而言，遗传学所提供的信息尤其重要。然而，在总结遗传学的证实价值的过程中，我们也需要指出某些由遗传学的说法产生的"误导"和夸大其词，同样需要指出的是一些对基因（gene）的影响持反对意见的人提出的某些指责性的话语所引起的误解。

在考虑为何有关基因与行为的讨论遭到了如此令人吃惊的抵触之前，我必须对遗传学的成就和观点发表一些看法（这奠定了本书的基调）。这涉及基础性的实验室科学和一些比较具有应用性的研究。

遗传学的成就

关于遗传学的历史，要追溯到十七世纪中叶。那个时候，孟德尔通过用豆科植物做研究，总结出基因是一种代代相传的特殊因子，每个基因以交替的形式存在，如今这被称为等位基因（allele）。孟德尔是一位奥地利僧侣，也是一位科学家。令人不解的是，他的这一重要发现在当时并没有得到认可，实际上，在他过世很久之后，这一发现才得到认可。直到二十世纪中叶，人们才明白脱氧核糖核酸（DNA）是构成基因的物质。然而，那时的人们还不知道基因会怎样起作用。

二十世纪五十年代早期，那时我已经是一名医学生了。当时的人们甚至还不知道人类有多少染色体（chromosome，那是1956年才被发现的），还在讨论唐氏综合征是如何由应激导致的！实际上，**唐氏综合征**（Down syndrome）是由多余的第21号染色体所致，而这一点直到1959年才被发现。1953年，随着沃森和克里克发现基因是一个成对的螺旋（顺时针）结构，基因的生物学基础机制迎来了关键性的突破。他们低调而美妙地在其论文中总结道："我们注意到，我们预先假设的一种配对现象直接提示，可能存在一种复制遗传物质的机制。"另一个关键的进展是，1977年，Fred Sanger提出了确定任何给定的**DNA序列**（DNA sequence）的方法。他们也因这两个发现获得了诺贝尔奖。整个二十世纪后半叶，在分子生物学领域涌现了相当多的科学发现（其中的一些科学家因为这些发现又陆续获得了诺贝尔奖），这些发现极大地推进了人们对基因如何发挥作用的认识，形成了精细生物学，在本书的第七章，我们会简要介绍其中一些关键性的发现。

在基因活动的生物学机制得到阐明的同时，人们也开始使用技术性的（概念性的）工作探寻某些疾病的基因原因。或许第一个重要的进展是发现了酶可以用于切断特定序列上的DNA。进一步的进展是发现在整个基因组中存在多态靶点（即一类物质在不同的个体上以不同的形式存在）。第一种技术被称为限制性片段长度多态性（RFLP），但它后来已经在很大程度上被微随体简单重复测序（SSRs）所取代，近来又被单个核苷酸（nucleotide）多态技术所超越。这些新技术使我们了解到非常多靶点。另外两项进展也极大地丰富了分子遗传学的可能性。首先，二十世纪八十年代中期，人们发现了多测量链反应，这使得有选择地放大特定DNA序列的靶点成为可能，也允许人们对基因进行克隆（即复制），加快了人类基因研究的进程。其次，高速自动测序技术的发展，使得我们能够对全基因组进行快速扫描，找到可用的靶点。此外，确定基因必需的统计学方法也取得了很大进展。最后，我们必须强调发现不同动物之间有大量互相覆盖的基因的重要性，这使得我们可以通过研究其他生物体（包括酵母和果蝇）来获取知识，进而通过研究**动物模型**（animal model）来检验我们对基因功能的科学假设。

这些革命性的进展使我们认定了很多导致纯基因疾病的具体基因（即一些基因不需要特定的环境因素即可致病，见第六章）。我们在发现多因素疾病的基因方面相对缓慢，这是因为这些疾病涉及复杂的多种遗传和环境风险因素，但是，在第八章中我们可以看到，这些研究正在取得进展。

人们可能会认为，尽管从科学的角度来看，这些进展毫无疑问都是非常令人兴奋的，但它们可能对我们理解特定疾病中涉及的遗传问题没有提供太多帮助。无论如何，我们已经取得了一些重要的临床医学进展，我们将在第六章中选择一些特别的遗传机制加以讨论。

科学家已经意识到，正确地认识个体的基因如何工作和它们如何发挥作用，对于解决大量的医学问题和科学问题而言非常重要，所以他们在1999年发起了国际合作的人类基因组计划（Human

Genome Project, HGP）。2001年，人类基因组计划（HGP）和一家与之合作的商业机构——赛扬基因组学（Celeron Genomics）共同发布了初步报告。2004年，进一步的报告也被发布。一个关键性的发现是，蛋白质编码基因（protein-coding gene）的数量（20 000—25 000）大大少于过去的预期。这对人类认识基因的作用而言非常重要，我们将在第七章中加以讨论。

与二十世纪前半叶遗传学机制研究的早期发展平行的是，这一世纪后半叶的分子生物学快速萌发，并产生了相对独立的群体定量遗传学（population quantitative genetics）。具体地说，Francis Galton是遗传学领域的领跑者。十九世纪中期，他用在家族中产生超常人的研究敲开了这个领域的大门。此后，两位统计学家——Karl Pearson和Ronald Fisher，与一位遗传学家——J. B. S. Haldane共同工作，正式奠定了遗传学这一分支领域的根基。以双生子和领养子为被试的研究成为分析个体的心理特质和精神疾病在多大程度上受遗传或环境影响的非常重要的方法。在对精神疾病的研究方面，Eliot Slater是一位关键人物，他通过在1948年建立莫兹利医院双生子库（Maudsley Hospital Twin Register）和他自己的医学研究理事会精神病遗传学中心展开了这些研究工作。二十世纪后半叶，我们在采样技术和统计学方面取得了一些非常重要的进展，这使我们建立了关于多项心理特质和精神疾病的遗传性（heritability）的知识库。同样重要的是，在这个时期，人们对双生子和领养子的研究有了极大的进展，特别是研究者们已经认可多种研究方法相结合的重要性。这些进展证明，遗传因素在人呈现出的心理特质中，在几乎所有个体差异层面和在几乎所有精神疾病层面，都起到重要的作用。在某些案例中（比如，自闭症和精神分裂症），遗传因素起绝对作用；在一般人群中，遗传因素也在相当大的程度上起作用（约占总差异的20%到60%）。

有三项特别重要的关键性发现：第一，绝大多数心理特质和疾病都同时受遗传因素和环境因素的影响，既不单纯是先天的，也不单纯是后天的。第二，除了极少数情况，基因对心理特质或精神疾病的影响都不是绝对的，基因在发生作用的链条的不同部分涉及非常复杂的正向和负向影响。第三，基因的不良影响还会延伸到社会行为和态度，甚至个体是否会接受具体的风险环境的可能性。

也许人们以为过去半个世纪在遗传学上的这些激动人心的发现会得到广泛的欢迎，进而被用于造福人类。然而，专业人士和普通民众对此的反应却相当复杂，现在我需要谈谈在各种争议中所涉及的问题。

认为对医学无用

Le Fanu——这位遗传学的科学赏识者——写道，"新遗传学"是现代医学的最大败笔。他让人们注意到，那些宣称由遗传研究阐明的发病原因和由此产生的有效的新治疗方法和预防方法都没有什么用，这是因为它们在产生有用的遗传工程、遗传筛查和基因治疗方面都不够成功。他进一步争辩道，这是因为从总体来看，基因对致病没有作用，即使有作用（比如在单基因病囊肿性纤维化中），也由于基因的作用如此复杂而难以说明。他坚定地认为他在评价基因治疗被过度推销和遗传学并未使人们在新药发明方面产生明显的进步这两点上的看法是完全正确的。但是他的结论无疑不仅是不成熟的，而且是完全悲观主义的。他的错误在于将遗传的诸多影响等同于各种单基因疾病，说后者在疾病范围中只占很小的部分是对的，但以此假定确定某些基因就可以使人明白致病的机制（尽管人们对某些基因的确定已经给治愈相应的疾病带来了巨大的希望）就过分了，因为这实际上并不成立。在第四章，我们将讨论到，人们通过很多双生子研究和领养研究发现，在所有疾病中，包括在精神疾病中，遗传因素起着非常重要的（尽管不是完全决定性的）作用。在所有案例中，基因都是与环境因素相伴随的多因素之一，在致病方面起很大作用（见第二章的讨论）。

认为"新遗传学"不成熟的指责声音主要有两种。第一（也是最严重的指责），它忽略了生物学研究需要从遗传学获得指导，仅仅发现基因和说明致病因素如何起作用是不够的。我们将在第七章讨论到，DNA本身并不致病，因此，预测致病基因并不能为我们提供有关疾病的更多信息。正如Bryson在他对整个科学界很有影响的表达中所说的那样，基因组学结构的发现还仅仅是个开始，它还不能说明其影响是如何发生的。蛋白质是我们工作的主要研究对象，但是到目前为止，我们对蛋白质是如何与疾病产生关联的还知之甚少（对蛋白质与行为的关系的了解更少）。"蛋白质组学"（proteomics）是近年新提出的一个名词，意在涵盖研究蛋白质交互作用的新领域。如果我们要知晓基因在致病过程中的作用，我们必须依赖于蛋白质组学的巨大进步，但这还需要我们等待些时日。

然而，仅仅懂得了化学过程还远远不够，我们还需要进一步了解那些复杂的通路，化学的因素就是通过那些通路对疾病或心理特质、特征起作用的。这就需要我们整合生理学，即从细胞的化学过程到整个人体的生理学，以发展并检验关于整个过程的假设和想法。除此之外，我们还需要很多不同领域的分子流行病学的合作以了解基因与环境两者之间的交互作用，因为环境显然是这一过程的关键因素。这一切都可能加速发展，但是需要时间（好几十年的时间，而不是仅仅几个月或几年的时间）。此外，我们刚刚学会瞄准从发现基因到决定它们作用的这条路，现在还只是万里长征的第一步。

认为"新遗传学"不成熟的指责的第二种声音是，它罔顾人们为发现基因在多因素疾病和特质方面的作用而付出的努力。科学家们的努力已经给我们带来过去从来没有过的希望，这具有更重大的意义。例如，在大概五年前，Plomin和Crabe宣称，我们很快"就会发现大量可疑基因"。正如我们将在第八章中所讲述的那样，当前的研究已经获得很多重要的进展，但是继续证明哪些基因在多重特征中（有身体的，也有心理的）起作用，仍然非常困难，因为大多数基因的作用很小，而且它们的作用又随着环境的不同而变化（见第九章，基因–环境交互作用）。诚如我所希望的，此书将证明，我们有非常多的理由相信，"新遗传学"只要有机地与其他学科相结合，必将给我们带来美好的结果。

认为以双生子和领养子为被试的研究所获得的
证据不够有力

定量行为遗传学（不同于医学遗传学）遭受到讥讽性的猛烈攻击，攻击者认为其有关双生子和领养子的研究质量不高，还认为其将遗传性用于说明人的心理特质的个体差异的基本概念有问题。在

第三章和第四章的讨论中，我们必须接受某些对方法学的批评，特别是对一些早期研究的方法学的批评，有些批评在某种程度上来说还是正确的。一些研究对以下问题没有给予足够的重视，如双生子实验设计的假设前提、领养家庭环境对结果的影响、取样问题和参与者有偏向性问题等。这些批评有可取的部分，但是那些批评者试图完全否定整个行为遗传学，采用以偏概全的态度和方法的行为是不可取的。任何平心静气的批评者都不可否认，有证据表明，在个体差异上，遗传有重要作用，虽然在总体差异的程度上存在有理由的不确定性。

有三种主要观点是相互关联的。第一，认为应该对在方法学上非常成功的研究给予特别关注（见第四章）。第二，认为应该对获得相同结果的不同研究（比较不同模型的说明力和局限性）给予一定关注。第三，认为有必要探索研究所发现的总的模式在多大程度上是由环境因素决定的。显然，环境因素不可能没有影响。对于遗传影响的强度有不同看法是合理的，但是怀疑其重要性就不合理了。

行为遗传学中的虚假和偏差

另一个引起误导的根源是，遗传学研究中偶尔也有造假现象，就像Cyril Burt的双生子研究。Cyril Burt曾经是一位非常出色的英国心理学者，他在开拓智力迟钝的流行病学方面发挥了很大作用，对应用心理学专业的贡献颇丰，也在因素分析的发展方面起到过关键作用。因素分析是研究共同存在的特质的一种统计学方法。他同时强力支持遗传对智力的影响，他所发表的双生子研究，被怀疑其结果有人为造假。虽然人们对其结果，特别是其集中在智商方面的结果存在很多争议，但是，多数持反对意见的评审人认为，有足够且强有力的证据表明，Burt所提供的数据不可信，应该被排除。除了人为造假以外，还有很多人认为一些行为遗传学研究会故意采用可能导致结果产生偏差的一些做法。这些都是非常重要的科学问题。有一点应引起注意，那就是这些争论主要集中在，那些有争议的数据是否应该包括遗传的影响。毋庸置疑的是，这些狡猾的处理方式对行为遗传学的事业是绝对有害无益的。非常不幸的是，一些行为遗传学家在研究上的造假和偏差，导致大量高水平的双生子研究也不能得到公正的认可。

接受可疑机构的资助

有些人认为，一些行为遗传学家非常愿意接受那些可疑组织的资助，这就表示这些行为遗传学家支持那些组织用其遗传学的研究结果来支持种族主义，这也得到很多关注。Eysenck和Jensen觉得接受先锋基金（Pioneer Fund）的资助没有什么问题，虽然后者被广泛认为具有种族主义的目标。与Burt一样，Eysenck是伦敦的一位有名的研究型心理学家，他在人格（personality）特质与精神疾病的关系方面做了一些非常重要的定量研究，是其所在领域内使用行为心理治疗方法的先驱。他还是一位能说会道的老师，通过几本可读性很强的小册子而名声大噪。然而，他也是一位对种族与智商的关系、吸烟与癌症的关系以及占心术等话题充满热情的辩护者。在他整个职业生涯中，虽然他从未因为造假而被正式调查，但他一直被怀疑有偷偷摸摸使用数据的行为。不管怎样，他服务的单位曾经要求他交回从先锋基金获得的一项赞助经费，理由是他"忽视了"要经过学术伦理委员会的审批。

Jensen是美国的一位研究型心理学家，他关于"g"作为一般智力的生物核心的概念和发现使其成为世界级专家。他在此方面做过一些非常重要的高水平研究。在遗传学方面，他以一篇论文闻名，该论文认为，受遗传特质影响，非洲裔美国人的平均智商低于白人，且无法通过后天教育改善。虽然他不愿意公开承认，但是他的这些看法确实是有问题的（因为以组内结果来推测组间差异的原因的这种方法是有待商榷的，而且论文中几乎没有任何非洲裔美国人的双生子数据）。他一直辩解称他的报告没有受到资助方的任何影响，然而在有关药物的研究中，有足够的证据表明其研究报告的确受到资助方的影响。类似地，Eysenck也一直辩解他的关于吸烟对癌症没有影响的报告没有受到烟草公司巨额资助的影响。然而，有足够的证据表明，英美烟草公司（British American Tobacco）控制了该科学发现的发布。坦率地讲，如果人们相信某个基金支持某一具体的科学家的研究，而该科学家的研究结果丝毫不受到资助方的影响，那就未免显得太过天真了。伦理规则明确规定，在看研究报告的结果时，要将资助方的影响考虑在内。这还是非常有道理的。

此外，许多人担忧遗传学的发现会被错误地应用于优生学（eugenics）。例如，基于优生学原则的考虑，在二十世纪三十年代中期，有大约20 000名美国人被非自愿地绝育。纳粹德国做得更过分，在1933年到1939年间，他们致使大约322 000人被非自愿地绝育。诚然，这些令人恶心的做法源于对遗传学发现的误解，但不可否认的是，这些做法也确实得到了一些非常著名的遗传学家的支持。很多人可能会认为，这些不可原谅的极端情形发生在过去，于当今的情况没有关系。然而，事情果真如此吗？Muller-Hill认为，当与智商有关的基因被发现时，遗传优劣的概念极有可能"重出江湖"，接着就会有人试图将其用于优生学（详见后文）。而且，还有一些著名的（从伦理上看是幼稚的）遗传学家在反复讨论，遗传学下一步合适的发展方向是按人类的目标设计婴儿（利用基因做选择）。

鉴别智力基因的圣杯

行为遗传学显然并不只是着意于智商或者一般智力，而是涉及遗传与环境对所有心理特质和精神疾病的影响。确实，围绕智力的遗传性存在矛盾重重的争论。Kamin在其专著《智商的科学与政策》中写道："没有任何数据能够使一位谨慎的人接受智商分数具有遗传性的假设。"实际上，有大量证据表明，遗传对智商的个体差异有重要影响——其中的大多数证据显示遗传性的影响约为50%。然而，批评的声音并不主要集中在遗传性的精度方面，一些满脑子遗传学的心理学家还宣称，有几种特质相当重要，甚至每个人都应该拥有这几种心理特质。如此一来，大量作者一直在搜寻那些对智商有特别意义的特质，他们认为这些特质比其他特质更加重要，某些缺少这些特质的社会群体就应该被区别对待。于是，那些影响智商的基因成为行为遗传学领域的圣杯。当然，我们不能否认，高智商对于一个人广泛意义上的成功，无论是在学习方面，还是在工作方面，都是一个很好的预测指标——在那些人与人的政治、社会条件差异很大的社会中更是如此。

此外，对具有高智商个体的研究显示，拥有高智商者并不一定能够在成人生活的各个方面都获得成功。除智商以外的很多特质对成功人士的适应性起到非常重要的作用。我们是社会动物，也是思维动物和语言动物。广义的成功在很大程度上受到人在社会关系方面的能力和一般智力的影响。如果只是考虑智商，而忽略人的其他适应性特质的作用，显然是愚昧的。如果假定所有人都应该具有高智商，甚至可以通过操纵遗传来设计高智商儿童，同样是愚昧的。这不仅会对人类的其他重要特质产生负面影响，而且，如果所有人都具有水平相当的高智商，从生物性和社会性的角度来看，这也存在非常大的问题。个体差异是生物学原理最基础的部分，试图排除个体差异，追求所有人都一模一样，是非常荒谬的，也是令人绝望的。

担忧个体差异带来的不平等问题

从生物学的角度来看，个体（人和其他动物）之间最好在技能、特质和局限方面存在差异。没有并且可能永远也不会有一种模式是放之四海而皆准的。在一种环境下具有适应性、有助于成功的特质，到了另一种环境中可能就不灵了。个体差异具有生物学意义——当环境发生变化时，一些个体能够适应新的环境。这就是进化论的核心，也是遗传学的核心概念。

然而，多年来，社会革新家和社会科学家一直关注由个体差异导致的社会不平等现象，认为这是人类本性不能接受的。确实有很多证据表明，一些来自严重社会不平等现象的非健康状态给社会底层带来了疾病状态。尽管部分原因可能是社会底层难以获得医疗和其他相关服务，不同社会阶层在生活方式方面（如营养、运动等）也有所区别，但是我们对社会不平等造成疾病的确切机制尚不明了。在一些国家，特别是美国和英国，随着贫富差距的扩大，社会不平等状况加剧，这已涉及法律问题。

不管怎样，消除个体差异绝对不是好的办法。Tawney教授曾就此说道："确实自然界存在的差别如此巨大，问题在于文明社会要用其自身的组织力量去消除它，而不是仅仅依赖于自然组织。个体差异是社会动力的来源，不仅使社会更加成熟，也给了社会实践的机会和消除它的机会。"换句话说，问题在于社会设置了一些人为的不利障碍，阻碍了一些人的发挥，阻碍了他们发挥潜力，或者使他们不能通过训练达到最佳水平。显然，这些阻碍源于歧视性的政策、部分人受教育机会的缺少和在很多社会中根深蒂固的种族歧视与宗教歧视。绝对需要强调的是，对遗传影响的关注，绝对不能导致对那些极端重要的社会性影响的忽视。我们需要更好地懂得这些是如何发生的，需要采用更好的社会行动来应对那些非常有害的不平等现象。但是，这不应该被和那些实际上毫无意义的试图从生物学角度消除个体差异的奇谈怪论混为一谈。

然而，一些心理学家担心，对遗传学的关注可能会转移人们对行为的重要社会影响的兴趣和注意力。我们必须承认，这种担忧在基因狂热者的著作中既有历史根源，也有当代根源。因此，为在英国建立精神病学遗传学做出了巨大贡献（见上文）的Eliot Slater，对社会精神病学和该领域的工作人员充满了敌意。此外，他对生物学的支持还与不加批判地主张脑外科手术可以治疗精神疾病有关——

他甚至认为脑外科手术有可能发展成一门独特的专业。同样地，Steven Pinker——著名的语言专家——设置了一个可笑的 "稻草人"，说非遗传学家认为心灵是 "一块白板"（意思是说，养育可以改变一切），从而谴责了整个社会研究领域。

　　对遗传学的关注可能导致对社会影响的忽视，这种担心也有一定的合理性，因为遗传学和更广泛的生物学概念的主导地位关注的是个体差异，而不是已知随时间或人群而变化的疾病或心理功能水平。因此，在过去的半个多世纪里，年轻人的犯罪率、药物使用和滥用率以及自杀率的大幅上升，必然与环境因素有关。同样地，环境因素也在平均智力水平的提高中起了不可或缺的作用。这并不意味着在所有这些特质的个体差异上不存在持续的主要遗传影响，但它确实意味着一定有非遗传因素在水平的变化中起作用。基因库中的变化发生得太慢，无法解释这种主要的时间趋势。同样，有人认为遗传因素是导致美国的杀人案至少是欧洲的十几倍的主要因素，这显然也是不可信的。很有可能，这种暴力行为确实存在遗传倾向，但不同国家之间的差异不可能被归因于遗传因素；相反，有证据表明，获得枪支的难易程度对这些差异有重要影响。行为遗传学因无视这一证据而受到批评，这是正确的。当然，这并不意味着遗传因素没有通过与环境的相互作用而参与其中，但这确实意味着 "遗传因素的直接决定论" 观点是没有依据的。

夸大遗传学的主张

　　一个相关的问题是，不仅遗传学的主张被夸大了，而且一些遗传学家坚决地忽视了与他们所传的学说相悖的证据。因此，Baumrind和Jackson都呼吁人们注意一些行为遗传学家对证据的考虑的局限性，但也对"只有极端环境才重要，家庭抚养的变化没有实际意义"的说法表示反对。正如我们在第五章所讨论的，这些关于"家庭环境无关紧要"的笼统论断并没有得到研究证据的支持。令人惊讶的是，行为遗传学的评论通常完全忽略了人们关于环境影响的发现，就好像非遗传学家的研究是无关紧要的。潜在的问题是，许多行为遗传学家不愿意关注那些不直接来自遗传设计的证据。最终的结果是他们以相当片面的态度去对待研究结果。

毫无疑问，一些行为遗传学的支持者犯了夸大其词和误导性主张的错误，但这并不意味着他们所提出的论点是完全错误的。本书的目的是试图以冷静的眼光看待研究证据，从而就基因在影响个体行为差异方面的可能作用得出结论。不可避免地，这意味着我们要冷静地审视关于基因实际作用的证据，以及以同样严格的标准审视基因机制如何在塑造行为的个体差异中发挥作用。

怎么会有关于社会行为的基因呢？

行为遗传学的批评者们对这种明显荒谬的观点——犯罪、离婚和同性恋等明显的社会行为可能受到基因的影响——嗤之以鼻。然而，这种攻击反而忽略了问题的关键。当然，事实上不存在也不可能存在决定这些行为的基因，但是个体在表现出这些行为的倾向方面确实又存在差异，在这种情况下，我们有充分的理由认为遗传因素是与之有关的（见第四章和第八章）。试图将行为细分为社会行为和非社会行为是没有意义的。从某种程度上来说，所有的行为都受到社会环境和社会力量的影响，但这并不意味着这些行为没有受到遗传因素的影响。如果认为，尽管遗传对其他一切事物都有影响，唯独对环境的易感性没有影响，那就真的很荒唐了。进化论的概念清楚地表明，基因在很大程度上参与了个体对不同环境的适应过程，而经验证据（见第九章）也为这种基因与环境的相关性和交互作用提供了证明。

神经遗传决定论的所谓不恰当性

最后，也许也是最重要的一点，对神经遗传决定论的批评一直存在。其中的一些论点比另一些论点更有依据。例如，Rose认为，行为遗传学的主张意味着遗传效应的直接性（如他提到了基因"导致"精神分裂症、"导致"自闭症、"导致"双相情感障碍的例子），但是这与那些提示了遗传路径比这间接得多的证据不相符。DNA影响RNA，RNA影响多肽的产生，从而影响蛋白质的产生，蛋白质又影响导致疾病的代谢路径（见第七章），但是这比基因导致任何一种疾病的说法要复杂得多。这种说法还忽略了基因与环境的相关性和基因-环境交互作用的影响，特别是忽略了环境影响对基因表达的影响（见第九章和第十章）。在所有这些方面，行为遗传学的批评者的论点都是有针对性的。基因的影响的确是无处不在的，而且是极其重要的，但它们往往产生的是间接的影响。

但这恰恰是一些顶尖的精神病学遗传学家一直在争论的问题。Kendler坚定地指出："'一种基因导致'的概念所暗示的强烈的、明确的、直接的因果关系并不存在于精神疾病领域。虽然我们可能希望这是真的，但是我们还没有，也不太可能发现精神疾病的'基因'。"这一点被接受了（人们显然必须接受），但重要的是要弄清楚神经遗传决定论是什么，以及不是什么。科学中的还原论方法意味着，最终一切都可以被从第一原理中推导出来，在一个层次上的一切都可以用一些较低的层次来解释，而且看起来很复杂的东西将被证明可以用一套有限的概念和更简单、更基础的成分来解释。Rose反对这一观点的理由是，它把解释的责任从社会转移到个人，在个人内部，又从生物系统转移到分子。然而，这是对生物学的一种不适当的狭隘看法。Dennett令人信服地指出，进化意味着人类是有思想、有感觉的生命，有能力想象可能发生的事情，有能力将不同行为的后果概念化，因此有能力评估目的而不仅仅是手段。换句话说，通过我们的思维过程（以及它们对我们行为的影响），我们可以影响发生在我们身上的事情。决定论绝对不意味着不可避免（因为避免和预防是可能的）；非决定论实际上会提供更少的回旋余地（因为正是决定论允许我们决定如何改变事情），而真正的选择（而不仅仅是表面的选择）存在于一个决定论的世界中。决定论意味着基因如何运作有一个逻辑结构，但这并不意味着基因与任何行为存在直接的因果关系。显而易见的是，它们之间没有这种关系。

Rose的另一个反对意见是，神经遗传决定论似乎把所有机制都置于有机体内，从而忽略了环境影响和社会背景的影响。正如本书所讨论的那样，这种还原论与证据不一致。还原论的好的一面在于试图推导出简化的原则并确定组织结构和因果路径。然而，某些形式的还原论的不好的一面在于试图完全在分子水平上做到这一点，而忽视了在生物学的已知范围内必须考虑的不同层次。

Lewontin指出，整体的解释并不能提供答案（因为不是所有事物都是相互联系的），与此同时，他还强调了三个主要问题。首先，个体在发育过程中存在随机效应，而不仅仅是基因和环境的特定效应。其次，进化涉及构造，而不仅仅是适应。换句话说，在很大程度上，生物体塑造了它们的环境，就像环境塑造了生物体的发展一样。再次，存在着重要的反馈回路，即一个相连系统中的一个点的扰动可能是另一部分变化的原因，这就为前一部分的变化留下了基础。

Morange用一种略微不同的方式表达了同样的观点。他指出，生物学几乎总是建立在严格的制度化、结构化和动态的秩序之上的。一旦正确地理解了这些过程，就会发现它们遵循着一种有规律的模式。从这个意义上说，决定论的观点是正确的。基因确实为发育过程和成熟有机体的运作提供了基础。

另一方面，由于基因的影响是间接的，所以我们不可能把一切都归结到分子水平。生物体是一个由不同组织水平组成的等级结构。有一个精确的因果链将基因的产物与该基因在生物体中的作用联系起来，但这个因果链要经过几个不同的组织水平。在每个水平上，该因果链都要被转化并服从不同的规则。这种复杂性始于这样一个事实，即任何给定的基因都可能具有几种不同的作用（见第七章）。因此，一个给定的DNA片段可能参与制造几种不同的信使RNA，从而产生几种不同的蛋白质，每种蛋白质可以有不同的功能。此外，将基因视为一种单一的物质是一种误导。导致蛋白质产生的过程涉及其他各种基因，这些基因本身对蛋白质没有直接影响，但它们通过直接作用于那些对蛋白质有影响的基因而产生重要影响。从蛋白质产物到特定的功能特征，如行为，涉及更多的间接联系。发现一种基因以某种方式牵涉到导致某一特定行为的路径中，并不意味着这种基因导致了这种行为。基因的蛋白质产物不是孤立的，而是参与了复杂的网络和结构的形成，然后被整合到一个整体的组织水平中。此外，多因素性状（这些性状占人们感兴趣的行为的绝大部分）存在着与环境的交互作用，这可能涉及基因与环境的相关性、遗传对环境敏感性的影响（见第九章）以及环境对基因表达的影响（见第十章）。

我们可以将这种情况总结为：基础科学的遗传学研究在确定效应产生的一些关键组织原则方面有很大帮助，但它们也强调了因果路径往往是概率性的和间接的。

此外，遗传效应对因果路径的作用通常不会是特定的诊断端点。我们需要关注这些路径可能是什么（见第七章），但将注意力限制在特定的精神病学诊断上是很荒谬的。我们有充分的理由认为遗传效应适用于人类功能的所有个体差异，但绝对没有理由认为遗传效应会直接作用于精神病学诊断。

还有许多人对遗传学的倡导者——如Sandra Scarr、David Rowe、Steven Pinker或Judith Rich Harris的过分主张表示担忧。

同样，一些精神病学遗传学家也表达了大致相同的观点。Kendler认为：精神病学需要一个一致的概念和哲学框架，拒绝身心二元论；精神病学不可逆转地以第一人称的心理体验为基础；多水平的系统方法是必不可少的；我们有必要接受复杂性，支持实证上严谨的、多元的解释模型。正如他用例子所解释的那样，这并不是要为一个折衷的"什么都有一点儿"概念而争论，而是要接受一个事实，正如美国国家研究委员会在他们的报告中所称的那样，科学必须"从神经元扩展出去"。

小结

总而言之，行为遗传学被证明是有争议的，因为存在很多与之相关的"炒作"。不得不说，这既是"炒作"者的错，也是媒体对遗传学发现的描述的错。在这本书中，我试图考虑在炒作之下，基因对行为的影响在多大程度上是有实质意义的，而且基因发现对我们理解正常行为和精神障碍的个体差异的因果机制有多么重要的意义。然而，在讨论遗传学的实证研究结果之前，我们有必要讨论与遗传影响可能相关的行为变化风险和保护因素的概念（第二章）。

扩展阅读

Morange, M. (2001). *The misunderstood gene*. Cambridge, MA & London: Harvard University Press.

Nuffield Council on Bioethics. (2002). *Genetics and human behaviour: The ethical context*. London: Nuffield Council on Bioethics.

Rutter, M. (2002 b). Nature, nurture, and development: From evangelism through science toward policy and practice. *Child Development*, 73, 1-21.

第二章　原因因素与风险因素

必要原因与充要原因

在讨论遗传因素在引起行为和精神疾病中所扮演的角色之前，我们首先必须考虑"原因"二字究竟意味着什么。媒体常常报道，某个新的研究发现了什么病的"原因"。这里的潜台词是，某种疾病完全是某个单一因素造成的。Rothman和Greenland曾经以开关触发类比单个原因可以点亮灯泡。这里存在一对一的关系，即"触发开关"对应"灯亮了"。你的第一感觉是，你不需要做其他任何事，灯就亮了，似乎触发开关提供了所有"原因"。然而，就像以上两位专家所指出的那样，即使在这样一个极其简单的例子中，其他因素也在发生着不可或缺的作用。以开灯为例，你必须具备以下条件：灯座上有一个完好的灯泡；连接开关和灯泡的线路完好；当电路接通时，有足够高的电压以产生电流。实际上，所有这些因素都构成了事件能够发生的必要条件。触发开关提供了使灯泡亮起来的直接的要素，但是如果其他任何环节存在异常，灯泡就不会被点亮。因此，原因必须包含一系列与当前问题相关的因素。绝大多数似乎由表面触发因素诱发的事件，都是如此。那些更加复杂的行为和精神问题就更是如此了。

其次要考虑的问题是，某一"原因"因素是否是必需的，也就是说，不管其他因素怎么发挥作用，没有这一特定因素，事情就不会发生。一些传染性疾病或者完全基于单一基因的疾病，就属于这种情况（详见第七章和第八章）。比如，如果没有感染链球菌，人就不会得链球菌性咽喉痛，此种芽孢杆菌是致病的必要因素。普通感冒中的病毒也是如此。一些遗传性疾病，比如结节性硬化症（tuberous sclerosis）也是如此，这种病可能导致精神蜕化，又导致自闭症（autism，详见第六章和第八章）。然而，值得注意的是，即便对于一些疾病来说，某些原因是必要因素，这些因素自身也未必"足以（充要）"导致疾病的发生。大家都知道，即便人们同时暴露在病菌或病毒面前，也并不是每个人都会得传染性疾病的。研究显示，一个人是否得病还要看他免疫系统的情况。免疫系统可能受到应激（紧张）和情绪变化的干扰，或者受到其他疾病的干扰（比如艾滋病或者结核病）。同时，一个人是否容易得某种传染性疾病，也受到特定基因的影响。可见，传染因素是一种必要条件，但不是充要条件，其他因素也在人生病的过程中发挥着作用。

风险性概念和保护效应

在生物学和医学中，绝大多数情况都非常复杂，各类因素常常是以概率的形式，而不是以绝对的形式发挥作用。也就是说，有影响的因素只是增加特定结果出现的可能性，而不是决定某种结果一定出现（或者保证其一定发生），反之，当那个因素不表现的时候，某种结果也可能出现。在这种情况下，对于大多数涉及原因的影响因素，我们称之为"风险因素"（risk factor），意思是，它增加了某种结果出现的风险，而不是决定它一定发生。比如抽烟和肺癌的关系就是这样，我们都知道，一方面，一些经常吸烟的人挺长寿的，也没有得肺癌，而很多得了肺癌的人从来没有吸过烟；另一方面，我们也有很多吸烟导致人罹患肺癌风险在很大程度上有所上升的证据。

这一概率性风险的概念是理解遗传学的基础，因为大多数基因的作用都是如此。基因使得一个人非常可能拥有某种心理特质或者患上某种疾病，但是基因不能决定这一切。人是否拥有某种心理特质或者是否会患上某种疾病，还取决于其他基因和很多环境因素的影响。然而，只有某个基因或者某个环境因素以某种方式涉及风险，其才能被考虑为风险因素。另一个医学例子可能有利于对此做出说明。高胆固醇是引发冠心病的重要风险因素，胆固醇是造成动脉粥样硬化的几个关键因素之一。动脉粥样硬化会导致心脏动脉血管堵塞。然而，高胆固醇本身并不会导致冠心病。高胆固醇使得个体患冠心病的风险程度大幅上升（服用他汀类药物可降低胆固醇水平并相应地降低个体患冠心病的风险程度）。但是，高血压、肥胖、血凝异常、缺少体育锻炼、抽烟和胸内感染也是冠心病的高风险因素，可导致心肌梗死。与这些因素相比较，高胆固醇的风险程度甚至是最低的。可见，冠心病不仅仅是胆固醇水平异常的必然结果。对于基因来说，情况也是如此。大多数携带风险的基因都是正常基因，而非病理性的突变基因，只是这些基因中的某些变异涉及某些特质的表达或者某些非常态现象的发生。诚如刚才提到的胆固醇的例子，这些遗传变化本身不足以导致恶果，它们只是增加了总体的风险程度。这种增加的程度有时不高，有时很高。

同样的考虑也适合于保护性因素。我们可以从两个截然不同的角度来看待保护性因素。第一，保护性因素与风险因素在同一序列，只是它在序列的另一端。比如，低胆固醇可以被标识为对冠心病的保护性因素，而高胆固醇可以被标识为风险因素。类似地，家长对孩子的忽视可以是形成反社会行为（antisocial behavior）的风险因素，积极的亲子关系则是保护性因素。如此一来，谈论风险因素和保护性因素之间的区别就没有什么必要了，因为它们只是同一个序列的两端而已。第二种视角却非常不同，它认为保护性因素的概念仅仅是（或者主要是）一种抵抗风险因素的效应。比如，无论是通过自然暴露的方式还是接种疫苗的方式，个体获得免疫力以抵抗某种感染性病原体，背后的原因就在于该病原体的保护性因素产生了。个体本身并没有获得任何好处，除非个体在未来再次碰到该特定的病原体。类似地，积极的体育锻炼和经常吃绿色蔬菜所获得的一定程度的对冠心病的保护性因素，只有在其他风险因素出现时，才能显现出其效果。对于那些亲生父母有虐待或者忽略行为的儿童来说，好的领养家庭为避免他们发生各种心理问题提供了一种保护性因素。但是我们不能认为，没有好的领养家庭就是一种风险因素。显然，向非高风险家庭的儿童提供领养措施并不能提供任何保护性的效果，也没有任何正面的效果。

与这一区分有关的遗传学问题是，一些基因是通过提高保护性因素起作用的。癌症发生表达的关系就特别明显。细胞分裂是正常的生物学现象，但是存在失去控制而致癌的可能性。有两类基因与癌症有关：一种是致癌基因，它们促进细胞分裂；另一种是肿瘤支持基因，它们或者可以帮助控制细胞分裂，或者可以引导细胞凋亡（用来描述细胞死亡这一正常现象的术语）。正是这两类相反的遗传影响的相互作用，以及它们与环境的交互作用，影响到保护性基因的表达（基因发挥作用的过程，详见第七章），这导致多个进程，并最后引发癌症。一般认为，在个体精神失常的过程中，风险性因素和保护性因素的相互作用，比癌症的情况更为复杂。人对应激（紧张）和逆境有感到焦虑或者抑郁的反应，并伴有负面的心理表达，是正常的。毫无反应就是缺少适应性，会导致损伤和异常，与此一致的是，如果有过度的反应和长期的反应，也会有同样的恶果。目前，我们对这些过程的理解还只是个开端。不过，有一点是清楚的，在涉及遗传效应和环境效应时，我们都要同时考虑到风险因素和保护因素的机制。

检测原因

在研究风险因素时，我们要有五个主要考虑。首先，我们必须通过研究确定某个因素确实对致病过程起作用。在很多情况下，当某个因素恰好与假设的风险状态同时发生时，真正起作用的风险因素其实是它们背后的"第三"变量。即便这一因素具有很强的随同性，它也不是我们要找的原因。Rothman和Greenland引用过Bertrand Russell"两个钟"的著名例子来说明这一点。如果有两个走时很准，并且会整点报时的钟，恰好其中一个在定时的时候，其显示时间比另外一个稍微早了一点儿，那么，其中一个钟总是比另外一个钟早报时一两分钟，也就是说，当第一个钟报时后，过一两分钟，第二个钟一定报时。尽管这两个钟报时的时间高度相关，但是第一个钟的报时，并不是第二个钟报时的原因。类似地，居民的居住地与他如何投票有很强的关联，但是不等于某个人给某一政党而不是其他政党投票是因为其居住的地方。另一个医学领域的例子是，人居住的地方、拥有的工作以及患有什么疾病与英年早逝的概率存在相关，这种相关不仅很强而且长时间存在。但是这并不意味着人所处的地理位置或从事的职业是其罹患疾病和死亡的原因。这些只是一些指标，其背后存在一系列导致问题发生的风险因素。在这类情况下，我们会使用术语"风险指标"（risk indicator），而不是用"风险因素"或"风险机制"来指出这些因素不是直接的原因。检测风险假设的方法有很多种。在第三章中，我们将讨论一些与遗传效应有关的方法。在第五章中，我们将讨论与环境效应有关的方法。

在个人水平上看风险的强度

一旦确认了某个风险因素，我们第二个要考虑的问题就是其风险效应的强度。这一度量通常被称为"相对风险"（relative risk），意思是一旦存在某种风险因素，某人会受其影响的程度。比如，"对某个人的相对风险是2"意味着与一个没有该风险因素的人相比，他受到影响的可能性是后者的两倍。有的时候，"相对风险"也被称为"比值比"（odds ratio），粗略地说，就是"某个风险因素存在而出现结果"的数量与"某个风险因素不存在而出现结果"的数量的比值。

虽然有少数风险因素会带来强的相对风险，但它们所表达的是可能性，而不是定律。在第八章中我们将看到，多数单个基因载有的相对风险远低于2。与此类似，单个环境因素的影响也是如此（详见第五章），正如由多个基因累积所致的相对风险远远高于单个基因的相对风险，多种环境因素的累积效应也远远高于单个环境因素的效应。

在人口学意义上看风险的总体水平

第三个问题是，一旦知道某个风险因素是导致问题的原因，我们就需要考虑其对群体的总体影响，即"特异性风险"（attributable risk）。特异性风险当然会受到我们前面提及的相对风险的强度的影响，也在很大程度上会受到那些风险因素发生的频率的影响。几年前，我曾经用唐氏综合征举例说明这个问题。唐氏综合征对智商有很大影响，患有唐氏综合征的人群的智商比普通人群平均而言要低60个点左右，一般而言，这意味着唐氏综合征是很大的风险因素。尽管如此，唐氏综合征对整个群体的智商的变化的影响而言却只是很小的特异性风险，这是因为唐氏综合征只影响到人群中很小的一部分。因此，实际上，即使某一群体存在唐氏综合征患者，唐氏综合征对整个群体的智商分布也几乎没有什么影响。

唐氏综合征还可以用来说明另一个问题。诚如多数人所知，孕妇生的孩子是否会得唐氏综合征与孕妇的年龄关系很大，年龄超过四十岁的母亲所生的孩子罹患唐氏综合征的相对风险是百分之一。这样看，似乎多数得唐氏综合征的孩子应该是由四十多岁的母亲所生的，然而事实并非如此，大多数患有唐氏综合征的孩子是年轻的妈妈们生的。对于年轻妈妈们来说，这种相对风险是很低的（如果一个女性在二十五岁生孩子，那么她的孩子罹患唐氏综合征的风险是一千六百分之一），但是因为年轻妈妈的数量远高于高龄孕妇，所以，高龄孕妇所生的孩子得唐氏综合征的特异性风险也就不是特别大。

另一个相关的统计概念可以被称为"绝对风险"（absolute risk）。这是指，当一个人具有某种相关的风险因素时，其问题实际发生的概率。比如，我们继续以唐氏综合征为例，四十多岁的孕妇所生的孩子得唐氏综合征的相对风险是高的，但是其绝对风险很低。也就是说，孩子得唐氏综合征的概率实际上很低，但与年轻母亲相比，其风险是比较高的。三十岁孕妇所生的孩子得唐氏综合征的相对风险是十五岁孕妇所生孩子的十六倍，但是其绝对风险只是百分之一。

诱导期

第四个要考虑的问题是"诱导期"（induction period）。所谓诱导期是指从原因因素启动后，到某种具体后果出现前的一段时间。由遗传因素引发的后果，其诱导期通常都很长。比如，阿尔茨海默病（Alzheimer's disease）和亨廷顿氏舞蹈症（见第四章和第八章）通常在个体中年甚至更晚的阶段才发病。很多环境风险因素的诱导期也很长。比如，母亲在孕期使用的某些激素会对女性胎儿产生影响，致使她们在长大后患阴道癌的风险增加。这种诱导期也很长，个体一般要在十五年到三十年之后才发病。类似地，有些环境风险因素会作用于子宫中的胎儿，使他们得精神分裂症（schizophrenia）的可能性增加。这通常也要在个体成长到青春期后期或者成年早期时，才会表现出来。

原因过程的诱导期通常都很长，这使得人们以为，原因可能涉及多个不同的阶段，每个阶段都受到前面阶段的影响。我们现在已经知道，一些癌症就是经过几个阶段发病的，正如Pickles所指出的，各个阶段不能被认为是各自独立的。因此，很多癌症都有癌前期阶段（比如个体在患结肠癌之前长的息肉，在患子宫癌之前其宫颈部位发生的变化）。这些患者在癌前期阶段发生的身体变化，不仅自身带有癌性，还会在其他风险因素（常常是未知的）出现时，促进癌症的发生。因此，如果第二或者第三阶段的原因是基于前面阶段起作用的，那么它们之间一定存在交互作用。在治疗已经发生的症状的同时治疗后面可能发生的症状显然毫无意义，因为后面的阶段只有在相关风险因素呈现时才会出现。这意味着，某种疾病在一个人的早年发生和这种疾病在这个人的晚年发生可能是很不一样的。抑郁性疾病和反社会行为就是如此。

风险因素之间的交互作用

第五个需要考虑的是，各种风险因素之间交互作用的重要性。有人可能认为，由特定的风险因素所致的特异性风险加起来一定是百分之百。但是在风险因素之间有交互作用时，就不是这样了。交互作用的意思是，一种风险因素受到另一种风险因素的影响而出现的作用增强或减弱的协同性效应。基因间的作用如此（详见第四章和第八章），基因和环境间的作用如此（详见第九章），不同的环境风险因素之间也是如此。这就意味着，某种结果的出现不仅取决于多个风险因素的作用（绝大多数情况都是如此），还取决于各种风险因素之间的交互作用。换句话说，对于某种特定的后果，可能同时存在两个（或两个以上）风险因素。对这一问题，我们在第九章中有详尽的讨论。下面的例子也有利于说明这一问题。

很多人都认为火烈鸟的粉红色非常好看。现在我们已经知道，这完全是因为火烈鸟会食用一种虾和一些浮游生物。因故不能吃到这些食物的火烈鸟是白色的，而不是粉红色的。也就是说，一方面，火烈鸟的体色完全依赖于食物这一环境因素；另一方面，火烈鸟能够转变为粉红色又完全依赖于其基因——如果你给海鸥喂同样的食物，海鸥不会变为粉红色。当然，我们不能说火烈鸟的颜色一半取决于其基因，一半取决于食物，而是要说它百分之百取决于基因（这是必需的），也百分之百取决于食物（这也是必需的）。这两个因素中的任何一个都不能改变火烈鸟的颜色。因此，火烈鸟的颜色必须基于基因和环境的联合作用。

基因的渐变模式

多个基因和多个环境因素共同起作用的特征，使得基因的作用通常是以渐变性的，而不是分类决断性的方式发挥作用。有的时候，这种特征通过变量间的关系可以看出（比如，阅读的状态和多动症的关系），还有的时候，这种特征以用于定量确定遗传的效应的数学模型来表达。比如，精神分裂症是明显的病态，带有可量化的古怪特征，像思维混乱、幻觉和妄想。初看，似乎这与正常人的一些波动很不一样。认为有点儿症状的普通公众都是精神分裂症患者，这显得不合常理，尽管有些人表现出少许上面提到的特征，有些人表现得多些，还有些人表现出很多上述精神不正常的特征。一些模型，比如用于解释双生子研究和领养子研究的模型，就是如此。按理说，在我们转向遗传学讨论之前，我们必须考虑，我们对于躯体性疾病（像心肌梗死和脑卒中）和精神性疾病（像精神分裂症和自闭症）已经有哪些了解。在回答遗传学是否在研究真实的问题，注意遗传对正常人群行为的影响、心理的影响以及对社会的影响是否是一个严肃的课题时，以上问题绝对是非问不可的。从风险因素和从症状学的角度，"异常（失常或者疾病）到正常的变化，是连续的还是不连续的"这一问题已经吵得火热，却少有清楚的见解。在历史上，人们一直认为，精神病学的分型一直有渐变路线和分类路线的冲突。主流的精神病分类标准，如《精神疾病诊断和统计手册》（*The Diagnostic and Statistical Manual for Mental Disorders, DSM-IV*）和《国际疾病分类标准》（*World Health Organization International Classification of Diseases, ICD-10*）都是完全按照分类方式构建的。这可能是实际需要，因为很多临床的决定需要分类。如此，医生好决定一位病人是否可以给服用抗抑郁药。如果按照渐变模式判断，给轻度表现者低剂量，给重度表现者高剂量，显然说不太通。因为没有证据表明，中度抑郁的人与更严重的患者比，吃比他们更小剂量的药就可以。不给足够的剂量，抗抑郁药就不能起作用。然而，长久以来，一直有人认为，将渐变性方式和分类性方式结合起来比较好，最近的*DSM-V*中有一章论及这个问题，被认为是一个重要的思考。

渐变模式假定正常状态与心理病态之间是一个具有线性特征的连续体，可以用内部的实证数据定量和区分维度的不同阶段。与此相反的是，分类模式认为正常状态和心理病态之间不是连续的，可以定量地（依据症状或者损伤的信息，或者同时依据这两个方面的信息）决定做出诊断的边界，它假定这样做的可靠性可以由经外部定义的症状来决定。而外部的可靠性可以由生物学发现、对药物的反应、遗传学发现、流行病学，以及病程的特征来确定。这只是几个例子，其他指标还很多。在对比用这些方式来说明时，就已经假定实证研究应该能决定哪些是正确的和可信的。然而，这只是基于世间存在着"放之四海而皆准"的唯一的"正确"答案的概念，可是，这个概念是错误的，世界显然并不如此。比如，一方面，将智商以渐变的模式用于预计某个人到成年期的学业成就，甚至社会能力，是非常好的；另一方面，智商最好被以分类的模式来分析生物学原因，因为严重精神障碍的原因与正常人因为个体差异所致的变异的区别截然不同。

经常有人认为，渐变模式适合用于心理社会学的解释，而分类模式导致神经生物学解释，但是实际情况并非如此。例如，内科作为一个整个的领域，血压、动脉内壁的沉积程度、身高都是个体内重要的渐变性特征，但是它们都涉及主要的生物学因素。冠心病的风险因素（像胆固醇水平、新生时的营养、抽烟和血管堵塞趋势）和冠心病的病理学过程都是渐变性的，然而冠心病的最终结果必然是分类性的（如冠状动脉堵塞性死亡，即心肌梗死）。在对多数常见的精神疾病的研究中，我们基本上都有心理病理学和流行病学的结果，这些都呈现为连续性的分布，没有截然可见的正常状态和心理病理状态的分界线。进一步说，基于实证分析，人类感受到的精神障碍的分布几乎都是非正态分布。这就提示，从表面看很多对异常行为的测量表现出的偏态很可能是测量差导致的。换句话说，区分过程的定量测量并不能发现异常状态。

很多人在讨论抑郁和反社会行为时，接受以上的看法。这是因为，显然，每个人在面临严重的社会压力时，都会感到抑郁，也因为大多数人都有过哪怕很轻微的反社会行为。如此，我们可以认为主要导致严重失能的抑郁症，只是上述情况的更严重的结果。此外，直到近期，致残性的疾病，像自闭症和精神分裂症才被考虑从正常范围的变异中完全分离出来。然而，遗传发现正在力促重新考虑这个问题。比如，精神分裂症和分裂样人格特征异常具有同样的遗传学特征。类似地，自闭症也与非常广泛的社会沟通异常有关系。大量的类似发现也见于一些特别的言语发展障碍与失读症之间。在这两个例子中，遗传学影响的因素都超过了传统诊断学的边界。换句话说，在所有这些例子中，双生子研究和家族研究的数据风险不仅包括诊断出的疾病，也包括广泛意义上的缺陷，有些缺陷涉及一般性的认知障碍和行为障碍，超出了疾病诊断的范围。

研究发现提示，遗传的影响不像人们过去以为的那么具有疾病特异性，其影响是一个渐变的，或者说连续的过程，一直延伸到普通人群。然而，在下结论认为正常状态和心理学病理状态之间不存在间断之前，还是要小心。首先，要感谢那些原本旨在针对精神疾病患者的研究所提供的知识。从这个出发点，人们发现，患者的亲属不但得同样精神疾病的概率比较高，而且有其他具有谱系性（pedigree）的精神方面或多或少受到损害的表现。关键的问题是，如果起始点是在没有精神病的一般人群中发现，这就与那些有家族史的人的缺陷混淆在一起。如何获得可靠的结论就成为难以回答的问题。

譬如，虽然在普通人群中可见遗传对一般智力的影响与对特别能力（如阅读、数学等）的影响有很大的重叠，但这并不意味着不存在引起严重致残性疾病（比如阅读障碍、失读症、自闭症和注意力缺陷多动症）的特定遗传影响，这些疾病所表现出的遗传学证据可见遗传的影响超越传统的诊断边界，但是这不意味着这些影响与遗传对正常人群的差异的影响是一回事。例如，Knopik就发现，遗传对阅读困难的影响在智商高的孩子身上的表现就比在智商低的孩子身上的表现明显。以往人们认为是由6号染色体造成的失读症的遗传影响也是如此。

用轻度精神障碍（一般性学习困难）来说明这两者间的区别，人们最容易看得清楚。一些有轻度精神障碍的人，同时患有唐氏综合征或者安格曼综合征（见第六章）中的任意一种，其智商都可能高至如正常人一般，或低至如严重的精神病人一般。由于这种病人的智商都可以达到正常水平，由此，可能有人试图推断正常人群智商变化的原因与导致这些疾病的原因是一样的，换句话说，唐氏综合征的发生是由于个体缺少其他个体中导致形成高智商的正性影响（遗传的或者环境的）。当然，我们已经知道，实际情况并非如此。我们已经知道，有特别的遗传因素导致这些疾病，而这些遗传因素对正常人群的智商的变化几乎不起作用，或者说毫无作用。高智商人群不是没有导致唐氏综合征的染色体变异。与此相对照的是，绝大多数人（具体的百分比不明）没有罹患这类综合征。这些人中的低智商者，似乎受到导致正常人群中个体智商低的同样的（遗传的和环境的）因素的影响。他们受到了较少的正性影响和较多的负性影响，但是没有量的差异。因此，问题在于，失读症和特别的语言障碍究竟基于何种原因的影响？是前者——与影响到正常人群的原因不同的特殊原因，还是后者——与影响到正常人群的原因相同的原因的延伸？多数人认为，存在特别的原因（我也这样认为），但是这一说法目前还不明确，还需要有更多的研究来证明。

到目前为止，还没有足够的让我们得出最后结论的证据。但是，在研究的过程中，我们需要同时考虑两种理论的可能性。第一种是，非特异性因素的强度在正常人群到患病人群之间的渐变。第二种与第一种相反，是每种致病的遗传因素自身也存在强度的渐变，但是它不同于第一种渐变，它与我们在正常人群中看到的波动没有关系。

进一步分析，从更广泛的表现来看，疾病的某些方面确实与传统诊断的结果不一致。比如说自闭症，其更广泛的表现不像传统诊断的那样一定伴有精神障碍或者癫痫。其中的原因，我们还不清楚，可能存在一种双击机制，即一组原因因素的影响导致更广泛的表型（phenotype），而另一组（也可能有重叠）原因因素导致从广泛的表型转向更严重的致残性疾病。

多原因路径

　　多数论及精神疾病风险因素的人倾向于暗示，对于每种精神疾病，都只存在一种原因路径。这就意味着，对于研究的挑战就是寻找特定的起基本作用的原因路径。许多原因说明这是一个过分误导的假定，不仅对于精神疾病领域和心理基础领域是如此，对于整个医学和生物学也是如此。首先，在绝大部分情况中，心理特质和精神疾病本来就是多因素的，即涉及多个引发问题的遗传因素的组合作用和交互作用，并可有多个环境因素在原因路径中起到相似的作用。因此，我们没法说存在任何更基本的或者更根本的单独因素。

　　然而，还有一个非常不同的原因说明为何前面的假设是误导性的。经常是多个而不是相同的路径使得那些原因因素发挥作用。比如在呼吸疾病领域，有一种严重的气道阻塞性疾病，常常导致早期死亡，该疾病可由不同的原因导致。比如，嗜烟、哮喘多次发作和肺部感染，每种诱因都可以引发一系列变化，最终导致同样的死亡。抽烟、哮喘和感染起初的影响是很不一样的，但它们具有一些共同的特征，即容易诱发呼吸气道的变化，并导致同样的致命性结果。在这里，每一个原因路径涉及多个原因因素，这些因素有时叠加起作用，更多的时候是协同起作用。虽然这些对病程的充分了解都不仅涉及要搞清楚多个因素在致病上的作用，还涉及要知道它们是如何一起发挥作用的，甚至涉及要知道最终导致气道阻塞性疾病的病理生理学，但是，至少在起始阶段，原因过程可能看起来是很不一样的。

精神疾病也是如此。比如，肯德尔等人整合了他们以成年女性为研究对象所做的双生子研究的发现。详细的发现非常复杂，已经在其发表的论文中展现了，但是，图2.1提供了一个非常简单的似乎涉及多个路径的描述（仅看与基因有关的部分）。

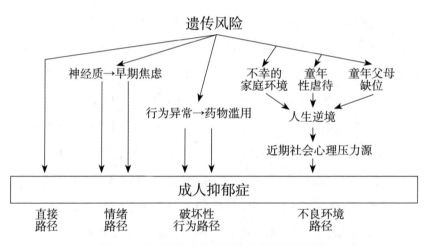

图2.1　从基因到成人抑郁症的简明原因路径

来源：Kendler et al., 2002。

这并不是说，存在截然不同的路径，而是强调存在几个不同的但是都导致抑郁症的路径，不同的风险因素又以不同的组合方式协同起作用。该图还展示出，这些风险因素在生命的不同时间点发挥作用。比如，早期的逆境就非常重要，因此它们使得个体在成人期更容易感受到负面影响和更激烈的负面生活事件。后来的生活事件对诱发抑郁症起到重要的启动因素的作用，但是个体对生活事件的过度反应却取决于遗传的脆弱性和早期的生活经验。这看起来似乎非常复杂，但是这些多因素链条的每一个环节都是可以被分析的，涉及每个环节的不同的中介机制都是可以被分别比较和检验的。然而，非常明确的是，我们无法说哪个环节比其他环节更重要或者更不重要。试图过度简化的定量只能导致忽视多原因路径的多样性和忽视多数路径涉及的多个阶段。从这张图中，我们可以清晰地看到遗传学印记的全面影响，并理解到遗传机制的重要性。然而，同样清晰的是，遗传因素和非遗传因素的影响是共同起作用的，任何对于发病原因的理解都必须被顾及，这些机制以肯定的和适度的交互作用的方式起作用。

原因概念的多面特征

在讨论这些时，人们容易产生一个潜在的假想：虽然原因是多路径的，但是实际上最后导向同样的结果。然而，实际情况并非如此。

图2.2给出了一个反社会行为要点的图示。可见，不同个体参与反社会行为的倾向是不同的。该图最左边的项目为起点，实际上，还有更基本的起点，但没有呈现在此图中。然而，这并不等于在某些情境下，在某种特质上表现出较高的倾向性，就一定会更多地表现出反社会的不良行为（或犯罪行为），而在该特质上表现出较低倾向性的人就更少地表现出不良行为。个体行为的一致性是多因素的，即涉及多个基因和多个环境因素。然而，我们还必须继续追

问，是否存在固定的特质影响组合（不管如何发挥作用），使得能发生作用的特质转化成不良行为？情境压力可能由一些社会环境引起，比如身处由足球比赛而引发的群体暴力人群之中；也可能由个体因素引发，比如，个体处于酒精中毒状态或者受到毒品的影响；也可能涉及情绪波动，比如可能有的人正处于争斗之中，或者正面对着种族歧视性的侮辱，或者正因他人的危险驾驶行为而愤怒，进而导致自己的危险驾驶（路怒症）。

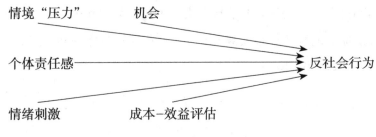

图2.2　导致犯罪行为的原因路径

进一步说，尽管有以上三类可能导致危险行为的因素群，但是一个人是否会出现犯罪行为，还取决于机会因素。如果他只是一个人在深山中游走，那么无论他感觉自己有多么反社会，他也不可能犯罪。反之，如果他身处闹市，那他犯罪的机会就大大增加了。即便如此，还有一个环境机会程度的问题。是否有人在离开汽车时忘了锁车门？是否餐馆地上有人落下手提包？最后，还有一个得失比例的问题。周边是否有人能够阻碍犯罪行为？是否有监控录像？犯罪行为多快会被发觉和发现，以致犯罪者来不及逃离？这些因素对于具体的人和事的权重都不一样，但是对原因路径都有潜在的重要影响。

一定有人认为，这些对于一个人是否选择做出不良行为有影响的因素，对于精神疾病的临床工作而言是没有意义的。可是，这两者之间的区别并不像人们一开始想象的那样泾渭分明。比如，我们不需要精确地确定哪些因素对自杀行为有多大影响。再比如，尽管一个人具有既抑郁又容易冲动的特质，又处于激发性的环境中（这常常导致突发的争吵或者侵犯他人的行为），但是他是否一定会自杀仍然是个概率问题，因为这还要看他是否会遇到使他可以自杀的条件，他会对各种得失有所掂量。药物滥用的情况也与此类似，通常存在多个影响路径在发生作用。比如，他必须有获得毒品的路径，必须有使得他第一次尝试吸毒的若干因素，必须有逐渐加大吸毒剂量的过程，必须有造成心理性的或（和）病理性的毒品依赖的诸多因素。显然，以上这些影响因素，对不同的人而言，不可能一模一样。

　　一些精神疾病不像上面提及的那些自杀行为或者危及他人的行为那样是个体的主动选择，但是，影响疾病发生的因素作用于个体的过程与此类似。比如，存在受到遗传和环境综合影响的某些人格倾向，存在使得生活不快乐的环境，或者个体就读的学校校风很差，个体不能从中得到正面的支持，或者个体的工作很无聊，在工作时也没有办法拥有任何自主性。除此之外，多数精神疾病还要有急性的刺激或者长期慢性的不良感受的积累来诱发，比如失恋或者受到羞辱的经历。即便如此，以上这些因素还不是全部，比如，急性生活事件背后还有某些先决的因素和先前的行为的影响。

　　关于原因，还有一点要说明，那就是多种不同路径的概念。多数研究文献，无论是遗传学研究文献，还是心理学研究文献，都注意到了个体差异的问题，也就是说，为什么一个人有抑郁症而另一个人没有，或者为什么一个人有精神分裂症而另一个人没有。文献所给出的回答都是以概率表达的量化结果，从根本上涉及个体可能得精神疾病（或者显露出某种心理特质）的个体差异。非常重要的是，我们要考虑到原因，但是原因远远不止一种。比如在总体人群中，有很大比例的人在其生命的某些时刻会有严重的抑郁感受。关于女性的数据是，大约有五分之一到三分之一的女性有过严重的抑郁感受。对于很多人而言，有过抑郁感受只是生命中短暂的小插曲。而另外一个极端是，也有人经常遭受严重抑郁的困扰，这种抑郁甚至摧毁了他们的生活，致其伤残。从公共卫生的角度，或者从规划医疗服务的角度来说，人们的主要兴趣点并不在于为什么有的人会在其生命的某个时刻发生抑郁，而在于回答这个问题：他们的抑郁症状是一过性的，还是未来会经常发作的？导致反复发作的因素和影响病程的因素可能与有些人为何完全不得病的因素重叠，但并不完全一样。比如，众多研究显示，儿童时期遭受过体罚或者性侵犯，与长大后抑郁发作风险的显著增加有关。然而，在怀特岛做的追踪研究发现，那些在儿童期和青春期初次抑郁发作的人，当他们到了青年期时，体罚和性侵就主要只与反复发作者有关，而与单次发作者无关，更进一步地说，体罚和性侵可能只对在青春期前就经受过抑郁发作的患者有影响，而与成年之后才经历首次抑郁发作的患者无关。还有研究显示，一个人一旦得了致残性的（严重的）抑郁症，那么那种第一次的体验非常可能使他复发，这被称为"点燃效应"（kindling effect）。

另一个关于原因因素的思考是，看特定群体的发病率（incidence）。在这里，我们不是看谁更容易得病，而是看某个群体会受到什么影响。过去五十年左右的研究显示，在青年犯罪者人群、吸毒者人群、自杀者人群中，抑郁症的发病率（特别是在青年男性中）显著地高于其他人群。更奇怪的是，其发病因素在其他年龄组的人群中不一定有同样的影响。比如，导致青年男性自杀率升高的"吸毒时间"因素，在老年男性中却导致自杀率的下降。在很多案例中，随着时间而变化的个体差异和随时间而变化的发病率，其原因很可能是相同的，或至少在很大程度上是一致的。一个令人吃惊的例子是，生活在美国的年轻人的杀人发生率至少是生活在多数欧洲国家的相应人群的好几倍。证据显示，造成这种显著差异的主要因素是在美国更容易获得枪支。但是在美国国内，获得枪支的容易程度却与杀人发生率并没有特别的相关。这可能是在美国国内是否容易获得枪支的差异程度比较小，而在美国与欧洲之间，这个差异的程度相当大。

　　令人惊喜的是，大家都知道，在经过二十世纪后，几乎所有工业化国家的新生儿的死亡率都大幅度降低了，人出生时的期望寿命翻了一番。比如在英国，二十世纪初，出生时的男子期望寿命是四十二岁，现在已经是大约七十六岁。与此同时，人们的平均身高也大幅度增加了。几乎可以肯定的是，这些巨大的变化与其说是由疾病和对疾病的治疗的变化导致的，不如说是由公众卫生领域的改变导致的。其中，更好的营养状态和卫生状态可能是两个最重要的因素。要注意的是，这些随着时间而发生的巨大改变必然涉及很强的遗传学性状要素。比如，身高有80%的遗传性（本书第三章讨论了相关理由）。尽管遗传性因素的影响如此巨大，但是不等于说，新的环境因素不能引发巨大的变化，实际上，这些因素确实引发了变化。这是否意味着遗传因素对于不同国家和不同人群中发病率的巨大差异就不起任何作用？不一定。因为基因库通常并不会如此快速地变化，所以看起来一点儿也不像是基因发生了变化。从另外的

角度看，在某些环节中，基因可能间接地发挥了作用。比如，Flynn
指出，五十多年以来，有可信的证据表明人的平均智商水平有明确
的升高。也许应该将这归结于人们更加熟悉智力测验，并能更好地
应对这些测验。但是，如果我们仔细地看这些证据，排除了熟悉因
素的影响以外，人的智力水平确实还有升高。然而，似乎难以解释
的是，那些可以影响人的认知发展的环境因素的作用比它们对智商
提高应该发生的影响的合理预期更大。Dickens和Flynn进一步提出
了一个有趣的假设。他们认为，这是因为存在某种倍增变量，这种
倍增变量是遗传性的。也就是说，有些人能更好地利用教育（无论
是在家庭中，还是在学校中）带来的好处，这就产生了某种倍增作
用。这是一个看上去很好的假设，但是还需要更加严格的验证。然
而，已经有证据表明，如果对总体人群进行教育干预（可以通过各
种方式），那么可见到不均等的智商提高（在其他变量保持一致的
情况下）。与那些进步小的人相比，那些进步大的人能够更好地利
用研究所提供的有利条件。这里的要点是，我们必须考虑到，基因
以某种方式发挥作用了，有的时候，其作用是非常重要的，那就是
在环境因素驱动下发生的某种间接的效应。过去认为先天与后天的
作用非此即彼的两个极端的看法，显然不是我们思考这些问题的正
确方式。

风险的特异性与非特异性

批评者反对行为遗传学研究的理由之一是，考虑受到遗传影响
的那些行为伴随着太多不明确性和定义不明确的概念，比如反社会

行为。其潜台词是，考虑遗传因素对某些"适合"的疾病（比如糖尿病或者冠心病）的影响是可以的，考虑遗传因素对那些致残性的精神疾病（比如精神分裂症、自闭症或双相情感障碍）的影响也是可行的，但是用遗传性特征度量那些与社会性有关的行为，人们就难以说得清楚了。同样的质问也针对与智力相关的遗传学，因为人们对"智力究竟是什么"仍然没有定论，常常陷入"智力只不过是智力测验所表达的结果"等比较不确定的看法。看起来，这些疑问都有道理，但实际上都错了。这是因为没有理由去假设基因与人类特质或人类疾病相吻合，就像它们在传统上被描述或诊断的那样。

　　基因并不对行为进行编码。基因（通过一种动态的多路径，而不是像人们通常所认为的那样）通过生物化学路径对所有行为（不管是正常的行为，还是非正常的行为）影响的敏感性有肯定的作用。就拿对反社会行为的影响来说，基因对个体差异的影响可能并不直接涉及"一个人是否会犯罪"层面，而它可能影响到一个人的风险探究水平、寻求感性刺激的水平、对同伙的影响的敏感性、对教育的接受力，以及是否有吸毒倾向等人格特质层面。然而，这并不意味着我们可以忽视遗传学研究的价值，尽管遗传学还是在探索遗传影响在多个路径中的哪一个路径上起作用。遗传学研究，通过区分所发现的不同的路径对行为的影响，也对区分不同类型的反社会行为有所帮助。实际上，同样的研究路径已经被用于研究智力和由注意力缺陷多动障碍（ADHD）所致的注意缺失的遗传性。智力可能是，也可能不是最后被追踪到的像"g"那样的单一因素。ADHD也可能，或者不可能被追踪到可以定性的特定的精神病学条件。要指出的是，遗传学研究可能有助于区分不同的选择，而且它对于可能出现的结果是完全没有偏向的。

　　另一个反对行为遗传学研究的理由是，医学研究——比如对智力或者ADHD的研究——可能导致我们忽略重要的非遗传因素对此二者的影响，使人产生"这二者在特征上和在程度上都是天生的"的误解。我们必须承认，如果对遗传学的结果过分乐观，有的时候，是可能在智商的问题上导致这样的误解，同样，在ADHD上，如果过分乐观，也会过度认为它是一种本质上的特别的状态。尽管我们不能否认以上疑惑，但是从理论角度看，对智商的测量有着非常重大的潜在价值。智商当然不能代表一个人在学业上的全部，更不能代表他在社会上的成功程度，但这并不等于我们可以认为智商测量没有任何意义。ADHD也是一样，众多研究结果一致认为，社会功能的损伤——不管是短期的，还是长期的——是其伴随的现象，如果遗传学研究可以从原因因素方面给我们提供知识，我们就可以找到好的治疗路径。我们有充分的理由认为实际情况正是如此。

　　关于特异性，还有一些要说的。那就是，个体的风险因素（包括个体的基因风险和个体的环境风险）是具有特异性，还是不具有特异性。有的时候，遗传学研究（基于可以发现的基因）确实倾向于认为，特定的精神问题具有基因的特异性。对于某些精神疾病而言，情况可能确实如此，但是有越来越多的证据发现，遗传效应不能一一对应传统意义的精神病学诊断，也不能一一对应心理学概念上的人的特质和分类。这一点儿也不奇怪，因为无论是从基因因素到疾病的风险路径，还是从环境因素到疾病的风险路径，它们都不是直接的。如果基因是通过某种生物化学的通道起作用的（看起来似乎就是如此），那么由于某种遗传因素或者环境因素的出现与否，而出现同样的通道导致不同结果的现象，就并不令人惊讶了。这些可能性，我们将在第七、八、九章中有更多讨论。

对于环境风险因素，我们要给予适当的考虑。这样，如果环境中介（environmental mediation）风险因素影响到生理通道、神经内分泌功能、思维模式，甚至个体的人际交往风格，那么显然，这些因素中的每一个因素所产生的影响，都会超过单一的心理因素所产生的影响。另外，我们还必须认识到，很多环境风险因素，在我们看来仅涉及单一的风险机制，但它们实际上涉及众多风险机制。比如，我们已经有很好的证据证明，吸烟是导致肺癌、冠心病、呼吸系统疾病和皮肤皱纹的风险因素。然而，这肯定并不意味着吸烟对以上每一种疾病的影响都基于同样的发病机制。比如，我们已经知道，致癌性的煤焦油容易引发肺癌，而导致血管变化的是其他诸如一氧化碳和尼古丁的成分。与此类似，肥胖容易引发关节炎、糖尿病和高血压，其发病机制也各不相同。肥胖引发关节炎，是由于患者体重过高，导致关节的磨损；肥胖引发糖尿病，是因为肥胖使胰岛的压力过大；肥胖引发高血压，则是另外的发病机制。与此非常相似的是，与精神疾病有关的心理风险因素也在很大程度上涉及两类非特异性。也就是说，有些影响是多重因素的后果，有些影响则似乎是单个风险因素的作用，却涉及多个不同的发病机制。

但是，以上这些考虑，绝对不意味着我们可以抛弃不同精神疾病之间的差别，也不意味着我们可以抛弃不同心理特质之间的差异。同样，我们不能形成"存在一种全面性的风险"的概念。如果我们得出的风险模型认为，发病原因就是多种风险因素混在一起无法分析的一锅烩，那就太令人绝望了。应该非常严肃地对待描绘特定原因路径这一挑战，不要假定必须只有一条原因路径；不要期望原因只涉及一个基本因素，或者只涉及一个环境的特定阶段；不要假定风险是特异性的或者非特异性的。非常大的可能性，是特异性和非特异性的混合作用。以下几章，我们将继续讨论与此有关的问题。

小结

某种简单的"基本"原因的概念因为其简洁性而被一些人青睐。然而，这一概念却会造成误导：因为这一概念意味着存在实际上非常罕见的"决定机制"，而不是通常的"发生概率"；因为这一概念忽略了风险因素和保护因素之间的交互作用；因为这一概念以为只存在单一的原因路径，而忽视在很多场合都已经被发现的多路径（实际情况）。风险概率的概念总体上适合解释大多数医学问题，这一概念也以类似的方式适合解释遗传因素对精神疾病的影响和对心理特质的影响。

扩展阅读

Rutter, M. (1997). Comorbidity: *Concepts, claims and choices. Criminal Behaviour and Mental Health*, 7, 265-286.

Rutter, M. (2003 a). Categories, dimensions, and the mental health of children and adolescents. In J. A. King, C. F. Ferris, & I. I. Lederhendler (Eds.), *Roots of mental illness in children*. New York: The New York Academy of Sciences. pp. 11-21.

Rutter, M., Giller, H, & Hagell, A. (1998). *Antisocial behavior by young people*. New York: Cambridge University Press.

第三章 先天因素与后天因素各占多少

对于具有某些遗传特征（特质）的群体，量化遗传学研究并预测基因与环境哪个作用更强，而不涉及普遍性遗传特征的基因效应。例如，事实上，所有人（除非有某些疾病或器官受损）都有能力学会用语言交流，都能够直立行走，也都有手能够抓握，这一切明显归因于人类不断繁衍进化所依赖的基因。量化遗传学不涉及那些人们所共有的相似的基因，而是关注人类中那些变化的遗传特征，因此它主要关注的是像身高、智力、发展障碍等个性化的遗传特征。

研究引出了关于个体差异的人口学统计。因此，一种遗传特征的遗传可能性（即完全受基因影响）占到60%的说法，并不意味着一个特定的人其遗传特征的60%是由基因决定的，而是意味着，在具有相关遗传特征的特定人群中的个体变异中，有60%受到基因的影响。由此，研究者得出结论：研究必须考虑样本的特殊性。例如，假定研究样本全部是由携带HIV病毒的人组成的，研究的问题是"什么原因导致病人出现明显的艾滋病症状"，那么这项研究将显示，出现症状的主要原因在于基因，尽管事实表明，艾滋病的基本致病原因是感染。同样地，假定组成样本的儿童都患有苯丙酮尿症（Phenylketonuria，PKV），但是一些儿童较早地接受了低苯基丙氨酸饮食干预，一些儿童接受这种干预的时间较晚，还有一些儿童始终没有接受这种饮食干预（始终常规饮食），研究的问题可能是"基因和环境对儿童智力发育迟滞可能性的影响哪个更大",那么在这种情况下,尽管苯丙酮尿症是根本的成因,但研究结果将显示,儿童智力发育迟滞是完全由环境决定的。很明显,这两个例子是极端的,但其道理是广泛适用的。在解释量化遗传学的发现时,我们需要将注意力放在被研究的样本上。例如:两个研究已经显示,遗传因素对受到良好教育或在社会中处于优势地位的家庭的儿童的智力发育的影响,比对那些来自社会弱势地位家庭或得不到优质教育资源的儿童的智力发育影响更大。这件事到现在几乎没经过什么验证,以至于我们不能确定这是否是一个普遍发现,但重要的是,在概括研究结果时,我们必须使结果涵盖不同的样本。

量化遗传学基于的是在常规的环境中将基因与环境影响因素相分离而进行的自然实验。两种较为有用的方法是双生子研究和领养研究。

双生子研究

双生子研究指的是在同卵的(monozygotic,单合子的)和异卵的(dizygotic,双合子的)双胞胎之间以同一研究目的进行的对比研究。其基本原理是简单的,即利用了同卵双胞胎接受的是来自他们父母的完全一样的基因物质,而通常来说,异卵双胞胎只接受了这些基因物质的一半这一条件。如果同卵双胞胎在所进行的性格特质研究中比异卵双胞胎更相像,那么研究者可能会由此推断,该性格特质完全受基因影响。然而,为了能够做出如上推断,研究有必要基于"相同环境假设"(equal environments assumption,EEA)。

换句话说，人们需要假定"因为同卵双胞胎和异卵双胞胎所处的环境变化是完全相同的，故同卵双胞胎与异卵双胞胎之间的差异是可以完全归因于基因的"。

相同环境假设

初步看来，这似乎是一个颇令人难以置信的假设，比如，很显然，与异卵双胞胎相比，同卵双胞胎的穿着打扮更为相像，另外，同卵双胞胎（任何一对）比异卵双胞胎在行为、态度和兴趣等方面更为相像（由于同卵双胞胎的基因更相似）。这可能会使人放心地假定，这必然导致他们拥有相似的经历，其他人在与他们互动时也表现出更相似的互动模式。然而，如果这些就是发生的全部，那么相同环境假设将不会被违反。因为如果环境完全是由基因驱动的，那么将结果归因于基因且仅仅归因于基因的结论是合理的，也就是同卵双胞胎和异卵双胞胎的环境差异对所研究的遗传特征并不起作用。因此，举例来说，没有人会推断一对穿着相似的双生子在他们的智力或者导致他们精神分裂的成因等方面存在任何不同。

行为遗传学家总是聚焦于这样一种可能性，即与异卵双胞胎相比，同卵双胞胎（两种情况都是指同一对双生子）所处的环境更为相似，其针对某些心理特质或心理障碍的环境介导性也更相似。原因是该可能性已经成为人们对双生子研究策略提出批评的焦点。可以用多种方法来衡量这个可能性，但一个重要的定量方法是将公设偏差影响引入多元统计模型。结果几乎总是证明无偏差效应（即无论是否考虑偏差影响，基因影响的判断总是相同的）。这个发现得出了相同环境假设是完全正确的结论，但是，问题是以这种方式起作用的偏差影响是非常有限的，没有构成在心理特质或心理障碍方面貌似合理的环境介导的影响。因此，身体上的相似性或者接触的频度不像是会产生任何显著心理影响的因素，这就是近来所发现的。

第二个可能对相同环境假设产生威胁的是：对于同一对双胞胎中的两个个体来说，与异卵双胞胎相比，同卵双胞胎的经历间缺少相似性。当这个违反相同环境假设的情况发生时，如果环境对所研究的特质或障碍产生影响，那么这将误导研究者低估基因的作用。在这种情况下，或许应该会考虑产科分娩的因素。

例如，相对于异卵双胞胎来说，同卵双胞胎在出生时体重的差别可能更大，这通常是由于单绒毛膜（monochorionic）的同卵双胞胎可以共享血液循环系统（这是因为他们共用一个供给他们血液的胎盘）。其结果是导致所谓的"输血综合征"，即双生子中的一个得到更多的血液供应，而另一个得到的较少，这可能会被认为双生子中失血的那方会有更大的风险，但实际上，整体来看，风险更大的是得到太多血液供给的那方。从输血综合征严重的例子来看，双胞胎出生时体重差别很大，可能导致严重的风险，尽管不总是这样。对于大多数所研究的特征来说，这个影响是比较小的，从任何可感知的层面上，它并不威胁到双生子研究策略的逻辑性。

针对相同环境假设，除非在偶然的情况下，否则没有一个这类担忧是起作用的。可是，也存在更为重要的第三种情况，这种情况近来已经引起了系统性的关注。这种情况是说，就某些环境变化而言，存在一个很强的遗传效应，这种遗传效应反过来会对所研究的心理特质或精神障碍起作用。例如，这种情形适用于对反社会行为或抑郁的风险环境的讨论。在这两种情况下，人们已经发现，在负性生活事件、父母-子女冲突，以及父母的否定性评判等环境下，会存在遗传效应的影响，而且不同的环境分别与不同的个体——反社会行为个体和抑郁个体——呈现出重大关联。也就是说，对共享全部基因的同卵双胞胎来说，如果他们处于父母负面评价的环境中，那么他们更倾向于表现出较多的反社会行为。这一观点也适用于负性生活事件和抑郁的关系。换句话说，关于反社会行为、抑郁等心理特质，在同卵双胞胎和异卵双胞胎相似性中的某些不同是由环境影响造成的。从某种程度上来说，这意味着这种情形违反了相同环境假设，即重要的是强调双生子研究不是一个人为的研究，而是针对基因相对于所处环境作用方式预期结果的研究。可是，这将意味着测量遗传可能性的标准方法倾向于高估基因的效应。量化基因效应的阈值是困难的，但这不会导致一个完全相反的结论。因此，举个例子：如果估计的遗传可能性占到50%，但真正的遗传可能性实际是40%，那么结论将仍然是基因的影响是重要的。因此，尽管人们承认，在研究某些特质时，对相同环境假设存在某种程度上的违反，但是结果可能不会很有力地完全否定双生子研究策略。此外，不论相同环境假设对或不对，它都将随着具体情况而发生变化，不可能存在任何关于"相同环境假设具有普适性"的结论。

大多数行为遗传学家忽略了这些偏差效应，因为他们假定，同卵双胞胎的环境影响有被低估的倾向，而不是像遗传效应那样被高估。这在两点上不恰当。第一，在这里，人们不得不考虑两个方向上都可能存在偏差；第二，净效应似乎是被人为夸大的遗传效应。因为遗传性不是由同卵双胞胎彼此之间的关系决定的，而是由同卵双胞胎和异卵双胞胎彼此关系的差异性决定的。关键点是相似的环境（如父母的负性倾向）对同卵双胞胎的作用要比对异卵双胞胎的作用（作为基因-环境相互关系的结果）更强。作为环境影响以及遗传学的结果，父母的负面情绪将倾向于使得同卵双胞胎相比于异卵双胞胎在心理特质上（如抑郁或反社会行为）更相似。

在对精神分裂症及其他主要精神疾病进行的双生子研究中，已经存在许多次寻找违反相同环境假设的可能性的尝试，然而结论是相同环境假设并没有被违反。可是，必须指出，迄今为止，相同环境假设在相关环境因素——如分娩并发症、严重生活事件、城市生活以及早期大量使用印度大麻等——引起精神分裂症的研究中还没有被系统地检验过，还没有证据表明这些环境因素在此起了怎样的作用。然而，因为这些环境因素的效应是非常小的，似乎不会非常严重地违反相同环境假设。

双生子和单个孩子之间的不同

双生子研究策略中一个进一步的假设是，双生子和单个孩子在他们所显示的个人特质（如智力、情感、抑郁）或反社会行为方面没有太大的不同。这一假设已经在许多情况下被验证过，研究者针对不同的样本进行了严格的考察，得出了清晰的结论：双生子和单个孩子在许多心理特质上是非常相似的。可是需要指出几个例外，两个较为重要的关注点是语言发展与产科并发症的问题。许多实验已经证明，双生子在语言发展上要比单个孩子慢一点儿。平均差异是三岁时大约晚三个月，这个差异对双生子来说在一个正常的范围内，并非表明严重的语言发育迟缓。理由似乎是双生子的母子互动模式与单个孩子的母子互动模式不同。也就是说，相对于只生了单个孩子的家庭，双生子家庭的父母不得不同时应对两个相同年龄、有着相同发展需求的孩子。此外，尽管存在这些值得关注的问题，但利用双生子研究来考察遗传效应所得出的结论与实际相比偏差并不是很大，它表明在进行语言及语言相关特质发育的环境影响研究时，研究者需要特别对此予以谨慎处理，所幸做这些研究的人已经能很好地意识到这些问题，研究得出的结果也很可靠。

其他众所周知并被广泛记录下来的关注点是，与单个孩子相比，双生子出现产科并发症、低体重以及早产的概率更高。这表明，当涉及怀孕期短（低于32周）和（或）出生时低体重的双生子时，人们需要特别注意，这类群体的死亡率和疾病的发病率相比正常群体明显更高。可是，与最终存活下来的双生子相比，相对于高发生率的产科并发症占存活下来的双生子的比例是非常低的，这个数量似乎可以不予考虑，因此，双生子与单个孩子之间的差异性不会威胁到双生子研究策略，除非涉及将产科因素作为主要的风险进行研究时。

接合性

很显然，整个双生子研究策略都基于对同卵双胞胎与异卵双胞胎的精确辨别。某些早期的双生子研究依赖父母的判断。尽管父母的判断多数时候是正确的，但有些时候还是会得出错误的结论。这一偏差可能是由于父母的判断在某种程度上是受双生子行为相似性影响的，这可能在涉及某些极端行为时更容易发生。例如，在针对患有自闭症的双生子的研究中，发生过几例父母依据孩子的行为（包括他们的面部表情）而很轻易地判断他们是异卵双胞胎的情况。但有趣的是，人们在处理他们的照片时就很容易将两个孩子混淆，因为人们无法很好地区分他们。这种情况并不是经常发生。不管怎么说，依赖全世界的父母来进行卵型鉴定的方法，现在已经被精心设计的调查问卷取代了。与基于生物技术的卵型鉴定方法相比，这种调查问卷得出的鉴定结论已经能达到95%的精确程度，它能够满足大多数研究的目的。可是，更精确的卵型鉴定，是依据指纹、血型，以及近些年使用较多的DNA等指标来完成的。研究者有时将DNA鉴定法用于全部样本，有时仅将其用于子组中对接合性（zygosity）有疑问的情况。不管是哪种情况，在多数现代双生子研究中，困扰早期双生子研究者的卵型鉴定问题已经不再是令人担心的问题了。

可能的取样偏差

取样偏差也可能构成问题。许多年来，相对于总体人群（而不是带有严重的精神疾病的人群）样本来说，大多数双生子研究是基于各类志愿者样本的。研究发现，一般来说，同卵双生子或关系和谐的双生子更愿意来参加这种研究。这个趋势曾被认为不会影响到同卵双生子与异卵双生子之间的不同，但实际上还是有影响的。

相比之下，大多数涉及严重精神障碍的双生子研究依赖于各类医院、诊所提供的样本。通常，有一些类型的病人，如精神分裂症病人，总会被转诊到医院，这倒不是多么严重的问题。可是，还有一些类型的病人，比如抑郁病人，就不会被转诊到医院，这确实构成了潜在的偏差。不仅是那些被转诊的个体可能本身存在不同，而且被转诊者可能受到其孪生兄弟或姐妹的性格的影响。也就是说，当有一个以上的原因显示个体需要被转诊时，转诊更有可能发生。当转诊是转向各种各样的诊所、特殊学校，而不是医院时，这可能也是一个潜在的问题。例如自闭症就是这样的情况。相应地，在有关自闭症的首例双生子研究中，研究者在全国范围（不仅涉及儿童精神病机构，还包括精神发育迟滞干预机构和特殊学校）内开展调研，以确保研究结果尽可能覆盖总体人群。十多年后的深入研究表明，多层面、多设施筛选，已经使得双生子研究几乎没有什么遗漏了。

在更常见的情况下，总体人群的流行病学样本几乎总是优先的，可是，它们也有它们的问题。如果样本是基于学校注册，而不是出生登记，那么当双胞胎中的两个人去读不同的学校时（他们很可能因父母分居、离婚而住在不同的地方，或者双胞胎中的一个因特殊需要而必须在提供某种特殊设施的学校就读），人们就无法确定是否有遗漏。然而，无论这个偏差能否被检测出来，当这一情况在研究中有所体现时，这类研究的结果通常是令人放心的。

出生登记管理使得人们可以规避这个特殊的问题。但是即便借助最好的流行病学研究，样本通常也有30%的非参与率，而随着纵向研究的开展，这个差异可能进一步增大。根据一些可能的证据推测，那些未参与家庭极有可能不能完全代表原始样本。那些遗漏的样本在精神病理学方面（不管是在父母方面，还是在孩子方面）可能是不成比例的，如此重要的流行病学的思考在过去几乎没有引起双生子研究的关注。这些遗漏的偏差似乎将破坏变量之间的关联模型，也像是会对有关先天与后天相互作用的推断产生误导。在普通人群的语言研究中，研究者清楚地说明导致严重偏差的遗漏问题：研究样本没有很好地覆盖那些由低龄母亲生育的双生子和社会弱势群体中的双生子。由Moffitt和Caspi进行的环境风险研究（E-Risk）提出了以量化的方式考察此类情况，使其成为原始样本的子集。在E-Risk的子样本中，研究者需要尽力去获取已经放弃全部学业的孩子及其家庭的信息。这个做法是非常成功的，它意味着人们可以将基于完整的E-Risk样本的分析与受偏差影响的全部样本的分析进行比较。这些研究表明，样本的遗漏在基因推断上确实带来了重大的偏差。偏差的初步后果是无法检测到共享环境效应（shared enviromental effect），夸大了**附加基因效应**（additive genetic effect）和非共享环境效应（non-shared environmental effect），有时模糊了对比效应等级或非附加基因效应（non-additive genetic effect，例如协同作用）的识别。

评价偏差和手足相互影响效应

大多数精神病理学的心理特质研究不可避免地会评判某个体的某些特征（例如抑郁或反社会行为）是否会被不同寻常地高估或低估。关于这个问题，至少存在两种不同的观点。其中的一种是，父母对双生子中一个孩子的性格的判断，可能影响到他们对双生子中的另一个的判断。换句话说，如果双生子中的一个过于活跃，父母可能会低估双生子中的另一个的活跃程度——尽管这个孩子可能比同年龄的其他孩子更活跃，但他（她）的活跃程度比其孪生兄弟（姐妹）要低得多。这个趋向是明显的，会误导人们夸大这种不同。人们对多动症孩子的判断经常会受到这样的影响。解决这一问题的一种方式是，当不同的教师对每一对双生子进行评价时，要确定每一个教师在做评价时发生了什么。当人们进行这样的分析时，确实会发现父母存在评价偏差，这种偏差会导致他们低估异卵双生子的相似程度。同样地，除了评价偏差，还存在手足相互影响效应。这种相互影响可导致两种可能的方向：如果双生子中一个的行为导致另一个竭力表现出与之不一致的行为，那么它可能导致相反的效应（这确实有时会发生）；如果双生子倾向于彼此分享，共同参与业余活动（例如反社会行为或不良行为），这可能导致他们之间的相似性有所增加。

测量的不精确性

长期以来的研究已经证明了，无论何时，如果人们在进行测量时仅依赖一种数据资源，那么会发生大量不可避免的错误。这不仅因为偏差可能源自一种对信息的特定认知（尽管情况很可能是这样），而且因为存在大量随机错误。因此，基于多项信息进行多项测量已经成为标准。多样化统计技巧涉及大量的模型（见下），结合多种测量方法的统计在获得对潜在特征的评估时是很有价值的。很多类似的问题依赖于单一时间点对涉及某一具体特征的多个临床表现进行的反复测量，关键点是整体的平衡，即某一时间点出现的特征的影响模型与长期持续的特征的影响模型可能会相当不同。

总之，研究表明，基因对长期精神障碍或者持续特质的影响，要比对那些单一事件或者一个测量点的影响更大。这并不奇怪，因为当某个特定时间点的压力和危机特别大时，所有短暂的环境影响都会在情感和行为上发挥相当大的作用。如果问题的焦点是情感和行为在经历了一段时间后的情况，或者是情感和行为在一个相对广泛的范围内的情况，那么事情就会相当不同。然而，当信息是根据较低一致性的几个数据源整合起来时，我们就必须小心，这是因为，尽管它们可能准确反映了适用于数据资源的一致性，但重要的是，我们要时刻意识到，其一致性是如此之低，这个数量仅仅占总体人群变量的很小比例。当几乎没有人知道测量和信息存在的不一致时（这是常会发生的事情），我们对问题是不可能得到完全满意的答案的，此时，将常识和判断与统计技巧相结合是很有必要的。正如前面已经论述过的，结论还是基因对周期性的精神障碍或者持续特质的影响要比对某一时段的测量数据的影响大得多，特别是当它们仅仅来自一个信息源时。

统计模型匹配

量化遗传学最重要的一项优势就是建立复杂统计模型技术的发展。建立复杂统计模型的重要性，不仅在于其可以将数据资源很好地结合（如上文已述），而且其效果优于通过遗传效应检测许多有趣而重要的假设占总体方差比例的简单定量评估。这些假设包括：不同形式的精神病理学分享相同的基因可能性，或者涉及有关精神病理学的级别与模型的性别差异的可能的机理，或者对遗传可能性起重要作用的基因数量。模型方法的应用已经在对立假设和澄清要解释的现象特征之间起到了极大的辅助作用，这些应用无疑是推进研究领域向前发展的一种主要方式。

换句话说，量化遗传学关于潜在的偏差引入有两个重要的考虑。第一，基本的策略是精简原则，即理想的模型应该是既适合数据，又简单的。常用的方法包括对不同模型进行系统化的比较，以免遗漏特定效应的检测结果。当一个效应的消除并没有导致与之匹配的模型变得特别糟糕时，为了简化，从模型中忽略一些因素已经变成了标准的做法。从表面上看，这是一个非常合理的办法，但一个重要效应的缺失与一个示范性效应的缺失是不同的。这是非常重要的。因为即便对于非常大的样本量来说，人们也通常会发现，特定效应的置信区间是非常宽的。因此，研究者在决定是否放弃某一参数时，往往基于95%的置信区间的下限，而不是它的上限。Slutske等人已经仔细地讨论过了这一观点，并且他们的数据也很好地证明了这一点。他们的样本涉及在澳大利亚登记的2682对双生子，这是一个较大的样本量。然而，一个针对反社会行为的共享环境效应的置信区间是从0到32%，因为下限包括0，整体效应并非统计得很大，所以共享效应并没有被包括在与行为混乱症状最匹配的模型中。然而，坦率地说，伴随而来的可能是，一个有可能产生很大影响的变量被忽略了，就好像它无足轻重一样。实际上，这种方法常常导致基因与非共享环境效应被夸大，而共享环境效应被忽略。（关于共享环境效应与非共享环境效应，请参见第四章）。

很明显，这个精简原则有时会导致研究者遗漏某个必定会产生效应的变量。例如，Maese等人在弗吉尼亚州所做的双生子研究，考察了8—16岁的双生子的饮酒情况，他们发现，最匹配的终生饮酒模型并不包括遗传效应，但与之形成鲜明对比的是，在未经许可终生饮酒的模型中，遗传效应占到了整体方差的72%！很明显，就像调研者自己认为的一样，这个结论是不可能的。引人注目的是不仅未经允许饮酒这个群体是整个饮酒者群体的一个分支，而且这个群体在整个群体中达到了一半的比例。行为遗传学家已经更为认同机械地运用模型拟合原则可能导致奇怪的结论，伴随着各种置信区间的预估，仔细考察研究的意义是非常必要的。

关于统计建模的第二个考虑是模型常常是基于相当难以置信的假设的。至少直到现在，人们在研究中还是常常假定无选择性交配、无基因之间的协同交互作用、无基因-环境相关性（gene-environment correlation）分析，也无基因-环境交互作用（gene-environment interaction）。尽管这些假设对某些特质而言可能是有道理的，但对其他的特质（将在下文中进行讨论）而言肯定是不对的。某些假设可能导致基因效应被夸大，而某些假设可能导致基因效应被低估，但是一定存在一个假设考虑的要素要比其他的多。

换句话说，在区分基因和环境效应的传统方法中，基因-环境相关性效应和基因-环境交互作用的效应将大量包括：在环境效应是共享的情况下的基因影响因素判断；在非共享环境效应下，基因-环境以类似双生子的形式相互作用的基因影响因素判断。其基本原理是环境风险因素源自基因（以基因与环境的关系为例）。它把全部的环境效应归因于作为风险环境基础的基因是合理的。这个观点的错误之处在吸烟实验的例子中被很好地说明。在这个例子中，人们吸烟的原因与吸烟的破坏性后果之间不存在什么因果关系，人们吸烟受基因影响的倾向性、药理作用对依赖性的影响、文化影响、人格特质以及烟草的可获得性等因素的综合作用。可是，那些关于香烟的致癌作用以及吸烟引发的冠状动脉疾病、慢性支气管炎、骨质疏松症和皮肤皱褶（要说明，这是几种常见的后遗症）等——被认为是尼古丁对血管的作用以及一氧化碳的因素几乎没人会去考虑。当然，在带来其他后果的其他情况下，在风险因素的原因以及风险影响的条件模式之间可能会有更多的联系，但是要点在于在这两者之间不是必然有联系，而把全部因素都合并到基因的判断中是一种严重的误导。上述情况也同样适用于基因-环境交互作用。可是，把这些或者只归因于基因，或者只归因于环境都是毫无意义的，因为，实际上这些是两者共同作用的结果。当然，这些因素可以被分解，但人们很少这么做。

关于总体人群基数的假设

基因影响程度的计量（常被简称为"遗传可能性"）十分依赖于基于总体人群遗传特征的概率而做出的假设。也就是说，对于通常根据分类诊断来处理的精神障碍，存在这样一个假设，即遗传可能性实际上是按数值分布的，遗传可能性在某些特定的临界值之上，意味着这类精神障碍出现的可能性显著增加。对遗传可能性的计算，特别是对罕见疾病的遗传可能性的计算，必须要考虑到总体人群。例如，在几个兄弟姐妹中存在某一个表现出自闭症症状的孩子的概率仅约为3%—6%（取决于测量方法）。这一概率听起来不是很高，事实上，这似乎可被看成基因影响是相当小的。然而，关键点在于，这一概率与总体人群中的概率相比高出了很多倍。这通常用兰布达（lambda，λ）统计量来表示。它量化了在兄弟姐妹（或者任何其他的特定亲属）中与在总体人群相比较的相对频率。假设以总体人群为基数时，约每10 000人中有4—10人为自闭症患者，而兰布达值为50—100，那就意味着自闭症这种疾病有特别强的家族遗传倾向。随着自闭症谱系障碍（参见后文）概念被人们广泛接受，自闭症患者在总体人群中的概率有所上升，目前这一数值更接近于在每10 000人中约有30—60人患有自闭症，这必定意味着兰布达值低于人们最初的设想。这个值不可能被计算得很精确，因为，要想这样做，那么自闭症谱系障碍在双生子研究中的定义必须与其在总体人群流行病学研究中的定义一致。然而，得出的兰布达值在20以内这个结论似乎是合乎情理的，而不是最初人们估计的100以内。这仍然会得出有很强的家族倾向的结论。对于双生子研究，存在一个很高的遗传可能性，但不像人们最初想象的那么高。

有关诊断显型定义的假设

早期的精神病学的基因研究倾向于假设运用传统的精神病学诊断分类是安全的，即假设基因影响只对特定的精神障碍的风险起作用，而逐渐清晰起来的观点是遗传可能性常常不与公认的精神病学的分类相一致。例如，精神分裂症的遗传可能性延伸至分裂型障碍、偏执型障碍以及精神分裂症"本身"；类似地，自闭症的遗传可能性延伸至传统的通常涉及某种程度的智力发展异常的学习障碍，从定性的方面更广义地来讲，包括在沟通和社交互动性方面的异常以及重复刻板的行为；同样地，似乎与抑郁有关的遗传可能性延伸至广泛性的焦虑障碍以及喜怒无常的神经质特征；此外，抽动秽语综合征的遗传可能性或许可扩展至某些慢性病，甚至某种形式的强迫症。评论家们大显身手地说："如果研究人员不能恰当地定义精神病学的分类，他们如何可能研究基因的影响？"可是，尽管旧有的假设常常把遗传效应直接与传统的精神障碍挂钩，但是现今没有人会相信了。传统的精神病诊断分类确实有重要的用途，但没有理由推测这些分类与病理生理学因果路径以及基因影响的路径一致。关于"基因研究是否应该等待精神病理学分类的验证"的争论忽略了一个关键点，即基因研究将对这一验证非常有帮助。

分离的双生子与双生子后代研究

行为遗传学家所赞赏的双生子研究，就像其他常见的研究一样，也免不了会导致以下两个问题，使双生子研究策略发生潜在的重要变化。

第一个问题是，有为数不多的几个研究聚焦于把双生子分开在不同的家庭中抚养的情况。这一想法是好的，也就是说，同卵双生子的两个人从出生即分离，完全在不同的家庭中长大，那么他们之间的任何相似之处（排除可预见的偶然性）必定应归因于基因的影响。来自几对被分开抚养的双生子的研究确实已经发现，双生子存在一些明显的在细节、整体、行为上有相似性的例子。初看起来，推断这些相似性反映了基因的影响似乎是无可辩驳的，可是，这一设计还是存在相当多的问题。首先，从出生起就把双生子分开是不太常见的情况，必定是环境上存在特殊的问题才导致了这种分离。其次，尽管研究倾向于说双生子从出生起就分开了，但很明显，实际的分离有时候发生在较大些的年纪，共享抚养影响的可能性是一直存在的。再次，让分离的双生子自愿来参与基因影响的研究，这里值得我们画个问号。似乎，至少在一些例子中，他们的互相接触，以及他们在与研究相关的志愿者角色中相互影响，这些可能会导致相似性被夸大。从次，尽管一些分离的双生子在相当不同的家庭环境下被抚养长大，但在某些情况下，他们所赖以生存的家庭表现出某种相似性。最后，也有一些疑问存在于所采用的测量方法以及那些迄今为止相当有限、经过同行评审的呈现在科学论文中的定量研究的报告中。毋庸置疑的是，分离的双生子研究有助于支持"基因对行为有很大的影响"这个结论，但是在人们更加信任这些发现之前，公平地说，还存在大量质疑的声音。

尽管双生子后代的研究在许多年前就被认可，但只在最近才作为一种系统性的方法被用来测量专门环境对行为的效应。基本原理是相当清晰明了的，研究者的关键考虑是成年的同卵双生子共享了他们全部的基因，这意味着他们的孩子，从遗传学角度而言，是半同胞（half sibling）关系（例如，他们分享了来自父母中的一位的基因，而不是另一位的），而不是堂表亲关系（堂兄弟姐妹、表兄弟姐妹），在其他的情况下也是如此。因此，对双生子后代进行比较，既能够评判基因效应，也能够评判在不同家庭中被抚养的环境效应。当然，定量研究被同卵双生子和异卵双生子研究的内涵所强化。确实，这是一个有独创性的聪明办法，克服了传统双生子研究的许多不利条件，可是，还存在几个局限。因为同卵双生子的后代是半同胞，而不是全同胞（full sibling），这个与堂表亲关系相比，减少了统计功效。

第二个问题是，对于成年双生子而言，随着他们的长大，基因和环境的双重影响将可能使他们在选择伴侣、为他们的孩子提供环境时具有相似性。然而，研究毫无疑问是有用的，它的应用对搞清基因和环境影响的整个证据模型而言应该是一条重要路径。

领养研究

领养研究（adoption study）是在双生子研究策略中研究基因与环境各自作用的一种相当不同的方法，这里区分的关键在于：生父母在生下孩子后完全没有抚养孩子（在孩子刚出生或幼年时即弃养孩子），而那些抚养孩子的养父母与被领养的孩子没有任何遗传相关性（genetic relatedness）。

生父母与养父母的比较

有几种不同的领养研究，但不管是哪一种，研究都主要是比较生物学意义上的父母与社会学意义上的父母。任何研究策略的基础都是要认真考虑用于做相关分析的各种假定。首先，如果同样是要进行人与人之间的相互比较，那么应该对两类父母予以全面的比较。尽管行为遗传学家经常宣称他们这么做了，但很明显，他们并没有这么做。大量的人口学研究已经显示出，被领养者常常是那些由未婚的年轻妈妈所生，或是那些仅得到了低层次的产科照顾的孩子。在科罗拉多领养研究中，尽管研究者设法确保两类父母具有可类比性，但是这些生物学意义上的父母的反社会性，是领养父母的4倍。在斯堪的纳维亚的研究中也发现，那些弃养婴儿的父母的犯罪行为与酒精滥用行为要比社会人群高2到3倍。相反地，领养父母与其他父母是完全不同的，他们倾向于受到良好的教育，更有社会地位，有更低的精神病理学发病率（至少在领养期间被证明是如此）。

当然，存在这些区别并不奇怪。具有精神障碍的妇女比其他妇女更容易放弃她们的婴儿，让其被收养（尽管放弃自己孩子的父母的特质，因时间和地区而有所不同）；人们预期的领养父母，应该是经仔细筛选的，以尽可能确保他们没有严重的精神障碍，避免妨碍他们有能力来提供高品质的抚养。作为结论，领养者研究的发现确实像是扭曲了相关事实，即生物学意义上的父母带有较高比例的基因危险性格特征，而领养父母在总体人群和高风险环境中呈现较低的比例。然而，不仅领养家庭在高风险环境中的比例趋近于非同寻常的低水平，而且相比于总体人群来说，领养家庭环境的范围也是相当受限制的。这导致的结果是领养研究倾向于低估环境的作用。

从整体上来看，一个深层的观点是，相对于总体人群而言，被领养者呈现精神病理学问题的比例更高，尽管程度是随着年龄范围的划分以及精神病理学的分类而有所不同，但这一情况没有得到适当的理解，这意味着有关基因与环境影响的结论将在很大程度上取决于人们是如何解释的。举例来说，在被领养者中，较高的精神病理学发病率很可能是生身父母的危险基因的遗传的结果，也很可能是被领养者在被领养过程中的压力反应的结果。尽管对于高风险背景的孩子们而言，领养在整体上（大部分情况是如此）或许为他们提供了很好的保护，但是作为被领养者，他们会面临不同寻常的压力和挑战。与独生子女相比，被领养者具有精神病理学特征的比例在青春期（与童年早期相比）倾向于上升，这一事实说明环境风险因素可能在某种程度上起作用。因为，它将对所有的被领养者起作用，而领养家庭之间的环境差异可能会被低估。

选择配置

领养研究的批评者们倾向于把重点放在基因风险与环境风险存在内置混淆的孩子们的选择配置可能性上。在这一点上，选择的可能性更倾向于为那些有着优良基因背景的孩子选择更有优势的领养家庭。对于某些特质的研究而言，这一情况可能会成为一个问题，但对于主要的精神病理学研究而言，这一般是不需要担心的（因为领养父母一般是相对不存在严重精神障碍的人）。无论如何，很明显，从一开始，领养研究就非常依赖于选择配置的知识，因此，在遗传学研究中，寻求决定任何选择配置的呈现，并在发现时进行必要的统计控制，已经成为基因研究的例行程序。相应地，尽管选择配置的问题常常被领养研究的批评者提出，但由于与数量庞大的非领养儿童相比，被领养者数量稀少，不具有代表意义，且生父母与养父母之间存在巨大差异，所以选择配置所造成的扭曲已经显得不那么重要了。

基因-环境交互作用

领养研究的优势之一是其提供了一种把基因风险与环境风险分离开的方法。该研究的基本特征是它去掉了那些经常出现在非领养样本中的被动基因-环境关系（即那些既遗传了基因风险，也提供了环境风险的父母），这是在分离先天与后天因素中的一项主要优势，但它也潜藏着使人误以为既有基因风险又有环境风险的人口比例过低的不足。就遗传效应通过基因-环境交互作用发挥作用而言（见第九章），领养研究中遗传效应相对于人口的方差将会被低估。

选型交配

然而，选型交配（assortative mating）也会带来另一个复杂问题，特别在父母中的一方的某种精神病理倾向与另一方的另一种精神病理倾向相关联时。如果涉及不同形式的精神疾病，那么可能会带来特别的问题，因为研究结果将使这两种特征看起来具有相似的遗传可能性，而实际上二者是不同的。具有反社会倾向的个体与精神分裂症患者的婚姻就说明了这个问题。如果生物学意义上的父母双方是同一类型的精神障碍患者，那么领养研究倾向于高估遗传的作用，因为实际上研究结果会受到双倍的遗传基因的影响，而不是一个人的遗传基因的影响。

混合家庭研究

混合家庭研究是克服双生子研究与领养研究局限的一种新的方法。从根本上说，它是一种对离婚或分居后又重组的家庭进行的研究。在这样的家庭中，孩子们的遗传相关性随着生父母而变化，因此，可能有的孩子来自各自父母的第一次婚姻，而有的孩子出生于父母重组家庭后的第二次婚姻。该研究主要有两个吸引人的地方。一个是，在现代工业化社会中，离婚率和后续的再婚率、同居率是比较高的，因此，混合家庭的样本似乎比双生子家庭以及领养家庭样本要常见。此外，婚姻和再婚类型的复杂性以及再婚夫妇背景的不同，意味着人们总是可以发现全同胞的兄弟姐妹、半同胞的兄弟姐妹以及无血缘关系的兄弟姐妹。另一个吸引人的地方在于对基因相关程度的预期是简单直接的，即如果一个行为受基因的影响，就会显示出基因的同体相关性在同卵双胞胎中最高，在异卵双胞胎和全同胞的兄弟姐妹中较低，与之类似，在半同胞的兄弟姐妹中也较低，最低的是完全无血缘关系的兄弟姐妹。这意味着其提供了证明基因预测是否正确的机会。

不幸的是，一些研究，以及由此而来的启示已经证明，由于预期的遗传相关性并不总是显著，所以解释起来是有困难的。因此，在O'Connor等人针对反社会行为的研究中，研究者的预期与结果几乎是吻合的。异卵双胞胎研究的组间关联（0.68）要比全同胞的兄弟姐妹——不管是分开抚养的（0.46），还是在一起抚养的（0.49）——大得多。在针对抑郁症的研究中，结果与预期不符的情况是更加明显的。除同卵双胞胎之间呈现了高相关性外，其他不同类型的兄弟姐妹之间的相关性差异非常小。尽管该差异非常小，但实际上相比较而言，半同胞兄弟姐妹的相关性是其中最高的，异卵双胞胎的相关性是其中最低的。

研究中有一个很严重的设计缺陷，即遗传相关性的差异总是伴随着环境风险的差异，使得人们把一种效应从另一种效应中分离出来是极其困难的，几乎可以肯定，这会带来问题。因此，两个再婚成年人原先婚姻中的孩子，在原先家庭中的时间长短是不同的，在混合家庭中的时间长短（以及他们加入新家庭时的年龄）也是不同的。总而言之，在基因风险与环境风险之间存在一个容易混淆的地带。尽管混合家庭研究是一种有趣的创新，但这种混淆使得在量化和比较基因和环境影响时会存在问题。

家庭遗传研究

家庭研究不同于双生子研究及领养研究，其关键在于家庭研究不允许把基因与非基因的影响截然分开——除了在分子遗传研究情况下（见第六章）或在广泛的双生子家庭研究情况下（见第五章）。然而，这类研究在几个不同的方面有帮助。首先，对精神错乱或者精神障碍常常有家族倾向的观察，使人们可以认为这种情形在家族中的频繁出现可能反映了一种遗传可能性。如果该推断随着生物遗传相关性的程度而发生系统性变化（例如，遗传可能性在直系亲属中最高，在二级生物学亲属关系中较低，在三级生物学亲属关系中更低），那么该推断貌似会更合理。它也可能在家族特征类型上给出充分的信息。例如，研究者在自闭症患者的兄弟姐妹身上发现了更广义（更温和）的自闭症现象，在这些个体的兄弟姐妹和父母中，这类现象也以相似的形式反映了出来。此外，包括家族性的抽动秽语综合征、慢性多发性抽动症，以及某些强迫症的家族负荷（familial loading）研究指出，遗传可能性的外延要比人们原先推测的广泛得多。

家族研究在两个常常相伴发生的不同的精神障碍模型中可能具有指导意义。例如，家族负荷是否会因注意力缺陷多动障碍与品行障碍（或对抗、挑衅行为）的关系而有所不同？该发现并没有强化双生子研究所得出的结论，即在很大程度上，两种精神障碍同时发生，反映了二者具有同样的遗传可能性。

但或许，家族研究的最重要的贡献在于，它检验了孟德尔（单基因，全遗传）疾病的遗传模式。因此，例如，研究发现，自闭症的遗传倾向并不少见于父子之间，这意味着（至少在一些情况下）自闭症不是由X染色体上的基因导致的，因为男孩总是从他们的母亲那里得到X染色体，从他们的父亲那里得到Y染色体。

家族研究可能对于在精神障碍发生之前辨别性格风险是非常重要的。因此，一项针对精神分裂症高风险家庭年轻人的前瞻性研究显示，依据神经心理学损伤及脑图像研究，这些风险人群是可以被辨识的。同样的方法对**阅读障碍**（dyslexia）的早期发现也是有益的，这些发现并未直接表明阅读障碍的早期特征是受基因影响的，但结合双生子和被领养者的数据，他们指出，通过这些特征，人们或许可以在个体层面辨别出基因风险。

最后，家族数据对讨论有多少敏感性基因会起作用似乎是有价值的。关键点在于同卵双胞胎（同一对）共享他们所有的基因，而异卵双胞胎（同一对）分享所有基因的一半，基因的风险对于同卵双胞胎可以说成是100%，对于异卵双胞胎可以说是50%。可是，尽管异卵双胞胎有50%的可能性共享任意一个基因，但是他们将仅分享两个相互结合的基因的25%，三个相互结合的基因的12.5%，以此类推。由此可见，假如风险对于双生子而言远远小于50%，那么遗传就像是涉及特定类型基因之间的协同作用。Pickles等人从数学角度来分析此事，他们表现出这样的认知：自闭症不是人们通常认为的由1个基因导致的，而可能是由3或4个基因相互作用导致的，更可能的是10—12个基因都与之有关。可是，这些基因之间是不可能彼此独立的。很明显，人们也无法计算出关于基因数量的精确数字，因为该数字将取决于每个基因作用的相对强弱。然而，了解到少量的基因结合的倾向是有用的。

从量化遗传学角度得出的总体结论

通过对许多双生子研究和领养研究策略的考量和反思，关于基因影响强度的问题，人们或许可以得出无法进行严格推断的结论。那可能是非常错误的。当然，人们可以在一定限度内进行推测，特别是在一些早期的基因行为研究中。可是，行为遗传学家已经针对大部分研究进行了考量和反思，并且已经在他们的研究中采取了必要的步骤来满足这些要求。令人印象深刻的是那些最佳的研究已经得出结论，尽管在表述上有些温和，有些谨慎，但是这些结论符合早期的研究结果。"基因的传道者"确实存在过于夸大和夸张的问题，但把这些放一边，这些研究的结果还是非常丰富的。

在回答关于量化行为遗传学研究的发现在多大程度上可信时，有五个关键问题需要予以考虑。第一个问题是，从整个学科来看，所有的研究都是存在局限性和困难的，这一点不只适用于精神病学和行为遗传学的研究。要想进行批评和指出问题是非常容易的。在整个学科的角度，处理此类问题的标准是：要检查最高质量的研究是否与具有更多问题的研究一样，提供了相同的信息；要确定强度和限制类型不同的研究是否得出了相似结论；要仔细考虑哪些发现可以被推广到总体人群和样本中去，以及可被推广的程度如何；要检查相互矛盾的论述和结论的相对合理性。当研究是依照上述精神病学及行为遗传学的研究标准进行时，显然整个模型都需要接受基因影响的重要性，即研究结果与无基因影响的结论是不相容的，同样，与任何有关基因控制了所有行为变化并起决定性作用的推断也是不相容的。这个结论来自基因研究，也来自应用一系列研究对环境条件风险因素进行测试的假设。应该指出的是，有证据表明它与任何关于环境影响导致了全部个体变化的推测同样是不相容的。以不带感情色彩的严谨态度对任何研究进行审核可以得出清晰的结论：几乎所有类型的行为和所有类型的心理及精神障碍本质都是基因与环境双重作用的结果。

第二个问题是，在基因对心理特质的影响程度上，没有也不可能有绝对的数值，不管这个特质被测量得多精确，或者基因影响被评估得多仔细。行为遗传学家长期以来认可并且强调，遗传可能性的数值必须针对特定时期的特定人群，这不仅是科学警告方面的问题，而且反映了遗传学家认可遗传可能性数值所代表的结果是随着人群而变化的。它们不适用于个体，也与任何指定的遗传特征不发生必然的关系。这意味着如果外部环境发生变化（例如出现新风险，旧的风险消失，新的保护因素发生作用），遗传可能性的数值将受到影响。人们已经形成的共识是，虽然研究跨越了一系列外部情况，也跨越了广泛的时间段，在有关基因影响程度上的发现是非常不同的（见后文），但是研究必定会得出同样的结论：基因对于不同族群，或者针对人群中特别弱势的群体具有相似影响程度的证据是非常有限的。

第三个问题是，量化遗传研究需要考虑在某个时期某类人群中遗传因素对个体差异的作用，这是非常重要的，但与此同时，也需要关注随时间而变化的遗传特征的程度及精神障碍的发病率。例如，在过去的100多年中，在大多数工业化国家中，人们对平均寿命的预期已经几乎上升了一倍——男人的平均寿命预期已经从42岁延长到76岁。同样地，婴儿死亡率也大大降低了，平均身高有了很大的增长。可以肯定的是，这些好的变化的原因是卫生条件的改善（减少了疾病的传播）以及营养状况的改善。纵观这100多年来，遗传因素对个体差异的作用保持了同样水平的影响，但环境的变化带来了水平上的变化。总之，因果效应不能简化到一个问题，而是应该适用于一系列问题。当然，答案必须是彼此兼容的，但它们不一定讲述相同的故事。在下面一章，我们将探讨大量针对不同心理特质和精神障碍的遗传可能性研究。

扩展阅读

Kendler, K. S. (2005). Psychiatric generics: A methodological critique. *American journal of Psychiatry*, 162, 3-11.

Plomin, R., DeFries, J., McClearn, G. E., & McGuffin, P. (Eds.) (2001). *Behavioral Genetics, Fourth Edition*. New York: Worth Publishers.

Rutter, M., Bolton, P., Harrington, R., Le Couteur, A., Macdonald, H., & Simonoff, A. (1990 a). Genetic factors in child psychiatric disorders: I. A review of research strategies. *Journal of Child Psychology and Psychiatry*, 31, 3-37.

Rutter, M., Silberg, J., O'Connor, T., & Simonoff, E. (1999 a). Genetics and child psychiatry: I. Advances in quantitative and molecular genetics. *Journal of Child Psychology and Psychiatry*, 40, 3-18.

第四章　各类精神障碍和心理特质的
遗传可能性

　　在总结有关精神障碍和心理特质的遗传可能性的研究之前，我们有必要考虑研究中的估量能有多可信。基本上有以下四种路径。第一，在质量合格的双生子研究中，我们需要注意总的调查结果。有时，调查结果的总结是运用了一种被称为元分析的统计方法。元分析基于所有调查结果得出量化估计，但也会考虑单个调查中样本的相对大小。有时，调查结果也会基于平均值和置信区间得出——这意味着结果覆盖了95%的调查结果。第二，重点关注最高质量的研究中的采样和测量。这样做是为了观察它们是否有明显不同于总体平均值的结果。第三，考虑双生子研究的调查结果与家族研究和领养研究等其他证据的一致程度。第四，由于批评家们会提出一些概念上和方法论上的考虑，要注意是否需要添加一些警告和保留条款。这四种路径是关于一些不常见且严重的障碍的。对于一些更常见的障碍和特质，有更多关于诊断、定义和对生活经验的调查结果等方面的问题需要考虑。

基因主导的不常见障碍

精神分裂症

精神分裂症是一种严重的精神障碍（在男性和女性中有几乎相同的发病率），一般开始于成年早期，特点为既有阳性的症状，也有阴性的症状。阳性的症状（意味着性质上的异常）包括思维障碍、幻听和妄想。阴性的症状（意味着有正常功能的损害）包括社交退缩和缺乏积极性。尽管五分之一的精神分裂症患者可以痊愈或者症状可以出现明显的改善，但是在大多数病例中，精神分裂症是慢性的或现行的，这大大增加了患者自杀和由其他原因导致死亡的风险。这是一个主要的社会问题，对患者而言也带来相当大的个人痛苦。100个人中大约有1个人患有精神分裂症。虽然精神分裂症开始于成年早期，但很多案例也证实了患者早在童年时期就存在神经发育受损、社会交际困难和反社会行为。

Cardno和Gottesman把在二十世纪九十年代晚期发布的五个系统性的、可信的双生子研究的结论合并在一起。患有精神分裂症的同卵双胞胎的先证者（protein）发病一致率（proband-wise concordance rate）是41%—65%，而这一数字在异卵双胞胎中为0%—28%，研究者给出遗传可能性的估计值大约为80%—85%。考虑到这五个研究是分别完成的，遗传可能性的估计值为82%（置信区间为71—90）—84%（置信区间为19—92）。这些数字接近于一项很早之前由Gottesman总结的研究，那时的方法论还不怎么令人满意。

在很多方面，最好的双生子研究是斯堪的纳维亚调查，就像芬兰双生子研究，因为它们都是基于对整个群体的系统性覆盖和诊断。但是，Maudsley双胞胎登记有特别的优点：它系统性地记录了自1948年起所有出生在医院的双胞胎（虽然没有按群体进行抽样）；其样本的数量足够大，配型使用的所有可用资料是确定的，而且使用了标准化的诊断方法。这两个研究都得出了与其他双生子研究相近的遗传可能性估计值。

同样地，领养研究表明基因对于精神分裂症的个体差异有很强的影响。因此，当丹麦领养研究的数据被以现代的诊断标准重新分析后，在患有精神分裂症的被收养者中，他们大约8%的一级生物学亲属也患有精神分裂症，相比而言，对照组的这一数字只有不到1%。在精神分裂症谱系障碍中，这两个数字分别是24%和5%。Joseph对这项研究的大部分批评都得到了认可，人们通过更严格地使用数据和诊断方法，以及更严格地区分全同胞与半同胞的情况来做到这一点。Tienari等人所做的芬兰的领养研究为后来的研究者提供了广泛的可比较数据：在母亲患有精神分裂症的情况下，8%的被领养者的后代患有精神分裂症，而在对照组（父母没有精神分裂症）中，这一数字只有2%。

同样地，家庭研究显示，精神分裂症患者的亲属患精神分裂症的风险与他们共享基因的程度有关。因此，在一般人群中，精神分裂症的发病率大约为1%，而在精神分裂症患者的二级生物学亲属中，该病的发病率为2%—6%，在其一级生物学亲属中，该病的发病率为6%—13%。

围绕基因研究与精神分裂症，也存在多方面的反对声音。一些涉及更早的领养研究的发现。一些是关于诊断范围的不确定性的。还有一些集中于基因相似亲属的组内差异性，比如：异卵双胞胎的发病率大约两倍于其他兄弟姐妹的发病率，尽管他们的亲缘关系是相同的；并且，父母的发病率（大约6%）只有孩子发病率（大约

13%）的一半，尽管他们也是基因亲属——但是，这最后的不同是由于患有精神分裂症的人相较于正常人更难结婚和生育。一些针对细节的方法论角度的批评是有根据的，但整体研究的一致性，和最好的调查的结果的一致性，显明整个遗传可能性的估计是合理的。人们可以推测出，遗传可能性在群体研究中约为80%。

但是，有两点需要强调。早期的基因研究都指出，精神分裂症看上去在基因上不同于双相情感障碍。近年来，有证据显示，如果将诊断标准适当放宽，把传统的权威诊断放在一边，那么基因作为原因在精神分裂症和双相情感障碍上存在某种程度的重合。一项最近的脑成像研究表明，精神分裂症和双相情感障碍在基因上的风险都与大脑的白质有关，与灰质无关。正如作者总结的，证据有些指向这两种精神障碍的重叠部分，也有些指向其他方面。另一个考虑是，精神分裂症的基因上的风险可能与环境上的风险相互影响。

双相情感障碍

双相情感障碍（Bipolar disorder，过去也被称为躁郁症）是一种严重的周期性发作的躁狂障碍，通常（但不总是）伴随抑郁。躁狂的特征是欣快感、夸张的自负感、思维敏捷、过度健谈、失眠、注意力分散，伴有鲁莽冲动的行为。通常情况下，每一次发作的开始和结束都很突然，发作可能发生在几个月（也可能短到只有一周）的失能之后。这种病在人群中的发病率约为1%，男性和女性的发病率是一样的。

有关双相情感障碍的证据大大少于精神分裂症的证据。Jones，Kent和Craddock用现代双相情感障碍标准合并了6个双生子研究。没有一个研究在方法学上来说是有力的，只有三个研究的样本大小能保证统计学分析。同卵双胞胎的一致率为36%—75%，异卵双胞胎的一致率为0%—7%。这表明了很高的遗传可能性，但是由于样本过少，研究无法得到可信的量化估计。但是，人们从家庭研究中得到了更多数据，有8个合适的控制结果。双相情感障碍患者的一级生物学亲属的发病率为5%—10%，这远比一般人群的发病率（0.5%—1.5%）高。这通常被总结为遗传可能性超过70%。但是不可避免地，这只是一个受限的模糊数字。主要的不确定性来源于人们很难确切地知道应该将诊断的边界放在哪里。最近，一个长期随访研究暗示，这一概念应该被极大地扩大化。我们还不完全清楚这将如何影响基因对这种病的总体方差贡献量的估计值。

自闭症

自闭症伴有严重的社会交往缺陷、社交交互缺陷，以及行为模式重复刻板，多发于男性。尽管很多研究结果表明，这种病是基于患者出生前和婴儿期的大脑发育的，但在大多数例子中，这种病的临床表现直到18个月时才能显现出来。目前人们公认自闭症是一种具有典型认知缺陷的神经发育障碍，特别是患者难以在社交场合判断另一个人可能在想什么（所谓"心智理论"或情绪缺陷），以及难以欣赏整体的图像（换句话说，趋于聚焦于细节而不是整体）。功能性脑成像方面也得出了特有的发现。

有三项基于流行病学的自闭症双生子研究发现，同卵双胞胎的一致率为36%—91%，异卵双胞胎的一致率仅为0%（5%可能才是更真实的数字，这表明兄弟姐妹与异卵双胞胎在基因上是可以比较的）。英国的两个联合的双生子研究使用了经充分测试的标准化诊断方法，并对大量合子进行了DNA测试，并确认了这些发现不是由于妇产科并发症的人为因素导致的，因此具有极大的优势。第二项研究的结果只发现了非常少的新案例，这些新案例也符合第一项研究的条件（但没有用上）。因此，这意味着研究成功地覆盖了一般人群。

家庭研究提供了基因对自闭症有很强影响的进一步证据。3%—6%兄弟姐妹的发病率数倍于该疾病在一般人群中的发病率。在家庭研究与双生子研究开始时，有证据表明，该疾病在一般人群中的发病率约为千分之一，这意味着兄弟姐妹的发病率是一般人群发病率的30—60倍。更多最近的流行病学研究暗示，一般人群发病率的真实数字应为0.3%—0.6%，这仍意味着10倍的差距。然而，为了进行合适的比较，现代流行病学中广义的自闭症被应用在了家庭研究和双生子研究中，这意味着发病率的增长会更高。总结以上研究结果，遗传可能性的估计值为90%。因为双生子研究和家庭研究都提供了相同的结论，我们可以确信该疾病的遗传可能性极高。对这种疾病而言，在总体方差中，遗传因素的影响占了大部分的比重。

尤其需要注意的是，有证据表明，自闭症的基因因素的外延比传统的严重失能诊断的范畴要广泛得多。

注意力缺陷多动障碍

第四种有证据证明基因因素占病因主导的是**注意力缺陷多动障碍**（attention deficit disorder with hyperactivity，ADHD）。这种病多发于男性，以严重的多动、冲动和注意力不集中为特点。注意力不集中跨情景出现（尽管发作的强度可能取决于环境），这从孩子上学开始明显，持续到成人，并包含其他问题，比如反社会行为和较低的学业水平。大多数患有此病的孩子对兴奋药物有有益的反应。

对个别孩子而言，兴奋药物是一种需要深思熟虑的治疗计划的一部分。意料之中的是，由于该疾病在诊断上的特点与正常孩子的分裂行为有重叠，所以诊断概念的准确性存在争议。基因上的证据和长期的研究都显示多动这种倾向在尺度上是分散的，没有一个正常范围的变种与需要治疗的临床情况之间的清晰分水岭。此外，有更多证据表明，注意力缺陷多动障碍与其他分裂行为有重要的不同，脑成像图显示出了其与众不同的特点，这种病也与大量的社交障碍相关。因此，尽管人们对美国过度使用兴奋剂来治疗很小的孩子（缺乏足够的证据证明兴奋剂在这个年龄段有效）存在合理的担心，但人们也有充分的理由，把兴奋药物作为一种临床上有意义的治疗方式，在病人的注意力缺陷多动障碍严重时使用。

有很多关于注意力缺陷多动障碍的双生子研究。从父母提供的信息来看，遗传可能性的估计值为60%—88%，从老师提供的信息来看，遗传可能性的估计值为39%—72%。关于遗传可能性的不同研究的一致性令人印象深刻。尽管人们使用了不同的研究方式（问卷和访谈），但这些研究均证实了存在很高的遗传可能性。尽管如此，对于基因的影响力的解释，一定程度的谨慎是必要的。家庭研究得出的数据支持了患者的一级生物学亲属的患病风险极高，与对照组相比，他们的患病风险高出了4—5倍，但这似乎暗示了遗传可能性应该是中等而不是极高。有很多双生子研究，由于采用了较弱的研究方法，它们在本质上没什么贡献。

也有一些关于诊断范围的不确定性的担忧。研究结果更多的是基于症状积分而不是临床诊断（尽管证据表明遗传可能性可能是一样的），有一些证据指出存在对比效应。对于父母而言，当他们去评价双胞胎的多动或注意力不集中的情况时，因为双胞胎中的一个相对来说表现得更严重，所以他们轻视双胞胎中另一个的行为问题的情况十分常见。有很多方式可以处理这个问题，在处理过后，遗传可能性仍在60%以上。尽管有这些担心，证据的一致性足够使人们总结出基因对注意力缺陷多动障碍有很大影响。另外，有证据表明，注意力缺陷多动障碍和认知损伤在很大程度上存在共享遗传倾向。

对精神障碍和心理特质的诊断或定义的质疑

反社会行为

反社会行为是一个包含违反法律并且不考虑是否会被起诉的综合性术语。但是，儿童在可以负刑事责任的年龄之下（不同的国家有不同的规定）参与同样的犯罪行为，可以免于被起诉，而这些行为都被包含在"反社会行为"这一术语下。反社会行为常常起源于早发的人身攻击，伴有对抗性和挑衅性的行为。因此，这些都会被包括进广义的反社会行为中。就总体而言，这种行为常见于男性，但在不同类型的反社会行为中也存在性别差异。

在很多方面，声称反社会行为主要受基因影响的言论是很有争议的，因为这涉及社会情景下对行为的定义，而它不是人们可以用客观方式精确测量的。这种担心，尽管涉及对结果的意义的解释，但与遗传可能性无关。有很多基于大量样本的双生子研究使用合理的方法对反社会行为进行了测量。Rhee和Waldman使用元分析方法，得出总体遗传可能性的估计值为41%。Moffitt采用了不同的方式检查不同研究的遗传可能性的分布，如图4.1所示。该图表明，峰值在50%左右，在钟形的两个极值附近各有一个小尾巴。从整体上来说，这项研究源于不寻常的样本或测量结果。研究结果的不同恰如人们把异质的研究结果放在一起时所预料的那样。

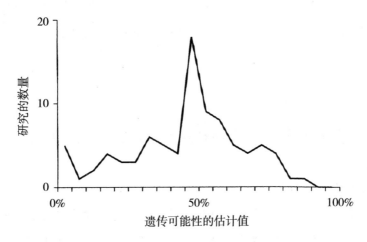

图4.1 关于反社会行为的行为遗传学研究中报告的基因影响

因为需要考虑可能的评估者偏差，所以最可信的是那些使用了大量信息和测量的研究。这些研究把遗传可能性估计得很高。一些只提供了极其有限证据的领养研究不能得出这样的结论。家庭研究仍然显示出反社会行为者的一级生物学亲属的反社会行为比一般人群多了3到4倍。

总结这些证据，很明显，基因对于反社会行为有一定的影响，但不是决定性的影响。40%—50%的遗传可能性意味着另外存在很强的非遗传因素。有更多具体的研究表明，这一统计既包含同一家庭的兄弟姐妹，也包含在不同家庭长大的兄弟姐妹。也就是说，一些环境的影响可能影响到家庭中的所有孩子，而不是只影响其中的一个孩子。

　　我们有必要回过头来看一看遗传可能性的定义。一开始，它并不是反社会行为定义的遗传可能性，而更像遗传因素影响下的个性上的特质，这些特质影响了个体的反社会行为。换句话说，这种影响是间接的。我们在第九章会谈到，遗传因素可能对于逆境中易受伤害的人们而言十分重要。我们也不应假设遗传因素对不同的反社会行为都有一样的影响。举个例子，有一些初步的证据证明，遗传因素对早发型反社会行为和持续到成人期的多动症十分重要。多动症或注意力缺失很倾向于与对抗性或挑衅性的行为有关，证据证明了遗传因素在这些不同的分裂性行为的关联中起到了主要作用。公众很容易认为遗传因素对暴力犯罪，而不是小偷小摸产生主要影响。尽管目前的证据无法得出这个结论，但是我们也不能根据这些证据推断相反的情况属实。

　　总而言之，反社会行为构成了一个种类上异质的并被社会因素大大影响的行为的绝佳例子。但是它也涉及中等程度的对个体差异的遗传影响，从而使个体表现出反社会行为。

单相抑郁症

　　抑郁症的常见种类构成了同类的另一个例子。形容词"单相"的意思是抑郁不与躁狂或轻躁狂（一种轻度的躁狂发作）相联系。躁狂是指情绪异常地提高并伴有广泛的行为干扰。这些常规的抑郁症类型十分常见，而且是正常人在某些情况下的抑郁情绪的一部分。抑郁症不同于正常的抑郁情绪之处在于其伴有明显的社交功能损害。因此，抑郁症伴随失去干劲、失去兴趣、睡眠和胃口上的改变，精神运动性兴奋或是精神运动性抑制，感到无意义或无根据的内疚，注意力衰退，以及反复有自杀想法。简而言之，这与普通的悲伤毫无相似之处，尽管都有忧愁的成分。在人的一生中，大约有四分之一的女性和十分之一的男性会在不同时期患有抑郁症。对于一些人来说，症状只持续一段时间，而对于另一些人来说，症状会反复发作。有研究表明，反复发作的抑郁症不仅会导致患者的自杀率增加，而且患者死于其他疾病的概率也会增加。有很多双生子研究是基于一般人群和医院临床样本的。Sulliva等人对五个最严格的双生子研究做了一个元分析，结果发现，遗传可能性约为37%（置信区间为31%—42%）。但是McGuffin等人的研究基于Maudsley医院的双生子记录，发现遗传可能性为48%—75%，这取决于研究者对一般人群的发病率做了什么样的假设。Kendler等人的研究也表明，当采用了可靠的测量方法并进行多次测量后，遗传可能性的估计值会变得很大。

关于抑郁症的基因发现，人们还表达了一些担忧。因此，针对一般人群的研究曾遭到反对，因为样本中的大多数人都没有抑郁过，人们认为研究结果主要显示的是不抑郁的基因影响，而不是抑郁症的基因影响。当然，在某种意义上来说，这是正确的，因为大多数方差会在正常范围之内，但这种反对并不真的有效，因为正如我们在第二章所讲的那样，抑郁症的倾向是基于在整体人群中的连续的分布维度的。研究结果没有表明抑郁症单纯是遗传来的；相反，有证据表明，抑郁症发生的可能性受到环境和遗传的影响，且二者的影响程度大致相同。令人惊讶的是，同卵双胞胎和异卵双胞胎的遗传可能性之间的相对小的差异导致遗传可能性的估计值有40%。但是这其实是一种误解。40%的遗传可能性意味着在整个群体中，环境的影响比基因更大，因此，我们无法期待同卵双胞胎的结果与异卵双胞胎的结果有很大差异。这个情况与精神分裂症和自闭症不同。人们还注意到界定抑郁症界限的困难之处，这是个遍布整个精神病学领域的难题。这些担心都没有挑战基因对于普通抑郁症有中等强度影响的结论，但环境影响大致同等重要。这并不是一个令人吃惊的发现。

气质、人格与人格障碍

人们有不同的气质（temperament）特质（trait）这一观点最早在公元二世纪就被Galen提出了。Galen假设了四种气质——抑郁质、多血质、胆汁质和黏液质。尽管经过各种各样的改变，但是生物学方面关于气质的概念一直坚持到20世纪，随着精神分析学和行为主义（分别由弗洛伊德和巴甫洛夫领导）的出现，一种"相信养育环境具有压倒性的重要性"的观点开始流行。纽约的Alexander Thomas、Stella Chess和Herbert Birch的研究和想法带来了关键性的转变。基于一个从孩子在婴儿时期起，对父母和孩子的行为进行的归纳性分析，他们强调了独特行为——而不是动机、目标和能力——的重要性。最初，他们使用了术语"主要反应模式"来聚焦于本质上的起源和行为模式在塑造儿童对环境的反应上扮演的重要行为学角色。后来，他们采用了更直接的术语——"气质"。

之后几年，与Buss和Plomin的概念相一致，人们逐渐接受了气质特质构成了特质（trait）的一个子类。这些特质显示了显著的个体差异，其在生命早期就具有独特性，在时间和环境中表现出高稳定性，以及具有较高的遗传可能性。这一观点没有经受住时间的考验，因为气质特质并不比其他行为更具可被注意的遗传性，而且气质的稳定性在婴儿早期很低（尽管比在3岁时要高），也因为指向环境的特质多见于具有很高的压力和挑战性的环境，而不是日常生活。尽管对于如何将气质进行概念化，人们还没有明确的共识，但是很多研究人员跟随Kagan对低水平的特质的偏好，考虑那些与生物学有概念上、经验上的联系的反应性的某些方面（因此最好通过行为学与生理学相结合的方式测量）。他辩称这些气质特质创造了一个潜在结果的上限，创造了一种行为学上的倾向——不容易被生活中的事情所限，但人们还是确定不了一种特定的人格类型。

研究人员采用了一种完全不同的方法，他们专注于观察成年人在生活中所报告的行为特征的一致性。他们这次关注高阶抽象的行为特征，也就是所谓"大五特质"：尽责性、外倾性、开放性、宜人性与神经质人格特质。这一方法与Kagan的气质反应概念不同，Kagan的衔接手段起源于态度特质、思维模式、激励因素，以及简单的外在属性。尽管这种方法最初起源于成人研究，但它对儿童也起作用，也对后来的心理功能预测做出了重要贡献。然而，纵向的证据表明人格在儿童期远没有定型，改变会一直持续到成人期。

人格障碍涉及另一个不同于气质和人格的概念。传统上，它被概念化为极端的人格特质的异常，但这一概念只有很少的经验验证。当代最令人感兴趣的人格障碍的概念是"精神病"，一种被Cleckley率先提出的，用于描述缺乏正常社会情感的反应，并以缺乏对恶行的悔恨、缺乏亲密关系、自我中心和情感匮乏为特征。一些研究者试图把"精神病"与大五特质联系起来，但是我认为，将其定义为一种异常对情感负载诱因缺乏反应的异常会更有效，就像Blair和Patrick对成年罪犯使用实验范式所检验的那样。我们感兴趣的是，这种情感解离可能构成反社会行为的一个不同寻常的危险因素，而这种情况与社会弱势或家庭不幸没有必然的联系。

心理个性的这三个方面（气质、人格和人格障碍）曾被相当详细地讨论，因为它们在风险的维度（见第二章）以及对基因-环境相互作用（见第九章）的研究中处于中心位置。但是，需要指出的是，双生子研究和领养研究在因果机制方面并没有非常详细的信息。从双生子研究中得到的遗传可能性为50%，从领养研究中得到的约为30%。实质上，这些研究发现认为，基因对人格维度的影响是一致的，在不同维度上的差异很小。在气质研究中，证据更少，但其结果有更广泛的可比性。有一些人认为基因对精神病的影响比其他所有维度都强。我们有理由声称，气质、人格和人格障碍都有中等的遗传可能性（大多数行为的确如此），但也要小心不要更进一步，因为大多数研究基于单一信息（童年期父母的报告和成人期自己的报告）。基于多信息的研究提供了极其有限的证据，也提供了相似的画面，但是行为遗传学揭示气质如何导致人格功能和精神障碍的希望尚未实现。

药物滥用和物质滥用

药物滥用的一个关键特征是高频地、娱乐性地使用不正当的药物（包括酒类和烟草制品），但是滥用和依赖的频率相对较低。应用于不同滥用模式及其后遗症的术语既复杂又多变。这些模式包括"依赖"（表示一种涉及耐药性的增长、身体的戒断效应、难以控制的药物滥用，以及不顾严重副作用而使用药物的强烈愿望）和"有害使用"（说明它会导致心理问题、社会问题或身体上的并发症）。被非法使用的药物通常包括一系列的化学性质不同的药，药物的误用也常与精神健康问题联系在一起。一种特别常见的模式是，早期行为障碍导致药物滥用，而这种滥用又增大了后期发展为抑郁症的可能性，也加深了这一病症的严重程度。

在双生子研究和领养研究中，启发式的方法显然很重要。因此，我们不能假设基因和环境对娱乐性用药的影响与其对后期日常大量用药或产生药物依赖的影响相同。由于这些并发症，遗传可能性的估计值差异很大也许并不令人意外，但是实际上大多数估计值在25%到50%之间。更有趣的方面是，有证据表明，基因对初次试验性使用药物的影响往往比对药物滥用、药物依赖的影响弱得多，而且遗传可能性在不同种类的药物使用方面存在大量重叠。此外，还存在一些药物特异性。领养研究也发现，存在两种导致药物滥用和依赖的遗传路径，一种涉及药物问题的主效应，另一种更间接地通过反社会行为实现。另外，基因对反社会行为的影响包括基因与环境的相互作用，也就是基因影响对环境的敏感度。

阅读障碍

阅读障碍，一种特殊的阅读失能，以长期无法从阅读中获得技能为特点——尽管患者有足够的智慧、机会和适当的教学条件。尽管有双生子研究的证据表明，阅读障碍的形成存在基因影响，但它是一种受多因素影响的疾病——同时受到环境和基因的影响。因此，在英国，特殊的阅读失能在伦敦儿童中比在住在小镇的其他儿童中更常见。这一地理差异在统计了儿童的受测智力和迁入迁出的影响的基础上被提出。而且，不同的学校有不同的阅读困难率，我们不能认为这是不同迁入量的影响。有证据表明，儿童在家中的阅读机会将影响其阅读能力。值得注意的是，阅读困难率因抚养语言的不同而存在重要的不同。遗传学的结果不能用来推断阅读困难是由大脑中的改变造成的，但可以用来推断大脑的工作与获得或未获得阅读能力之间的重要联系，而且阅读困难很可能从童年期持续到成人期。

阅读障碍在男性中更常见，男性患阅读障碍的可能性约为女性的两倍。因为环境因素的影响，以及人们很难提供合适的、清晰的定义，这一概念引起了一些争议。但是，现在有大量的证据支持阅读困难与可测量的大脑功能的变化有联系，这是通过脑功能成像研究得出的。另外，大脑变化与学习阅读和持续阅读的困难都有联系。

很多关于阅读障碍的基因影响的不确定性起源于概念化和测量阅读困难的困难性。阅读障碍常常被视为一种不是由智力缺陷引起的特殊的疾病。但是，智商（IQ）与阅读技巧是相关的，因此，当人们检测阅读障碍时，需要去区分这两个概念。而且，尽管阅读障碍被概念化为一种特殊的疾病，但是从基因的角度讲，它可能作为一种在维度分布上的倾向起作用。

很多年前人们就知道特殊的阅读失能倾向于在家族中遗传。科罗拉多和伦敦的双生子研究都表明，该疾病存在大量基因影响。有趣的是，阅读失能在高于平均智商的儿童中的遗传可能性（72%）比在低于平均智商的儿童中的可能性（43%）高，这一发现仍需确认。

科罗拉多双生子研究的采样和测量是不错的，提供了基因影响的很多合理证据，但是缺少从多个同等质量的研究中得出的合理数据。不确定性仍然存在。

特殊性语言发育障碍

特殊性语言发育障碍（specific language impairment，SLI），现在更多被称为特殊语言损伤，指的是儿童的语言发展延迟而心理发育相对正常，没有明显疾病（比如失聪——一种获得性神经病学方面的疾病，或者智力迟钝）的情况。这种延迟可能只作用于表达性语言（比如语言的使用）、接受异常（比如语言的理解）等方面，或大量涉及语用学（语言的社交方面）方面的问题。尽管一些正常的孩子获得口语能力的时间可能也很晚，但研究发现，特殊语言损伤的孩子显示出清晰的特殊语言损伤缺陷，特殊语言损伤的成年人也存在接受异常问题和社交缺陷。特殊语言损伤的形式不太可能是正常情况的变体。

只有很少的双生子研究基于临床样本和一般人群的流行病学样本得出特殊语言损伤存在遗传可能性。Viding等人在2004年针对一般人群的研究结果显示，严重特殊语言损伤的遗传可能性远高于中度特殊语言损伤的遗传可能性。值得注意的是，严重特殊语言损伤和中度特殊语言损伤在高风险人群中均存在遗传倾向，特殊语言损伤一点儿也不符合其传统的诊断类别。

阿尔茨海默病

阿尔茨海默病是一种渐进性的神经退化疾病，包含人在老年期的记忆遗失和智力功能的广泛衰退。在该疾病的晚期阶段，患者会丧失自理能力（如吃喝、穿衣等），可能会流浪，以及出现妄想和幻觉的发作。患者去世后，人们可用显微镜观察到其大脑模式的明显改变——神经元（neurone）的大量损失，而且存在大量细胞外斑（由β淀粉样蛋白组成）和细胞内神经原纤维缠结（由牛磺酸组成）的沉积物。有两种阿尔茨海默病：一种是稀有的早发型（首次发病在65岁前），主要由**常染色体**（autosome）遗传而来；另一种是常见的晚发型，发生于40%的90岁以上的个体（男性、女性都有）。

人们通常认为，阿尔茨海默病与正常的衰老和短时记忆的退化有明显的区别。学习新事物这种情况即使在很高的年龄也是常见的。显然，阿尔茨海默病涉及严重的、广泛的痴呆，这远比记忆和学习能力的衰退更严重。虽然，遗传可能性的影响可能贯穿疾病性的和正常的记忆衰退。

尽管阿尔茨海默病是一种常见病，但有三个关于遗传可能性的主要问题。第一，临床诊断不是完全准确的，因为该疾病可能被与由脑血管疾病导致的痴呆混淆。第二，对于晚发型的阿尔茨海默病，很多带有此基因倾向的人在达到年龄之前就去世了。第三，家庭成员可能被评估为无疾病，但可能在几年后发病。然而，很明显，6%—14%的患者的一级生物学亲属也患有阿尔茨海默病，该比例大约为一般人群患病风险的两倍到三倍。双生子研究的数据只基于很小的样本，得到的遗传可能性约为40%—80%。家庭研究的数据指出，大多数受基因影响的家族风险的增加在个体90岁时开始起作用，对在极高龄发病的阿尔茨海默病的影响较小。

生活经历

现在有很多研究考察了基因对各种经历的影响，包括威胁生命的事件、不同的养育方式、父母的消极态度，以及父母离异。由于人们所调查的生活经历极具多样性，涉及不同的测量方式，所以我们不可能像对各种精神障碍的研究那样，将这些研究结合起来。然而，基因对人们生活经历不幸有影响的结果是一致的。这就是说，基因影响的不是时间本身，而是人的行为——人们正是通过行为来改变和选择环境的。基因的影响远不是压倒性的，大多时候，遗传可能性在20%左右，尽管有时可能更高。到目前为止，有足够的证据可以得出这样的结论：基因对人们经历不幸从而患上精神病的影响是中等程度。尽管不是很强，但这很有说服力。

已被发现的遗传可能性有多可信？

尽管批评家对定量行为遗传学作为一个整体嗤之以鼻，但对研究结果还是有合理的信心的。然而，所有的遗传可能性估计值有四个关键限制。

第一，遗传可能性包括了基因-环境相互作用，而不仅是基因作用。因此，它既测量了不受环境影响的基因影响，也测量了需要环境共同作用才能产生效应的基因影响。

第二，遗传可能性是人口统计数据，而不是对个体或某种特质的估计。因此，值得注意的是，在所有的人口研究中，精神分裂症和自闭症的遗传可能性远高于普通的抑郁症或反社会行为，而且比特定环境危害的倾向作用要强。然而，这是在特定的人群中对这些行为的遗传可能性的统计。遗传可能性的水平会随着基因库和环境而改变。例如，有两项研究发现，与受过良好教育的父母抚养长大的孩子相比，在社会条件不利的环境中长大的孩子的智商的遗传可能性更低。

第三，遗传可能性衡量的是基因对特质的总体方差的影响，但没有指出相关基因是如何运作的，这也不意味着基因对特质有同样的作用，而不是通过影响一些中间变量起作用。因此，基因对反社会行为不太可能有直接的影响，而是通过与气质和人格有关的代谢路径来间接影响的。

第四，遗传可能性并不能从绝对意义上衡量基因的影响，它只考虑了方差的影响。基因决定所有人的能力（比如发展语言的能力、直立行走的能力）。因为这些都是人类的普遍特征，所以没有种群变异可以用遗传可能性来衡量。而且，环境也可能对种群中某一特质的水平产生非常重要的影响，而遗传可能性对其没有太大影响。二十世纪身高的增长（一个很强的受遗传影响的特质），几乎全是因为营养的提升所致，这提供了一个突出的例子。因此，我们有必要去了解遗传可能性不能告诉我们的东西。

精神病的遗传可能性的结论

然而，如果正确地进行解释，那么遗传可能性可以提供一个合理的遗传因素对个体在患上精神病和表现出特定心理特质的差异的贡献程度的估计值。正如我们所讨论的，研究结果一致显示某些精神病（特别是精神分裂症和自闭症，还可能有双相情感障碍和注意力缺陷）被基因严重影响，遗传可能性为60%—90%。我们没有关于一切精神病的很好的遗传学证据，但是现有的证据指出，事实上，所有的精神病都显示了基因的影响，遗传可能性至少为20%—50%。

最关键的是，一切行为都被基因影响到了一定程度。其效果并不局限于精神病。这暗示了大多数精神病是多因素的，意味着它们起因于几个（常常是很多个）基因，以及一些（常常是很多个）环境因素。这还暗示，在许多情况下，影响很可能作用于整个群体。另外，在大多数情况下，易感基因（susceptibility gene）可能影响正常功能的普通等位基因变异，而不是直接导致功能障碍和不可避免的疾病的罕见的病态变异。

关于基因影响暴露在环境风险中的个体差异的结论

一个通过定量研究得出的重要结论是，基因影响扩展到了精神特质和精神病之外，扩展到了一些环境特征上，如离婚、家庭不和、生活压力。初看之下，这是令人难以置信的发现，因为这些事件似乎不可能被基因影响。但是，定量遗传学的发现涉及总体方差而不是个体特征。换句话说，这一发现适用于解释个体在获得特定经历的可能性上的差异。这是如何发生的？这是因为大多数（但不是全部）经历或多或少被人们的行为影响。举例来说，某人被朋友断然拒绝的可能性会受到他们之间的交流方式的影响。同样地，某人离婚的可能性也受到是否在青少年时代就结婚（存在很大的婚姻破裂的风险）、配偶关系的质量、婚外情的倾向，以及物质困难等因素的影响。换句话说，虽然没有一个基因会导致离婚，但是基因影响行为，行为可能导致离婚。

证据的本质和质量是什么？Kendler 等人在日常生活中的发现阐释了这个问题。首先，这一发现基于合理的高参与度的一般人群样本。生活的信息是通过标准化的结构化访谈得到的，而且访谈是由不同的研究者所做的。研究结果显示，大多数生活压力存在中等程度的遗传可能性，但遗传可能性随生活事件的变化而变化。因此，基因影响在个人无法控制的生活事件（比如社会群体中的死亡）中并没有扮演重要角色，而是对离婚之类受个人行为影响的事有很大影响。生活事件类型之间的差异是很重要的，因为非遗传学家有时会（错误地）假设双生子研究不可避免地最终显示出基因的影响。但这里的结果证明了并非如此。另外，生活事件的不同和基因成分与预期的相符程度，都在某种程度上被个体的行为所选择和塑造。

基因影响哪些特质

从基因研究得出的结论是，基因时强时弱地影响着行为的每一个方面。很多人愿意接受异常基因可能导致明显的疾病或明显的精神疾病的易感性，但他们对基因影响行为、态度和明显被社会背景影响的环境经验持怀疑态度。但是，这种怀疑是错误的。相关基因绝不局限于那些可能被定义为"异常"的基因，即它们直接影响了生物的某些生命机能；大多数基因是"正常的"，因为每个人都有这些基因的变体。差异取决于特殊的等位基因变异（特殊的亚变种基因）。这些基因是正常生物的组成部分，但等位基因的差异与特定的生物学功能差异有联系。

一些生物学变异在行为学上有体现。通过这种方式，基因影响可能导致人们或多或少在其功能上表现出情绪化，在反应风格上表现出冲动化，他们的情绪或几乎没什么变化或极不稳定，他们在人际交往上或独断专行或咄咄逼人。所有这些特质都是定量的，而不是定性的。换句话说，人并没有被划分为侵略性的和非侵略性的，相反地，人们只是在感觉或表现出侵略性的可能性上有所不同。另外，认为特质只是情绪特征是错误的。它们都涉及身体的附属物，很多都是可以用生理学测试测量的。然而，这并不是说特质是身体或生理特征造成的，看到这是硬币的两面才是准确的。如果我们有让我们感到沮丧或难过的经历，我们的身体功能会被改变。反之，如果我们在生理上发生了改变（通过疾病、药物或基因倾向），我们的感觉和行为也会有随之而来的变化。一个例子是，网球运动员获胜后，其睾丸素水平会升高，失败后则会降低。这不仅仅是运动的影响，因为同样的事情在国际象棋比赛中也被发现。经历影响生理。同样地，实验导致的或自然的生理改变也会影响个体的情感和行为。

基因与等位基因的相互影响

大多数标准的遗传可能性估计值都假设多种易感基因以简单的加法施加影响。但是，我们已经知道，一些基因影响取决于基因的特殊组合（术语：异位显性，epistasis）或等位基因的特殊组合（术语：显性）的相互作用。一开始，异位显性的概念被用于描述一种掩蔽效应，即同一位置的等位基因阻止另一个位置的基因发挥功效。但是，最近，人们对协同作用（潜在）的相互作用至少有了同样多的兴趣。这一概念本质上是生物学的，但人们必须通过统计学来检测。原则上，人们可以运用双生子研究，但生物学研究真的需要基于细胞方式的特殊基因识别。有记录的等位基因的例子是孟德尔病（镰状细胞性贫血），但这类疾病更像多因子病，因为有更多的基因参与其中。但是，人们有大量的统计学障碍需要克服，因为交互作用会产生很大影响。改变会很容易地造成人为的相互影响，但也可能隐藏真正的相互影响。我们对生物学角度的基因间相互影响的了解仍然很原始，但这仍十分重要，因为这涉及基因是如何工作的。

关于环境的影响，
定量遗传学的发现告诉了我们什么？

从遗传可能性的研究结果可以清楚地看出，定量的证据明确而一致地表明，几乎所有特质的个体差异都受到基因和非基因因素的影响。两者的相对重要性因特质的不同而有所不同，在大多数情况下，环境的影响是大于或等于基因的影响的，但也有一些特例。然而，因为大多数行为遗传学研究对环境影响不感兴趣，因此研究对环境因素的测量非常少。行为遗传学在测定环境的具体影响方面几乎没有贡献（但在第五章可以看到例外）。

共享环境因素和非共享环境因素

但是，有一些值得注意的信息。我们几乎可以肯定，Plomin和Daniels的信息首先引起了轰动，他们宣称共享环境因素只占一小部分，而非共享环境因素占一大部分。因为这一声明遭到了广泛的误解，所以澄清它意味着什么或不意味着什么很重要。一些遗传学家（他们应该更清楚）和很多非遗传学家总结认为这一发现意味着抚养小孩的家庭类型的重要性可以被忽略不计。但是，术语"共享"和"非共享"环境的影响意味着环境使同一家庭的孩子更像（共享）或更不像（非共享）。它与衡量内外的影响没有直接关系。

在区分这两种截然不同的环境影响方面，有四点需要弄清楚。第一，存在两个极其谨慎地处理经验主义结果的重要方法论上的原因。一开始，在普通的计算中，任何误差都会被自动归入非共享环境因素。因此，这意味着（除非应用了一些模型并计算了误差）非共享环境因素将被误导性地夸大，然而共享环境因素不会。换句话说，二者没有建立在相同的条件下。另一个方法论上的考虑是侵犯了家庭里所有孩子的环境比只侵犯了一个孩子的一次性经历的环境更具持久性。因此，在反复测量与被限制只测一次的效果中存在差异。一次性的评价更容易夸大非共享环境因素。当方法论上的因素也被考虑在内时，经验主义的结果确认共享与非共享环境因素的差异在大多数例子中都减小了。

第二，关于共享与非共享的环境因素的相对重要性的特质之间有重要的差异。因此，如果将遗传可能性大致相同的特质进行比较，就会发现，有些特质（比如反社会行为）表现出影响同一个家庭中的多个孩子的趋势，而另一些特质（比如抑郁）则更倾向于影响家庭中的一个孩子。这意味着，尽管从整体上看，许多特质受到更多的非共享环境影响，但不是所有特质都如此。

第三，在将这一结论严格应用到个体差异上时，如果把注意力放到特质或疾病的程度上而不是影响上，事情会看起来很不同。举个例子，Duyme等人研究了由于被虐待或忽视而离开了生父母，在4岁后被收养的法国儿童。研究发现，就整体而言，家庭环境造成了他们智商水平的极大差异，但对儿童个体而言，只造成了非常小的差异。

我们有关英国家庭领养罗马尼亚儿童的研究的证据也差不多。

从一个可怕的环境到一个至少平均水平的环境的巨大变化，对儿童的心理功能提升很大。因此，整体的家庭环境有很强的有益影响。另一方面，儿童的个体差异非常大。研究结果也是不同的，但是儿童智商的整体提高不是由领养家庭教育质量的差异导致的。在此情况下，主要的持续性影响来源于儿童被领养前在孤儿院的丧失感。

因为共享与非共享因素是人们推断出来的，所以共享因素可能实际上来源于非共享的经历。举例而言，如果一对双生子去了不同的学校读书，但他们有很相似的朋友和同水平的同龄群体，他们的同龄群体会使他们更相似。经历不一定只发生在家庭中，个体在朋友和同龄群体中的经历可能会很不同。然而，这一影响会被归类为共享环境，因为它倾向于使双生子研究相似。换句话说，共享环境影响的研究结果并不能暗示其成长经历是在家庭内的还是家庭外的，并且不意味着家庭环境对儿童心理发育或功能没有影响。

更进一步的结果总是被误导性地做出——因为共享环境的影响倾向于随着孩子的长大而减弱，便推断环境影响的重要性随年龄减小。但是这绝不是那么一回事。不如说，这一发现只是反映了一个简单的事实：随着年龄的增长，儿童变得更善于选择和塑造他们的环境（包括家庭内的和家庭外的），因此兄弟姐妹和双生子会有更少的相同经历。

值得注意的是，我们不需要将共享或非共享环境因素的影响限定在出生后的经历中或某些种类的特定经历中。也就是说，严格来说，这些影响是非遗传的，而不是环境的。这意味着什么？三个可能性阐释了影响的范围。第一，子宫里的经历可能对这两种趋势产生不同影响。比如我们曾经提到的输血综合征，还有其他的可能性。第二，不同的表观遗传（epigenetic）影响可能会发挥作用。举个例子，女性继承了两条X染色体，一般其中一条是不激活的。究竟哪一条X染色体不被激活，是一个较随机的过程。因此，举例而言，如果一个X染色体涉及致病性的突变（mutation），而另一个没有，那么可能双生子中的一个，其X染色体带有致病基因，而双生子中的另一个则没有。这样一来，差异可能存在于双生子之内。第三，身体发育是一个充满各种可能性的过程，经常会发生微小的错误。因此，对孩子而言，经常是有的孩子会多一两颗牙，有的孩子会少一颗牙（或身体其他部分），这一错误会因特殊的环境而有所发展，可能产生功能性的结果（尽管大多数情况不会）。因此，当考虑非共享环境因素的影响时，我们需要考虑到这些可能不是来源于人们通常理解下的特殊环境带来的影响。

尽管有这些重要的方法论和概念上的考虑，但是基本的信息仍然是有效和重要的。同样的家庭环境会对孩子产生不同影响是很常见的。举个例子，当父母中的一个抑郁和易怒时，这个家庭中经常只有一个孩子受到父亲或母亲易怒情形的冲击。因此，关键不在于有关共享和非共享环境因素的毫无结果的争论，而是要确保对可能的环境影响测量可以判定它对单个孩子是如何产生影响的。现在，人们不再接受测量一般水平的风险性或保护性环境，并假设它们会以同样的方式影响每个人，很多时候那不是事实，尽管有时可能是。

有关可能过程的深入洞察

由于缺少实际发现的基因，定量遗传学研究仅可以提供因果过程的线索。然而，这些研究已经被证明是有用的，例如：流行病学研究充分证明了在反社会行为、吸毒和抑郁之间的统计关联，但研究对于这些关联的因果机制还不是很清楚；对处于青春期的双生子进行研究发现，虽然在反社会行为和吸毒之间存在大量的共享基因倾向，但吸毒和抑郁之间的关系似乎相当不同，这可能反映了某些非遗传机制。结合纵向研究发现，尽管这种连接可能是双向的，但更常见的风险路径是从吸毒到抑郁，而不是曾经被认为的相反的方向。

基因数据也已经表明，注意力缺陷多动障碍和阅读困难的同时出现，以及注意力缺陷多动障碍和破坏性行为的同时出现，在很大程度上反映了共享基因倾向。

关于青春期以及成人阶段的双生子研究的数据已经表明，广泛性焦虑障碍与抑郁障碍在相当大的程度上具有分享相同基因的倾向。当然，这并不一定意味着，在这两种情感障碍之间的传统精神病学区别是毫无意义的，而是，至少对成年人而言，有一些证据表明，那些引发紧张的生活事件在某种程度上与引发抑郁的生活事件是不同的。尽管存在一些交叉，但二者对药物的反应在某种程度上也是不同的。对于焦虑障碍和抑郁障碍，个体在童年期发病和在成年期发病，其状况也存在着程度上的差异。遗传学家已经多次指出，基因数据对有效的精神病常规诊断的修正是有益的，确实，未来的诊断和分类问题将考虑基因的发现，换句话说，当涉及跨越整个学科的多因子障碍时，仅仅依靠一种原因来下诊断是没什么用处的，我们通常应该基于病理生理学的因果路径进行诊断，每一种障碍都可能存在多个起因。

双生子研究的数据对深入了解精神病理学上存在的年龄导致的

差异也可能是有帮助的，例如：尽管大部分患者的抑郁障碍可能开始于童年期，但实际上，从某种程度上来说，他们的症状在青春期时开始频繁发作。可是，研究发现，开始于青春期以后的抑郁障碍常常由具有相同的遗传可能性的青春期前焦虑引发。尽管人们并不是很确定，但青春期的抑郁发生率，至少在某种程度上，在女孩身上更高些，这也给出了如下证据（不一定完全一致）：基因对抑郁倾向的影响，在青春期比在童年期更显著。尽管基因从人们出生起就存在，但它们的影响直到后期才变得很大。我们在这里通常要讨论到基因被"激发"这个概念。举例来说，基因的影响在女孩月经初潮时会比较大，然而，月经初潮仅发生在青春期。另一个不同的与年龄相关的因素涉及老年。长寿确实有家族倾向性，人们常常假定基因因素在长寿这个问题上起着很大的作用。很显然，基因影响在很大程度上对导致早亡的疾病起作用。一旦考虑了早亡的因素，似乎基因对长寿的影响就非常有限了。基因研究非常重要的一点还在于它指出了许多基因影响仅仅间接地通过影响个体对环境风险和保护因素的接触倾向和易感性差异起作用。我们将在第九章中讨论这些。

小结

总之，定量遗传学研究在引发人们思考精神障碍的不同性质上被证明是非常有用的，特别是，这些研究在对全部行为的类别（包括正常的和不正常的）与程度进行基因影响的阐释时是非常清晰的。然而，在两种情况下，相关基因更像是常常涉及普通、常见基因的等位变异，而不是罕见的病理性突变，就其本身而言，不是说遗传可能性占到20%还是80%这件事很重要，而是说更多的利用双生子研究和领养研究的数据进行的假设驱动的多变量分析对阐明一些问题以及提出一些其他的问题会很有帮助。没有任何研究结果是契合基因决定论的观点的，研究结果表明基因影响是遍及各个方面的，但同样的证据也表明它们是通过各种直接或间接的机制起作用的。我们将在第七章和第九章更详细地讨论这些。

扩展阅读

McGuffin, P., Owen, M. J., & Gottesman, I. I. (Eds）(2002). *Psychiatric genetics and genamics*. Oxford: Oxford University Press.

Plomin, R., DeFries, J. C., Craig, I. W., & McGuffin, P. (Eds.) (2003). *Behavioral genetics in the post-genomic era*. Washington, DC: American Psychological Association.

第五章　受环境调节的风险因素

　　本书的大部分内容都在强调基因的作用，以及基因是如何导致特定的心理特质和精神障碍的。然而，还存在一种主流说法，认为绝大多数的心理特质和精神障碍是由基因和环境共同作用的。因此，我们有必要探讨一下，是否存在确凿的证据，可以证明环境确实发挥着作用。正如引言中提到的，许多行为遗传学家以及行为遗传学的主要观点都开始质疑，在排除了极端条件以后，抚养环境的影响到底有多大（Scarr, 1992; Rowe, 1994; Harris, 1998）。这些批评者正确地指出，很多心理学爱好者的观点并没有充分考虑基因的调节作用，以及个体对家庭及环境中其他个体的影响会进一步给自身发展带来的影响。目前，已经有越来越多的研究证据证实了环境调节假设，这些研究都使用了严格的实验设计。那么，人们都做了哪些类型的研究呢？研究结果又是怎么样的呢？

实验设计要求

　　一个能够充分验证环境的调节作用的实验设计要满足以下六个条件（Rutter et al., 2001 a; Rutter, 2005 b）。第一，实验设计必须能够将通常混合在一起的变量区分开。例如，在双生子研究和领养研究中，通过一定的方法就可以把基因和环境的效应区分开。在双生子研究中，通过比较同卵双生子（拥有完全相同的基因）和异卵双生子（一半基因是相同的）来实现。在领养研究中，通过比较有血缘关系而未抚养孩子的亲生父母和无血缘关系却养育了孩子的领养父母的不同影响，就可以把先天和后天的效应分开。另外，"自然实验"也是一种非常好的研究方法，一些超出父母和孩子可控范围的情况变化可能会导致环境效应存在显著差异的环境条件。下文将给出具体的例子。通过调节治疗性干预和预防性干预的效应，并将这些效应与环境调节机制中的变化进行关联，实验干预可以达到同样的研究目的。

符合第一个条件，就可以把环境调节因素从环境风险假设或其他保护因素（例如基因）中分离出来。但是，仅靠这一个条件是不够的，用于研究个体内变化的纵向数据是必要的。在纵向研究中，每个个体都被当作自身的对照组。换言之，这种想法旨在验证在经历某些特定经验改变之前，个体的行为对接下来的行为变化是否有预测作用。在单个个体中，通过确定特定经验所带来的变化来验证因果关系，要显著好于在两组人之间的比较（一组人有这种经验，而另一组人没有）。组间比较存在的一个主要问题在于，两组之间的差异可能受到各种因素的影响（很多因素可能被忽视，或者无法被测量），而在纵向研究中就不存在这种问题。显然，纵向研究提供了一种整理时间关系的有效方式，这对于区分是A导致了B，还是B导致了A有重要的作用。换言之，纵向数据能够帮助研究者确定因果关系的方向性——这是实验设计的第二个条件。

实验设计的第三个条件：能够敏感识别并准确地测量风险因素和保护因素以及这些因素会带来的效应。但不幸的是，大部分研究都采用了很粗略的测量方法。在这些研究中，人们通常可以确定是哪些环境因素在发挥作用，但缺少好的测量方法，人们可能无法确定特定环境与特定结果的对应关系。

第四个条件是样本量要足够大，以能够检测出所关注的实验效应。这看起来是一个显而易见应该满足的条件，但是在现有的很多研究中，被试量对于其研究目的来说还是太小了。

第五个条件是能够尽可能提供支持一个假设同时反对另一个假设的证据，而不仅仅是提供证据来确认某些人偏爱的解释是正确的。例如，基因调节就需要与环境调节相对立；孩子对环境的影响和环境对孩子的影响也需要被区分开。

最后一个条件，要能准确地把自己的研究所基于的假设讲清楚，这一点是非常重要的。所有的研究都基于一个特定的假设，但是通常研究者不能准确地把握其研究假设，甚至不知道有没有检验其假设。这一点适用于双生子研究和领养研究，同时，所有基于假设检验的自然实验都应该符合这一条件。

准确辨识环境风险因素

如果想要验证可能存在的环境调节风险因素和保护因素的效应，首先需要准确地识别出风险因素和保护因素，但人们通常做不到这一点。在识别的过程中，有三点需要特别注意。

首先，要注意风险指标和风险机制的不同（详见第二章）。风险指标是指那些在统计上与不良结果相关的变量，但是这种结果并不是由这些变量导致的。例如，在早期研究中，人们认为"家庭破裂"是一个风险因素，但在后来的研究中，人们发现，虽然家庭破裂确实会带来一些风险，但主要的风险效应来自家庭破裂之前的家庭状况以及家庭破裂带来的影响（例如家庭冲突和对家庭教养的不良影响）（Rutter, 1971; Fergusson et al., 1992; Harris et al., 1986）。

其次，我们需要区分远风险因素和近风险因素。远风险因素是指那些增加近风险因素发生可能性的因素，其自身并不会带来直接的风险效应。近风险因素则刚好相反，会直接参与到风险机制中，导致一些结果，这些结果正是我们研究所关注的。比如，鉴于贫穷会使拥有好的教养变得比较困难，但是并不会直接影响儿童的心理功能，所以贫穷就是一个很重要的远风险因素。而在很大程度上，其风险效应受到家庭功能的某些方面和亲子关系的调节（Conger et al., 1994; Costello et al., 2003）。

最后，我们需要考虑风险变量可能存在的异质性。例如，长期以来，大家一直认为父亲在孩子成长过程中的积极参与有利于孩子的心理发展。这听起来十分正确，但是最近的研究指出，父亲的参与会带来风险还是起到保护作用，完全取决于父亲的特点以及父亲提供的抚养环境的质量。Jaffee和其同事使用纵向研究，检验了父亲是否有反社会行为对孩子的影响，研究结果发现，父亲没有反社会行为会给孩子带来正向的影响，而具有反社会行为确实会给孩子带来负向影响（Jaffee et al., 2002）。现在看来，这个结果是显而易见的，但在当时，这是第一个直接验证了父亲某些特点的存在与否会对孩子产生不同影响的研究。

关于环境风险调节作用的研究

以下研究策略可被用于环境风险调节作用的研究当中：（1）双生子研究；（2）领养研究；（3）自然实验；（4）纵向研究——比较个体内部的变化，可以检验那些无法测量的因素的影响；（5）干预研究。

双生子研究

同卵双生子拥有完全相同的基因，所以以同卵双生子为被试研究环境风险效应是一种非常有效的研究策略，因为二人不存在基因上的差异，因此所有的效应都不能归因于基因。但是，早期大部分此类研究都存在两个严重的问题。第一，在大部分研究中，环境风险因素以及后期的心理结果都是被试自己报告的，这样，研究中发现的效应很可能是被试报告中的无意识偏见造成的。换言之，因为这两方面都是同一个体报告的，会存在被试感知两者之间联系的倾向，被试也会不自觉地修正自己报告的内容以符合这种感知。第二，这些研究通常都是横向数据，而非纵向数据，因此，人们无法确定因果效应的方向性。换言之，这种结果只显示了两者之间的相关性，无法明确显示到底哪个是因，哪个是果。

Caspi等人的研究不存在以上两种局限性（Caspi et al., 2004）。他们基于一个全英国双生子的样本进行环境风险（E-Risk）研究，主要目的是预期性地探讨母亲负性情绪的表现对孩子产生破坏性行为的影响（Moffitt et al., 2002）。负性情绪的表现是指在要求给出中性评价的情况下，母亲在谈论自己孩子时表现出的批评、敌意或贬损的感情。母亲的情绪表现是在孩子5岁时通过访谈评定的；孩子的破坏性行为是在孩子7岁的时候由其老师评定的；还有一份在孩子5岁时，家长对其行为进行评价的报告。结果和预期假设一致（也就是说，通过母亲在孩子某一个年龄时表现出来的负性情绪，研究者就可以预测孩子在两年以后的行为是怎样的）。同时，因为对风险因素的评价来自不同的报告者，所以，存在的相关性不太可能是简单的有偏报告的结果。当然，这个测量还是比较粗糙的，整个测量阶段经历了两年时间，在这个过程中，孩子经历了很多重大转变，比如，进入小学等。尽管还存在一些方法上的不足，但是通过控制孩子在5岁时的行为表现，研究者仍然发现母亲情绪表达对孩子7岁时的行为有显著的影响（如图5.1）。这种因果关系看起来是非常强的——母亲通过不同的方式表现出来的负性情绪是影响孩子的行为的风险因素。需要提到的是，人们在之前的研究中已经发现，语言表达出来的情绪在很大程度上反映了现实生活中母亲的行

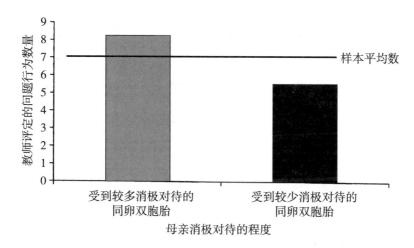

图5.1 根据教师的观察，在同卵双胞胎中，受到更多母亲消极对待的孩子会有更多问题行为

来源：Caspi et al., 2004. 版权归APA所有，转载获得许可。

为（Brown & Rutter, 1966; Rutter & Brown, 1966）。

如果考虑基因对结果的影响，双生子研究也可以通过一些不同的方式来检验环境风险因素。对于实现这个目标需要用到的统计方法，我们在这里不做赘述。重点在于，通过对比同卵双生子和异卵双生子，计算出基因的贡献，就有可能将环境风险因素的影响分离出来——这是一种研究策略的完美结合（Moffitt, 2005）。例如，研究已经发现环境因素会调节家庭消极因素对青少年抑郁和反社会行为的影响，但也有一部分调节因素来自基因（Pine et al., 1996）。与此相似，在家庭适应不良对孩子反社会行为的影响以及儿童时期的父辈缺失对成年期酗酒行为发展的影响中，都存在环境调节作用（Meyer et al., 2000; Kendler et al., 1996）。回顾之前的研究，总的来看，有一些风险效应是由环境因素引起的，但部分受到基因的调节，相反，环境调节也存在于由基因主导的风险效应中。

双生子后代的研究提供了一个使用同卵与异卵双生子进行比较的方法，可以用来检验环境风险效应。这种设计的基本原理是这样的：同卵双生子两人（同一对双胞胎中的两个人）各自的后代具有基因上的可比性，但是拥有不同的成长环境（D'Onofrio et al., 2003; Silberg & Eaves, 2004）。使用恰当的统计分析方法就可以明确并定量分析受环境调节的风险效应。D'Onofrio等人的研究就使用了这种方法，结果显示尽管孕期吸烟受到遗传因素的影响，但这仍然是出生体重的环境风险因素（D'Onofrio et al., 2003）。类似地，Jacob等人在研究中也使用了这个实验设计，结果显示低风险环境能够缓和高基因风险对于酗酒的影响（Jacob et al., 2003）。这种实验设计有很大的优势，但到目前为止还没有被充分利用，目前，有几个使用这种实验设计的研究正在进行，应该会有不错的成果。

领养研究

领养研究通过不同的方法将环境和基因的风险调节作用区分开。领养研究中的很多变量都可以实现这个目的（Rutter et al., 1990, 1999 a, 2001），其中一个非常有效的方法是比较领养孩子从高风险环境进入低风险环境后自身行为的变化。Duyme等人使用这种方法，研究了领养家庭的特点对孩子智商的影响（如图5.2）（Duyme et al., 1999）。他们关注了一个因为父母的虐待、忽视而被其他家庭领养的孩子组成的高风险群体，并在法国开展了一个全国范围的研究，用以建立一个流行病学样本——这些孩子在被领养之前接受了心理测验，领养时的年龄在4岁到6岁半之间。研究主要呈现了三个方面的结果：第一点，总体来看，在被领养之后，这些孩子的智商分数都有了显著提高，就其本身而言并不奇怪，很差的环境确实会对智商有严重的负面影响，当进入低风险的抚养环境中时，孩子的智商便会有一个很大的提高，研究结果也验证了这一点。第二点是一个比较新的发现，智商分数提高的幅度反映了孩子所在领养家庭

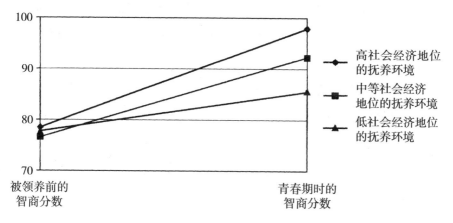

图5.2　因被忽视、虐待而被领养的孩子，在被领养后，抚养环境对其智商的影响

来源：Duyme et al., 1999。

的环境质量。在那些环境很好的家庭中，孩子的智商会有更大幅度的提高。根据上文提到的，这个结论是基于个体内部变化得出的，所以效应主要来自环境的改变，这就为源于领养家庭特点的环境调节作用提供了强有力的支持性证据。

第三点发现来自一个完全不同的角度——不管是环境的变化，还是领养家庭的特点，都没有改变样本当中的个体差异。也就是说，那些最初智商就高于平均水平的孩子，被领养后，其智商仍处于高水平范围，而那些较低智商的孩子，后来的智商还是低于平均水平。这个发现提供了一个非常重要的证据：环境可能会在整体水平上给某些特质带来很大的影响，但并不会对个体差异产生影响。最初的智商受到早期环境特点和遗传因素的共同影响，尽管总体来看，孩子们的智商成绩有了显著的提高，但这些早期因素在很大程度上持续影响着个体差异。

Duyme等人在后续研究中发现，那些在被领养之前就具有出色智商的孩子，在被领养以后，其智商并未被发现有显著提高（Duyme et al., 2004）。显然，这些孩子属于极少数的高分者。需要指出的是，虽然后期领养环境会影响所有的孩子，但是那些超出人群一般水平的孩子并不会有太大变化。

根据上文的发现，我们可以得出以下结论。第一，抚养环境的变化会影响孩子的认知功能（在正常的范围之内变化，不包括极端情况）；第二，这里所说的抚养环境的作用是在孩子被领养（4岁到6岁半之间）之后产生的，因此，不能反映在此之前抚养方式的影响。

自然实验

Duyme等人的研究主要关注领养后环境对孩子心理功能的影响。与之相比，Rutter等人使用前瞻性的纵向研究，研究对象是从罗马尼亚的公共抚养机构被领养到英国家庭的孩子，其研究目的主要是探讨领养前环境所带来的长期效应（Rutter et al., 1998 a）。在公共抚养机构中，孩子们所生活的环境存在严重的缺乏，包括营养缺乏和典型的经验剥夺。在这个样本中，人们可以使用两个完全不同的方法来验证环境调节风险效应的假设。首先，如果机构照顾的缺乏确实会导致严重的发展性损伤，那么当孩子被领养以后，一个高于平均水平的领养家庭环境会使孩子的发展性得到非常显著的提高。研究结果证实了这一点（如图5.3）。

另外，值得注意的是，虽然从总体上来看，样本的发展性有很大提高，但是有些孩子还是存在这样或那样的缺陷。因此，根据计量反应模式，人们可以通过确定存在缺陷的可能性与处于不良环境

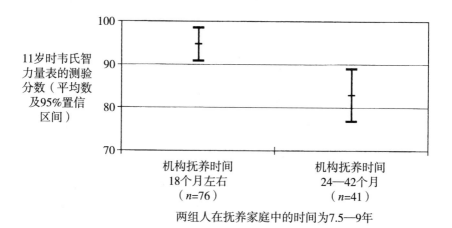

图5.3 在控制家庭领养时间后，领养前处于贫困环境的时间长短对智商分数的影响

来源：Rutter, 2005 b。版权归牛津大学出版社所有。

的时间长短的相关性来判断环境调节效应的存在。换言之，如果存在这种系统的相关性，就意味着研究结果可以支持这种因果推断。当然，这种推断的前提是机构领养时间的长短不受孩子心理功能的某个方面的机制的影响，在罗马尼亚领养者的案例中就是这样的，孩子在领养机构生活的时间与孩子在齐奥塞斯库政权倒台时的年龄一致。

本研究发现，四种主要的心理障碍——认知障碍、准自闭症状态、注意力不集中（或过度活跃）和脱抑制依恋——都表现出计量反应模式，但是这在那些没有剥夺背景的领养儿童中较少发生（O'Connor et al., 1999, 2000, 2003; Rutter et al., 2000, 2001; Rutter, in press b）。这个发现非常戏剧化地证实了严重的剥夺所带来的环境风险调节作用。另外，这个研究还指出了一个人们预期之外的特质——在抚养机构中生活的时间长短对11岁儿童和6岁甚至更小的4岁儿童的效应大小没有差别——这就意味着，即使后期抚养环境有较大的变化，某些环境因素仍具有持久的效应，这暗示着如果存在大脑某些功能的变化，可能在这些儿童身上已经发生了生理上的改变（Rutter et al., 2004; Rutter, 2005）。

本章已经提到的大部分研究都是将主要的环境变化作为研究对象的主要来源，用以检测环境风险调节作用的假设。另一种替代的方法是关注那些基因效应解释不了的差异，例如，双胞胎与单胞胎比较就属于此类方法（Rutter et al., 2003; Thorpe et al., 2003）。比如，从总体上来看，双胞胎的语言发展会显著落后于单胞胎，这一点已被反复证实（Rutter & Redshaw, 1991）。又因为在双胞胎和单胞胎之间没有语言易感基因的差异，所以应该考虑环境在群体水平上对语言发育迟滞的影响。显然，不管是双胞胎还是单胞胎，基因在语言发展的个体差异上都存在重要影响。有一点需要特别注意，并没有证据支持在双胞胎和单胞胎之间存在基因差异。

在这两个群体中，可能存在的环境效应形成了鲜明对比：产前的风险因素、产期的风险因素，以及出生抚养环境的不同。另外，还有很多双胞胎特有的风险因素需要考虑（例如输血综合征：在正常的胎盘中，两个胎儿的血液流向分布是对等的，但是在受这种疾病影响的情况中，从一个胎儿流向另一个胎儿的血流量要更大一些，最后导致一个胎儿体内的血流量大，另一个胎儿体内的血流量小）。这种结果提示，双胞胎与单胞胎的差异在很大程度上受到母子互动模式的影响（如图5.4）。这类发现十分重要，因为人们所关心的环境因素刚好是在正常范围内的。

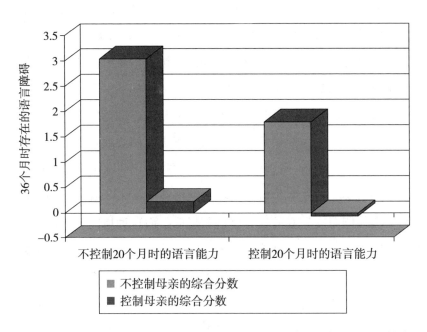

图5.4　母亲在孩子20个月时的综合分数与孩子在36个月时的语言发展的关系

来源：基于Thorpe等人2003年的研究。

在统计分析中，人们无法发现假设的风险因素与心理现象的相关性受到环境调节的一个主要原因在于，通常假设的环境风险因素在某种程度上是与个体行为相关的。换言之，在相当大的程度上，个体塑造并选择其所处的环境（Scarr, 1992; Rutter et al., 1997）。因此，在一般情况下，人们很难确定风险因素表现出来的结果就是这些因素的作用，还是个体本身的行为导致了这种环境风险因素的出现，当环境风险因素以一种超出个体控制范围的方式发生变化时，这种混淆就可以避免了。有时，自然实验是引入一个外部风险因素，而更有效的自然实验是通过外界力量将风险因素去除，其假设就是看去掉这些被认为会带来风险结果的环境因素之后，是否会减少相应不良心理现象的出现概率。

Costello等人在研究中使用了这种方法，用以研究与赌场被引入美国印第安人保留地相关的效应（Costello et al., 2003）。在印第安人保留地有一个规定，赌场的利润需要被分给所有的印第安居民（无论是否在赌场工作），也就是说，因为赌场的存在，所有的人都会获得经济收益，而不是特定的某一部分人。幸运的是，赌场引入时，恰好有一个大规模的关于儿童和青少年的心理障碍的流行病学纵向研究正在进行，这就提供了一个比较赌场引入前后心理障碍发生率的机会。这个实验可以关注贫穷缓解所带来的效应，因为赌场引入会使印第安家庭的贫穷率显著降低，而这种情况并不存在于白人家庭中，因为没有将赌场收入分发给他们的规定。研究结果显示，随着赌场的引入，印第安年轻人的破坏行为发生率有了显著的下降（虽然情绪障碍的发生率并没有显著变化），这提示了贫穷缓解对行为习得的影响。后续研究发现，对于儿童来说，贫穷缓解所带来的益处在很大程度上受到家庭变化的调节，这种变化主要包括父母对孩子的关注以及父母参与生活程度的增加。总之，这个研究指出了一个因果效应的远风险因素——贫穷对父母的抚养质量（近风险因素）有中介作用（受到贫穷缓解的影响）。

Honda等人使用了类似的研究策略，来确定麻疹-流行性腮腺炎-风疹三联疫苗的使用是不是决定着全球各个国家的自闭症诊断率（Honda et al., 2005）。这个"自然实验"是这样的：当所有国家还在大范围使用疫苗的时候，日本已经因为三联疫苗会增加流行性腮腺炎的患病风险而停用了该疫苗。研究者认为，如果疫苗真有这个效应，那么停止使用疫苗就会降低自闭症患病率。研究结果与假设相反，自闭症患病率反而有显著提高，这在很大程度上反证了环境风险调节假设。后期，一些临床医生提出这些疫苗可能在一定程度上引起了自闭症的某些症状，包括发展性退化。Uchiyama等人使用另一批来自日本的数据，结果发现，停止使用疫苗并没有对退行性自闭症的发病率有什么影响（Uchiyama et al., in press）。这些实验都为麻疹-流行性腮腺炎-风疹三联疫苗研究的负性结果提供了支持（Rutter, 2005a）。

相同的研究策略也被用在了一个类似的假设中——防腐剂硫柳汞当中的乙基汞（被用在一些疫苗当中，但没有被用在麻疹-流行性腮腺炎-风疹三联疫苗中）会导致自闭症发病率的提高。这个自然实验源于一些斯堪的那维亚国家停用硫柳汞（Stehr-Green et al., 2003）。同样，研究结果也是通过观测风险因素所带来的结果是否减少来进行判断的——研究并未得到预期的结果。虽然麻疹-流行性腮腺炎-风疹三联疫苗和乙基汞的研究在群体水平上都没有验证最初的假设，但是我们不能排除可能存在于个体上的特殊的影响，这些个体可能对某一个因素有较高的易感性，而这种易感性可能受到基因的影响，目前还没有人类研究验证这一假设。这一假设在一个小鼠研究中得到了验证，但还有必要进行进一步的研究（Hornig et al., 2004）。

纵向研究

就研究方案来看，自然实验有很多优点：通过观察个体不可控的风险因素的出现或撤离所带来的影响来确定风险效应，能够有效地分离出个体自身行为所带来的效应，以及真正的环境风险调节或保护效应在个体行为或发展上的影响。与之相比，纵向研究的一个非常重要的优点在于可以确定发生的变化是否存在于某个个体内部。在纵向研究中，需要有良好的测量手段，来测量与所关注行为相关的风险或保护因素，以及个体在环境变化前的行为水平。与此同时，还需要一些统计技术来剔除假阳性结果，比如，个体自身行为的影响、其他风险（或保护）因素的影响或者测量错误（Fergusson et al., 1996）。Zoccolillo和他的同事使用这种方法验证了以下假设：那些在童年时期表现出反社会行为的个体，在经历了和谐的、支持性的婚姻之后，其反社会行为减少，整体的社会功能也有所提高（Zoccolillo et al., 1992）。Sampson和Laub等人长期追踪了一批青春期时有严重违法行为的男孩，也发现了非常明确的保护效应，他们使用了与Zoccolillo研究相同的方法，只是在统计技术上略有差异，但其分析策略和目标是相同的（Sampson & Laub, 1993; Laub et al., 1998）。

还有两个观点也为环境调节假说提供了支持。第一，环境调节假说有助于解释，在高风险环境下，为什么有些个体受到了保护因素的影响，其他人却没有。Zoccolillo等人的相关研究结果显示，规划倾向性（做出重大人生选择时的倾向性）和参与亲社会团体会使个体更容易进入一个和谐的、支持性的婚姻（Quinton et al., 1993）。第二，保护因素的描述方法是可操作的。Sampson和Laub的追踪研究通过比较系统安排的不同性质的生涯访谈，显示和谐的、支持性的婚姻所带来的保护效应会通过几种不同的方式表现出来，包括婚姻伴侣的有效监控、拥有能够维持家庭的稳定的工作、同龄群体的变化、由于参与家庭事务而减少犯罪行为，同时可以得到配偶及其家庭的情感支持和尊重（Laub & Sampson, 2003）。

Elder以及Sampson、Laub等人也采用了类似的方法，在他们的研究中验证兵役对于那些来自严重贫困家庭中的个体可能存在的积极效应（Elder, 1986；Sampson & Laub, 1996）。在这两个研究中都发现了显著的效应，结果还提示，服役期间的受教育机会有很重要的影响。另外，婚姻的推迟也使得个体在社会群体中有更多的选择伴侣的机会。

这种情况也存在于风险因素中，比如早期大剂量的大麻使用与精神分裂症易感群体的发病率有很高的相关性。一些大规模的纵向研究显示，早期规律性地大剂量服用大麻确实会增加发病率，而成年期偶尔消遣性的使用并不会增加患病风险（Arseneault et al., 2004）。另外，研究发现，个体的其他特征不能代替风险因素的作用，并且只有大麻存在这种风险效应（这种效应在其他药品中并未被发现），这使得因果假设变得更加合理。与先前假设相同，研究还发现风险效应主要（甚至是全部）存在于一部分易感个体中，这些个体存在相应的基因基础（Caspi et al., 2005 b），并且表现出早期精神分裂症倾向（Henquet et al., 2005）。

最后，干预研究也是验证环境调节假设的有效手段。在设计合理的随机对照实验中，如果某一特定的干预条件有显著的效应，那研究者就可以非常确定地推断效应是由这个干预条件引起的。这是一个很合理的推断，因为个体受到干预条件影响的机会是完全随机的。然而，要验证环境调节假设，还需要注意两点：

第一，在干预组中，必须能够证明其效应确实与调节因素所带来的变化有关（Rutter, 2003 b）。令人惊讶的是，只有很少的干预研究包含了对假设的调节机制的测量，所以人们很少能够恰当地检验环境调节假设。也存在一些例外，在一个美国非洲裔母亲的随机干预研究中，研究发现，抚养时介入的减少会给11岁儿童带来继发性的好的影响（Brody et al., 2004），同时，教育方式的改善会减少儿童的反社会行为（Snyder et al., 2003）。

第二，虽然通过恰当的随机对照实验来测量假设的调节机制可以为因果影响提供强有力的证据，但这不一定代表通常的情况。针对这一点，Bryant等人认为，有必要将干预研究和自然纵向研究相结合（Bryant, 1990）。问题的关键在于，其效应可能并不存在于一般的因果关系中，比如，电抽搐治疗（Electric Convulsive Therapy, ECT）在一些精神病性抑郁病例中有非常好的疗效，而阿司匹林可以退烧，但是没有人会说缺少电刺激会导致抑郁或者缺少阿司匹林会出现发烧症状。

环境调节风险因素的来源

目前，对环境调节的风险（或保护）因素的认识存在三个主要的误解。

第一，错误地认为有些因素在极端条件下确实存在着一些效应，但是在一般条件下却没有作用（Scarr, 1992）。从表面上看，虽然在极端条件下确实应该产生更大的效应，但不一定在一般条件下就没有效应。在动物和人类研究中都有相应的证据证明，在正常范围内的效应也是非常明显的（Cameron et al., 2005）。比如，Duyme等人的研究发现了童年中期领养家庭教育质量的变化带给孩子的影响；Thorpe和同事的研究发现，存在于双生子和独生子女家庭之间的亲子互动模式和交流模式差异会直接影响孩子语言的早期发展（Thorpe et al., 2003）。

第二，认为非共享环境的效应比共享环境的效应大（Plomin & Daniels, 1987），家庭和抚养环境的不同所带来的影响是微乎其微的（Rowe, 1994），这种观点也是错误的（详见第四章）。关注特殊的个体经历固然重要，但是我们不能片面地认为普遍的家庭范畴的影响没有效应或者很不重要（Rutter & McGuffin, 2004）。

在共享和非共享环境的效应上，还有另外两点需要特别注意。

第一点，共享环境和非共享环境效应的意义已经很清楚，我们所关注的是环境影响带来的结果而不是观测到的环境本身。换言之，如果在同一个家庭中不同的孩子受到的影响是相同的，那么共享环境的效应就占到了主导地位。比如，Pike等人就在研究中发现了家庭关系所带来的负面影响（Pike et al., 1996）。

第二点，有必要弄清楚家庭因素为什么会对孩子带来不同的影响，这些影响又是如何发生的。可能的解释有很多，而且千差万别，比如，孩子自身的行为会激发出与其相处的人的不同的反应，这包括他们的父母、其他成年人或者其他孩子的反应；再比如，领养研究显示，出生在父母具有反社会行为的家庭中的孩子，后被其他家庭领养，孩子会倾向于表现出一些与其领养父母（非血缘关系的父母）不一致的行为（O'Connor et al., 1998; Ge et al., 1996）（见第九章）。这个发现在一定程度上强调了基因对家庭内交互作用的重要影响。

然而，进一步的研究结果带来了不同的观点：真正诱发出与领养父母不同行为的原因是儿童自身的破坏性行为，而不是他们的基因，也就是说，基因只部分解释了儿童行为的效应。在一个父母-儿童互动研究中，父母中的一方患有精神障碍，研究结果显示父母对待孩子的方式有很大的不同（Radke-Yarrow, 1998; Rutter & Quinton, 1987）。在某些家庭中，孩子成了替罪羊，成为敌对反应的目标；在另一些家庭中，孩子被认为是一种极大的安慰，然而，这也把孩子卷入了父母的精神障碍当中。面对不同的对待方式，孩子自身的特质就扮演了一个重要角色（在这种情况下，基因就起到了非常重要的作用）。不过，不同的对待方式也反映了父母的态度和思维方式。有关基因与环境的相关性（correlation）和交互作用的内容将在第九章得到进一步的讨论。

换言之，我们需要考虑基因的作用，它会使孩子遇到某些特殊的生活经历，对某些经历会更加敏感。但是，这个问题不能和风险（或保护）因素是否受到环境调节相混淆，这是两个截然不同的问题。一个孩子有某些特殊的经历，并且对某些风险因素更敏感，这些都是需要考虑的重要问题，但是引发心理疾病的更主要的原因可能还是环境的调节作用。这再一次提示我们，不能简单地划分效应，认为这是由基因决定的，那是由环境决定的。在大多数情况下，效应都来自这两方面，我们所面临的挑战就是要去理解它究竟是如何发生的。

第三，错误地认为虽然心理体验很重要，但同龄群体的作用大于家庭的作用（Harris, 1998）。这一点并没有得到实证研究的支持，同龄群体的作用固然重要（Rutter et al., 1998），但是学校的作用（Rutter & Maughan, 2002）、更广泛的社区的作用都是很大的（Sampson et al., 1997; Caspi et al., 2000; Rose et al., 2003; Jones & Fung, 2005），而家庭影响，我们已经在上文的例子中提到过了。

我们可能过于重视出生后的社会心理体验。在大麻导致精神分裂症发病的例子中，人们从某种程度上强调了药物的作用，但我们也需要关注出生前各种因素的影响。众所周知，孕妇如果在怀孕的最初3个月内过度饮酒会引起胎儿乙醇综合征（Stratton et al., 1996; Streissguth et al., 1999; Rutter, 2005 c），这一点已经得到了广泛证实。而母亲吸食鸦片会导致新生儿产生鸦片戒断综合征，而且可能有持续性的影响（Mayes, 1999）。研究者认为，孕妇在怀孕期间吸烟会对孩子后天的心理发展产生很大的影响。毫无疑问，吸烟会给胎儿的生长发育带来不利的影响，但对其心理发展的影响还没有得到证实（除了对注意力缺陷多动障碍的影响）（Kotimaa et al., 2003; Thapar et al., 2003）。

吸烟的效应在很大程度上可以归结于基因调节或者其他相关的产后环境风险的影响（Maughan et al., 2004; Silberg et al., 2003）。婴儿领养研究已经在很大程度上显示了疾病的效应不完全来自后天的环境（Rutter, in press b），但该研究无法证明可能存在的、哪怕部分的产前基因调节效应。

令人惊讶的是，研究者还没有找到有效的方法，用以区分在怀孕期间父亲和母亲吸烟（或者药物使用）带来的不同的效应。这两者都存在着基因调控的成分以及产后效应，但是只有母亲吸烟存在产前风险效应，这是一个值得关注的研究切入点。

本书中的很多讨论都基于一个假设：认为产前、产后因素和家庭内、家庭外因素的作用是相互独立的。很显然，事实并非如此。比如，父母在很多方面上都影响着孩子，选择住在哪里、去哪个学校上学，甚至为孩子选择和谁做朋友以及孩子同龄群体的活动内容。对社会心理影响的恰当理解需要综合考虑多个不同方面。

带来风险的社会心理体验的本质

目前，那些已有的环境调节风险（或保护）效应的研究所涉猎的范围很小，不足以验证带来风险（导致某些特定的精神障碍）因素的心理体验的本质。不过，有三类体验十分重要（Rutter, 2000）：第一，如果缺少持续、和谐和有选择性承诺的关系，将存在很大的风险。当缺少某种关系，或者关系特别糟糕（比如抛弃、当作替罪羊或者忽视），或者产生了不确定性、不安全感的时候，风险就会出现（通常发生在大多数形式的机构抚养中）。第二，社会群体主要通过团体气质、态度以及实现这两者的行为方式来影响个体，这适用于家庭、同龄群体、学校、社区等。任何社会群体缺乏社会凝聚力都是有害的，但是有偏差的价值观和不良的行为模式会带来更严重的后果。第三，对话交流和共同玩耍提供了一个非常重要的学习机会，于认知技能和社会应对、社会适应方式都是有益的。另外，精神障碍的患病可能受到子宫内的物理因素（比如酒精）或者是产后的药物作用（比如早期过度服用大麻）的影响。在现有研究中，这两类物理影响经常被忽略。

风险因素的调节

很多关于环境风险因素的描述都倾向于暗示风险效应是在人群中整体运作的，但事实上很少存在这样的情况。我们将在第九章进行更加细致的讨论，基因效应对环境效应有非常重要的调节作用（Rutter, 2003 b; Rutter & Silberg, 2002; Moffitt et al., 2005 & in press）。

使用大规模一般人群以及双生子研究的数据建立统计模型，从模型中可以看出，基因效应可以被细分为三大类：第一类，直接作用于发生机制，不包含任何程度上的环境风险因素；第二类，基因影响个体经历风险环境的可能性；第三类，基因影响个体在风险环境中的易感性（Eaves et al., 2003）。图5.5用图示简明地展示了存在于青春期女孩中的这三类基因效应。显然，这些结果还需要在其他样本上进行重复，但是考虑基因与环境的交互作用这一点是毋庸置疑的，这已经在心理特质和精神障碍等领域得到证实（Moffitt et al., 2005; Rutter & Silberg, 2002）。

当然，不能认为基因独自调节环境风险效应。比如，Conger及其同事的研究显示，夫妻之间关系冲突的效应只有当双方采取无效的问题解决方法应对时，才会表现得比较明显（Conger et al., 1999）。类似地，经济压力作用于情绪困扰的效应只有处于较低社会支持婚姻中的女性才会出现。而Borge等人的研究发现，那些由母亲亲自抚养的幼儿（相对于各种形式的日托）可能会受到较多来自高心理风险家庭的孩子的身体攻击（Borge et al., 2004）。我们可以将以上研究证据解读为，风险效应直接来源于携带风险信息的因素，而非风险调节因素。换言之，近端风险效应是来自心理困境、无效的问题解决策略和缺乏支持，而不是经济压力、在家庭内或者家庭外的抚养环境。然而，还有一点需要注意，Borge等人在加拿大人群中的进一步研究发现，缺少母亲抚养所带来的究竟是风险效应还是保护效应，取决于家庭条件和孩子的气质类型。

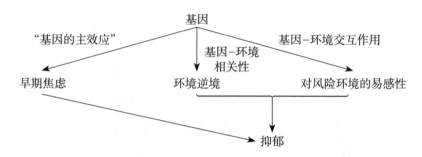

图5.5　青春期女孩抑郁症形成过程中可能存在的三类基因效应

注：如果不考虑基因–环境相关性以及基因–环境交互作用，那么环境是没有显著的主效应的；很小一部分基因的主效应独立于这三类基因效应。

来源：Eaves et al., 2003。

这应该还不是故事的全部。一些研究发现，严重的负性生活事件有很强的风险效应（Kendler et al., 1999; Silberg et al., 1999）。然而，长期的心理困境具有非常严重的诱发作用。一方面，心理困境会引发负性生活事件；另一方面，心理困境可能会增加对这些事件的易感性。Sandberg及其同事的研究显示，儿童患精神障碍的风险主要来源于急性压力事件或长期的心理困境（Sandberg et al., 1998）。在早先关于学龄前入院的风险效应研究中也有一致的结果（Quinton & Rutter, 1976）。类似地，Brown和Harris的研究显示，女性如果在童年时期有很多不良经历（比如父母的缺失或者缺少父母的关爱），那么其在成年期经历重大生活事件以后，更易患抑郁症（Brown & Harris, 1978; Harris, 2000）。

在所有类型的环境风险研究中，有一个非常一致的结论——孩子的反应具有很大的异质性。一些人会被疾病击倒，一些人仅会在困境中受到很小的影响，我们称后者具有心理弹性（resilience），这是一个非常重要的心理特质，适用于所有的风险和不良后果，它反映了个体受基因影响的易感性以及在风险经历之前、之中和之后的体验（Rutter, 2003 c; Rutter, in press c）。

经验对机体的影响

很遗憾，现在已经开展的有关心理影响的研究，都没有考虑环境效应对机体的影响。幸运的是，这一现状正在发生改变。如果经验具有持续效应，那么在某些情况下，其带来的功能变化也是持久的，我们需要关注这些变化是如何被调节的，这显然存在着不同的路径（Rutter, 1989）。

可以从不同的角度考虑这些路径。

第一，传统意义上，心理学家会趋向于关注个体的认知（或情感）机制，或者涉及与他人互动的人际关系机制。因此，研究者对研究消极或适应不良的认知模型的发展在反社会行为或抑郁症形成过程中的调节作用很感兴趣（Dodge et al., 1990 & 1995; Teasdale & Barnard, 1993）。同时，认知模型会影响精神障碍的形成的观点是认知行为疗法发展的核心，已得到很多证据证实（Brent et al., 2002; Compas et al., 2002）。然而，像人们对认知模型是否具有因果角色还存在质疑一样，对于为什么已建立的心理模型会存在个体差异，人们也存在着很多疑问。考虑到与基因影响可能存在的交互作用，我们有必要关注在这个过程中发生的神经变化。一些脑功能成像研究显示，在使用认知行为疗法（CBT, Cognitive Behavior Therapy）后，个体的大脑会发生一些变化，服用药物也会引起类似的改变（Baxter et al., 1992; Furmark et al., 2002）。但是最近的一个抑郁症治疗研究的结果有所不同（Goldapple et al., 2004）。与心理治疗有关的大脑变化的研究虽然还很少，但正在逐渐增加。还有待确定的是，大脑变化是否以及如何调节治疗效应，特别是大脑变化是否在由认知模型变化而引发的精神障碍中起显著的中介调节作用。

第二，根据纵向研究的结果推断——与他人互动方式的改变所带来的效应是十分重要的（Champion et al., 1995; Laub & Sampson, 2003; Robins, 1966）。但是，目前还没有发现与互动方式改变相关的生物变化。

第三，压力对神经内分泌系统（neuroendocrine system）的结构和功能所产生的效应存在于动物和人类当中（Hennessey & Levine, 1979; Levine 1982; Liu et al., 1997; Sapolsky, 1993, 1998; Gunnar & Donzella, 2002; Hart et al., 1996），这一点是毫无疑问的，但其是否调节精神障碍的因果效应还存在着很多不确定性。

第四点主要关注不良应对策略（比如求助于酒精或药物）的使用，这种行为本身就具有导致精神障碍的风险（Rutter, 2002 c）。在第九章中讨论的大麻（及其与精神分裂症的关系）的例子主要展示了药物效应与基因的影响存在交互作用。

第五，关注经验对神经结构产生的效应，主要通过大鼠以及其他动物的环境改进研究（Cancedda et al., 2004; Greenough et al., 1987; Greenough & Black, 1992; Rosenweig & Bennett, 1996）、重复父母–婴儿的分离或剥夺研究（Poeggel et al., 2003），以及严重的环

境噪声研究（Chang & Merzenich, 2003）来验证。一些动物研究显示，严重的压力会导致动物海马体的损伤（Bremner, 1999; O'Brien, 1997），这一点目前在人类当中还没有类似的证据（McEwen & Lasley, 2002）。

另外一个可能的方向关注的是大脑生物编码经验的效应（Bateson et al., 2004; Knudsen, 2004; Rutter, in press b）。然而，人们对此效应在神经水平上的认识还十分有限。

小结

显然，经验对机体存在的效应还有待进一步研究，这仍然是未来的一个关键需求。很有可能存在一个重要机制，可用于解释经验对于基因表达（gene expression）的影响（在第十章中详细讨论）。目前的研究显示：在正常条件和极端条件下都存在环境调节风险因素，包括适用于整个家庭范畴的因素或对某个特定的孩子产生影响的因素；这种环境不仅指家庭，还包括同龄群体、学校、社团等；一些环境效应是短暂的，另一些具有持久性；人们在应对压力和逆境时存在显著的个体差异；基因直接影响着个体易感性（见第四章和第九章）。

扩展阅读

Rutter, M. (2005 b). Environmentally mediated risks for

psychopathology: Research strategies and findings. *Journal of the American Academy of Child and Adolescent Psychiatry, 44,* 3-18.

Rutter, M., Pickles, A., Murray, R., & Eaves, L. (2001). Testing hypotheses on specific environmental causal effects on behavior. *Psychological Bulletin, 127,* 291-324.

第六章　遗传模式

　　基因（gene）是染色体（chromosome）上携带着遗传信息的基本单位，通过复制把遗传信息从父代传递给子代。基因组（genome）包括了生物体内的整套染色体，包含了所有的遗传信息。染色体是由DNA组成的，每一条DNA链都包含很多基因。像人类这样的二倍体生物包括两套染色体，一套来自父方，一套来自母方。一般情况下，一个基因会存在两种或多种形式，它们被称为等位基因（allele）。基因携带的遗传信息是由碱基序列（组成基因链的以特定顺序存在的四个碱基）决定的。DNA以双螺旋结构存在，包含两条多核苷酸链（由Watson和Crick于1953年发现），正是这种特殊的结构，使得双链分离时不会发生退化（如图6.1）。

　　了解基因的几个特点，有助于更好地理解遗传模式。基因的一个最主要的特点是：亲代一方的两条DNA链会发生分离，与来自另一方的DNA单链结合，形成后代的DNA双链，这构成了基因遗传的基础。每个亲本当中都包含两份基因，在分离的过程当中，来自父本的一份基因与来自母本的一份基因结合形成一个新的双倍基因传递给后代（如图6.2）。虽然后代从亲代双方中遗传了基因，但是从遗传角度上看，他们和亲代并不是那么像。

　　基因的另一个特点是：在进化的过程中，基因会通过自发突变（mutation，基因的自发变化）而产生等位基因变异（基因的某些特异性变化）。比较常见的基因型（genotype）被称为野生型，通常，

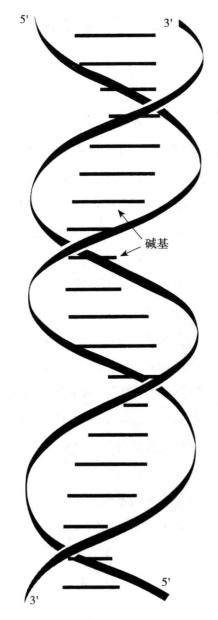

5'
3'

碱基

3'
5'

图6.1　DNA具有反向平行的双螺旋结构

来源：Strachan & Read（2004）的研究。版权归Garland Science所有，
获许可转载。

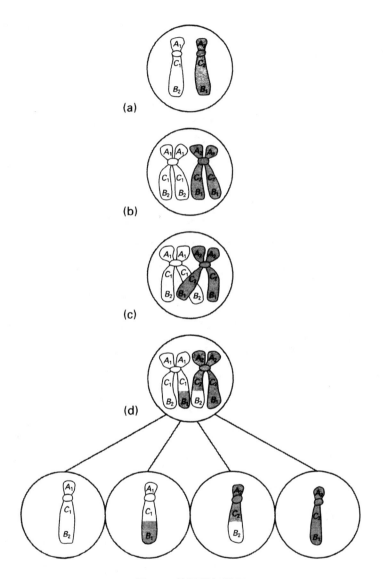

图6.2　基因重组图示

来源：Plomin et al., 2001. 版权归W.H.Freeman（1980，1990，1997，2001）
与Company and Worth Publishers出版社所有，使用获得许可。

它们负责编码有功能的基因产物。相反，比较少见的突变型，会损坏基因的功能。大部分突变型都是隐性的，因此一般不会带来功能性的后果，因为显性的野生型起主导作用。有一种观点认为，一定仅存在一种野生型，但是事实并非如此，比如，控制人类血型的基因就包括多个野生型等位基因。这种存在多个功能等位基因的情况，被称为多态性（polymorphism），而不仅仅是一个异常突变。

大部分基因都是由决定某一个特定蛋白质的DNA序列组成的（虽然基因也包含了非编码区域——见下文）。长期以来，关于基因的中心法则认为，一个基因决定一个多肽（polypeptide，组成蛋白质），然而，也存在一个DNA序列编码多个蛋白质的情况，这可能是由基因重叠引起的，或者是因为一个基因产生了不同的信使RNA（messenger RNA, mRNA）产物（见第七章）。

最后一点需要说明的是，基因由间断的外显子（exon，表现在最终RNA产物中的部分）和内含子（intron，在转录过程中，RNA剪接移除掉的部分）组成（如图6.3和第七章）。只有外显子中的突变会影响到蛋白质序列，但是内含子中的突变会影响到RNA的生成过程，进而影响到蛋白质的产生。因此，中心法则的内容（由DNA产生RNA，RNA决定多肽，进而生成蛋白质的过程）仍然是正确的，但并不是像想象的那么一成不变，它是一个动态系统，有很多因素会影响到最后的结果。

到目前为止，基因遗传的探讨基本上是基于核染色体的。在细胞当中，细胞核外，存在着截然不同的线粒体基因组。线粒体遗传（mitochondrial inheritance）因为两个主要特点而与核遗传有显著区别：第一，这种遗传都来自母亲，因为精子并没有提供线粒体给染色体。线粒体遗传可以影响男性也可以影响女性，但是它的影响只会通过母亲传递下去。第二，细胞中包含着许多线粒体基因组，在某些情况下，单个细胞内可能混合着正常和突变的基因组（在专业术语中被称为异质性）。换言之，存在嵌合型基因。这种现象也存在于细胞核当中，主要发生在受精卵形成后期。第三，线粒体DNA复制相对于核DNA复制，会有比较多的错误存在。人们对线粒体疾病的了解相对较少。虽然线粒体也会引发神经退行，但是到目前为止，精神障碍或心理特质与线粒体疾病无关。

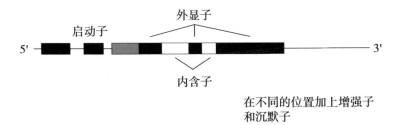

图6.3 转录前的基因示意图

来源：McGuffin et al., 2002. 版权归牛津大学出版社所有，转载获得许可。

遗传的不同模式

虽然存在两种以上的遗传模式，但是这些模式的主要区别存在于孟德尔单基因遗传和多基因（polygenic）遗传之间。孟德尔遗传（Mendelian inheritance）反映的是在考虑了预期基因和环境背景的情况下，一个**基因位点**（gene locus）上的某个特定的基因型直接影响着某一特征的表达。在人类中，有超过6000个孟德尔遗传特质（Strachan & Read, 2004），普遍反映了某些与基本基因活动密切相关的疾病。

多基因遗传不是由一个基因，而是由几个或者是很多基因决定的。在多基因遗传当中，任何一个基因的效应都不足以导致某些特质或者某种疾病，这些特质或疾病或多或少受到环境的影响，表现型（基因特征的外在表现）是由多个基因决定的。如果性状只涉及一小部分位点（locus），则被称为寡基因遗传（oligogenic），如果涉及很多基因位点的性状，每个基因位点的效应都是很小的，则被称为多基因遗传。另外，在多基因遗传中可能会有某个主要的位点，被称为易感基因，它的有无会直接影响着某些特质的出现与否。这适用于一些情况，比如精神分裂症。那些影响着定量、连续变量的位点被称为数量性状位点（quantitative trait loci, QTL），比如身高、体重，甚至智商、气质类型等。虽然在基因概念上区分了易感基因和数量性状位点（因为分析方法不同），但人们并未发现两者在基因机制上的不同，其作用都是多维度的。关于两者的区别，我们将在下文中进行讨论。

孟德尔遗传模式

根据基因位点是位于常染色体（除X、Y染色体之外的其他染色体）还是性染色体（sex chromosome，X染色体或Y染色体），是显性性状还是隐性性状，孟德尔遗传模式可被分为五种基本的类型。在杂合子（heterozygote）中表现出来的性状被称为显性性状（这意味着个体只有一个等位基因发生了相关的突变）。如果个体的两个等位基因都发生了突变，则表现出来的是隐性性状。这里的显性和隐性是用于描述某些性状的，而非基因本身，虽然这两者会经常一同出现。

在常染色体**显性遗传**（dominant）中，具有某显性性状的个体，其父母当中至少有一人具有该性状，性状的存在没有性别差异，可通过父亲或者母亲进行传递。当父母双方只有一方具有显性性状时，孩子有50%的机会获得该性状。精神障碍中的典型例子是**亨廷顿氏舞蹈症**（Huntington's disease），这是一种罕见的成年起病的疾病，主要症状包括渐进性神经功能恶化和痴呆。

在常染色体隐性遗传当中，具有某隐性性状的个体，其父母双方可能都没有该性状，只是无性状的基因**携带者**（carrier）。因为，隐性性状要表现出来，需要该个体的两个等位基因都是突变型，这在近亲结婚中（父母双方有血缘关系）有较高的发生率。和常染色体显性遗传一样，常染色体隐性遗传在男性和女性当中的发生率没有区别，其发生率为25%（假设父母双方都是无性状的基因携带者）。比较有代表性的是一些与精神发育迟滞相关的疾病。伴X染色体（X-linked）隐性遗传主要影响男性（父母双方都无该性状），因为X染色体与女性的关系，很多人的第一感觉是伴X染色体隐性遗传应该多发于女性，然而，因为女性拥有两条X染色体，而男性只有一条，所以，如果传给男性的那条X染色体是突变型的，那么它将直接导致隐性性状的出现，而在女性中，情况就不同了（因为她们有两条X染色体，而只有一条是突变型的）。男性的X染色体通常来自母亲，在系谱图中可能没有父亲到儿子的传递。X染色体隐性遗传也与一些精神发育迟滞疾病，以及血友病相关（Sutherland et al., 2002）。

X染色体显性遗传在男性和女性中都会发生，但在女性中的发生率高于男性。这是因为X染色体显性遗传在女性中发生时会比较温和，影响比较多样化，而一旦发生在男性中，就会引发严重的后果，甚至导致出生前死亡。雷特氏综合征（Rett syndrome）是目前已知的最有名的伴X染色体显性遗传病（Shahbazian & Zoghbi, 2001; Zoghbi, 2003），其早期表现出的社会功能障碍经常使其被与自闭症混淆。

Y染色体遗传只会影响到男性，因为只有男性有Y染色体。只要性状不是因为新的突变引发的，那么受到影响的男性的父亲也一定有相同的症状，因为Y染色体是由父亲直接传递给后代的，也就是说一个受影响的父亲所生的所有儿子都会有该症状。Y染色体只包含很少量的基因，目前还没有发现与伴Y染色体有关的精神障碍或心理特质。

孟德尔遗传的复杂性

孟德尔遗传的规则非常简单，可以基于已知的孟德尔遗传模型进行基因咨询。然而，长期以来，人们还发现了一些令人费解的异常模式，但有充分的理由将其划分为孟德尔遗传模式。近年来，已经有很多重要发现可用于解释这些异常为何存在，以及这些异常是如何发生的。

不完全外显

首先，人们很早之前就知道显性性状存在部分表达的现象。因此，在已知的显性性状中，存在着偶然的隔代遗传。这就意味着，在隔代遗传中，有一些风险基因的携带者并没有表现出相应性状。这好像违反了孟德尔遗传规律，因为突变基因提供了产生该性状的充要（充分且必要）条件。事实上，不完全外显并没有违反孟德尔遗传规律，性状的产生不依赖于任何特定的环境因素，也不依赖于其他基因的出现。然而，这并不意味着性状的产生不会受到环境条件和其他基因的影响。通常情况下，其他因素对性状的影响是很小的，但在某些情况下，这些影响可能会具有临床意义。与时间相关的外显率（pene trance）降低的最好例子是那些晚发性疾病，比如亨廷顿氏舞蹈症。该疾病在幼年时期就可发病，但在大多数病例中，其临床症状到患者中年时才表现出来，甚至有些人到老年时才会发病。通过分析大量亨廷顿氏舞蹈症的数据，可以估算出疾病基因携带者在某一特定年龄出现症状的可能性，这对于基因咨询有很大的帮助（如图6.4；Harper, 1998）。至于症状为什么会随时间的推移出现，人们目前还不清楚。

表达变异性

表达变异性（variable expression）是一种和失显（non-penetrance）类似的现象，但其发生率更高。也就是说，虽然所有的携带风险基因的个体都表现出疾病症状，但是其表现形式有显著不同，严重程度也有很大差异。比如结节性硬化，这是一种神经精神系统疾病，主要表现包括智能障碍、癫痫、自闭症患病风险提高等（Harrison & Bolton, 1997）。不同患者症状的严重程度有很大的差异，在一个极端，患者可能只是皮肤上出现少量小点，只能由专家在特定时间用特殊的光线（Wood's light）照射才能发现；在另一个极端，患者有严重伤残，其大脑中可能有大的块茎状物（一种异常生长）。和外显率降低一样，其他基因、环境因素，甚至完全偶然的因素都有可能影响症状的发展。所以，临床医生一定要意识到表达变异性的重要性，只有按照恰当的步骤进行测查（比如使用

表现出症状的概率

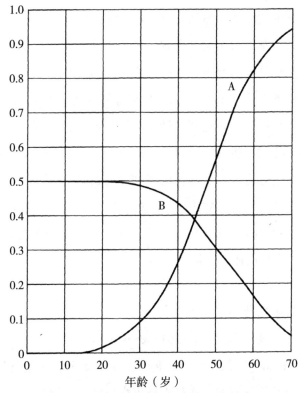

曲线A：携带致病基因的个体在特定年龄出现症状的可能性
曲线B：患病父母的健康儿童在特定年龄携带致病基因的风险

图6.4　亨廷顿氏舞蹈症的发病年龄曲线

来源：Harper, 2001. 版权归P.S. Harper（1998）所有，转载获Elsevier许可。

"Wood's light"），才不会遗漏病症。

　　在很大程度上，孟德尔性状的变异可能来自修饰基因。大鼠基因为此提供了证据。研究发现，变异基因的表达在不同的基因背景下会有所变化。同样，通过对大家族中的基因变异和临床表现进行统计分析，我们可以在人类当中找到相应证据——比如，多发性神经纤维瘤（病情与结节性硬化有相似性）（Huson & Korf, 2002）。然而，在表达变异性中，偶然性扮演了一个非常重要的角色。

遗传早现

临床医生观察到一个现象——在连续的家族世代中，一些孟德尔遗传疾病变得越来越严重，后代的发病年龄越来越早。这也就是遗传早现（anticipation）。在相当长的一段时间中，很多遗传学家都怀疑这个现象的真实性，因为有很多偏见可能导致这种模式的出现。然而，在1991年的一个研究中，人们发现了三核苷酸（trinucleotide）重复的不稳定扩展，这揭示了一个全新的、史无前例的疾病机制（Margolis et al., 1999），适用于这一现象的精神障碍还包括脆性X染色体异常（精神发育迟滞的重要原因，自闭症的偶然原因）和亨廷顿氏舞蹈症。出现稳定重复序列的概率非常小，在这种情况下，个体并不会出现任何症状，但是在世代的传递过程中，重复水平会逐渐增高，最后会导致病症的出现（如图6.5）。在X染色体脆性基因中，严重扩增的重复序列会通过转录过程的失败引起一些基因功能的缺损。在这些重复扩增导致的疾病当中，其效应也不是完全相同的。令人惊讶的是，这种现象仅存在于神经病或者神经精神病当中，这是否说明了这种现象的本质，抑或只是反映了人们目前所关注的疾病，这一点我们现在还不清楚。目前，扩增重复的次数以及频率可以用分子遗传学的方法进行估计，理解其遗传模式对于基因咨询有非常重要的作用。

亲代印记

通常，不管是来自父亲的基因，还是母亲的基因，其效应应该

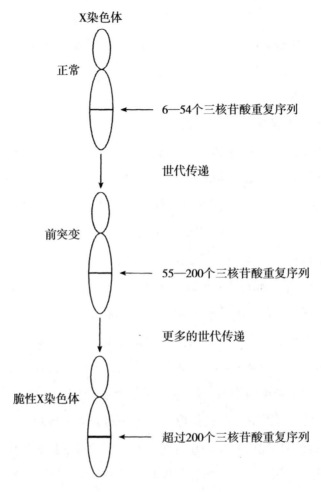

X染色体

正常

← 6—54个三核苷酸重复序列

世代传递

前突变

← 55—200个三核苷酸重复序列

更多的世代传递

脆性X染色体

← 超过200个三核苷酸重复序列

图6.5　脆性X染色体异常

脆性X染色体异常包括了一个X染色体上的三核苷酸重复序列——从最初的正常染色体到具有高频率的三核苷酸重复序列的染色体，经过更多的世代传递，重复序列的数量变得越来越大，最后导致病症的出现。

来源：Plomin et al., 2001. 版权归W.H.Freeman（1980，1990，1997，2001）与Company and Worth Publishers出版社所有，使用获得许可。

是基本相同的。而基因印记现象指的是特定基因位点上等位基因的表达具有不对等性，父本基因或者母本基因的表达受到抑制，最终导致单等位基因表达。单等位基因表达在减数分裂过程中传递给子代细胞，但被抑制表达的位点并没有发生任何改变。人们熟知的神经精神病的例子是普瑞德-威利综合征（Prader-Willi syndrome，PWS）和安格尔曼综合征（Angelman syndrome，AS），这两种疾病是由15号染色体上相同位置的不同印记基因引起的（Skuse & Kuntsi，2002）。PWS的主要症状是精神发育不全、肌肉松软、严重肥胖等，是由来自父本染色体的基因缺陷造成的；AS的症状也包括精神发育不全，但其他症状与PWS截然不同，主要表现为过度活跃和不合时宜的笑容，是由母本染色体的印记基因缺陷导致的。大约有四分之三的患者，其15号染色体上相关基因的缺失是由染色体上特定一点开始的某段基因丢失导致的。还有一部分患者，从表面上看，他们拥有正常的染色体，但是他们同时拥有两条来自同一亲本的缺陷基因，这也可能是在印记过程中的随机错误造成的。如我们将在第七章提到的，印记现象是表观遗传学的很好例证。

X染色体失活

X染色体失活（X inactivation）是表观遗传学的另一个例子，是一个发生在所有哺乳动物中的正常过程，包括女性两条X染色体的选择性失活，是剂量补偿效应（使两种性别中的常染色体表达剂量与X染色体表达剂量的预期比率相近）的作用机制。这个过程发生在胚胎发育早期，失活染色体的选择是完全随机的，这也就意味着获得正常X染色体和突变X染色体的概率存在很大的偶然性。如果一个女性大部分的染色体是正常的，那么这个女性会表现出很少的不良性状；相反，如果其重要组织中大部分细胞的正常X染色体都失活了，那么该女性就会受到比较严重的影响。

在发育的早期阶段，两条X染色体都具有活性，当细胞开始分化时，失活也随之开始。人们已经证实，X染色体失活的控制中心位于13号染色体上，主要控制着X染色体失活的起始和扩展，以及失活X染色体的选择。在通常情况下，到底选择哪条染色体失活，其结果应该是没有区别的，但是如果有一条X染色体携带了与某些异常表型有关的突变基因，那么选择就变得尤为重要了。比如，雷特氏综合征就是由X染色体上的一个突变基因导致的，主要表现为大脑发育受损、智力缺陷、癫痫，最典型的症状是出现搓手的刻板动作（见第八章），其症状的严重程度具有很大的个体差异，这种表型表达的变异性也可以用X染色体失活来解释。

新的突变

孟德尔性状出现的频率会随着突变基因在世代中的传递发生变化。在这个过程中，可能会出现一些新的孟德尔突变性状，这些性状没有任何家族史。比如，大约一半的结节性硬化都来自新的突变。

嵌合现象

嵌合现象是指个体拥有混合的基因，其一部分细胞中的基因是正常的，而另一部分细胞则包含突变基因。这是一种非常普遍的现象。几乎每个人都有可能是若干基因的嵌合体，在大多数情况下，这并没有什么临床意义。但如果发生以下情况，后果就比较严重了：突变引起细胞的异常增殖（比如癌症；在正常情况下，细胞的复制会很缓慢，甚至不复制）或者突变发生在胚胎早期的某个细胞中，而这个细胞是整个有机体重要组成部分的起源。在这种情况下，嵌合体会表现出疾病的临床症状。嵌合现象可能会使家族史变得很混乱，但是人们可以通过分子研究查明到底发生了什么。

遗传异质性

遗传异质性是医学上的一个规律，而不是异常情况。基因位点异质性（locus heterogeneity）是指某几个不同基因位点上的突变会引起相同的临床症状，比如结节性硬化，是由9号染色体或者16号染色体上的一个突变基因导致的。等位基因异质性（allelic heterogeneity）是指某一性状是由同一个基因位点上的不同突变引起的，比如囊状纤维症，是由一个基因上发生的上百个突变引起的，乳腺癌也是这样的（Collins, 1996; Cutting, 2002）。临床异质性（clinical heterogeneity）是指同一基因中发生的突变可能会引起两种甚至更多种不同的疾病，其形式是多种多样的。在其中一种方式中，相同的基因会引起功能缺失或功能获得，进而会产生截然不同的效果。比较少见的是，在同一个体中，突变基因发生表达的不同类型的细胞中会同时存在功能缺失和功能获得。

如果一个孩子从父亲那里遗传得到一个突变基因，从母亲那里得到另一个突变基因，这两个基因会导致相同的隐性遗传性状，我们可能会认为这个效应会发生叠加，但事实并非如此。比如，当两个先天性耳聋患者（隐性遗传病）结婚后，他们的大部分后代都会有正常的听力，这是由互补性造成的，因为很多基因共同参与了基本能力（比如听力、智力等）的形成过程。

缺少突变基因和临床症状的一一对应关系

半个多世纪以前，人们对于基因的理解还停留在一个基因作用于一个酶的假设之上。一般情况是这样的，但还存在着很多例外。首先，基因调节不只局限于酶；其次，每个基因不可能只有一个作用，因为目前已知的孟德尔性状有6000多个，我们无法想象会存在着相对应的相同数目的DNA编码序列。同一个基因可能引起多个酶的缺陷；突变可能只影响到基因表达区域的一小部分组织（比如亨廷顿氏舞蹈症）；引起蛋白质缺陷的突变不一定存在于编码蛋白质的结构基因中（比如引起免疫缺陷的基因）。

杂合性优势

如果一个突变基因在生命体成熟之前就进行了表达，那么这很可能是致命的，除非紧接着出现一个自发性的新突变。直到近几年，只有很少的囊性纤维症患者能够生存足够长的时间来拥有下一代。这意味着，必须有非常高的新变异率才行。事实证明，新变异出现的概率是非常小的。这在一定程度上解释了杂合性优势，也就是说，那些只携带了一个突变基因（隐性性状基因）拷贝的个体相对于那些没有突变基因的个体有更大的优势。这种优势就存于一些囊性纤维症患者中，但这可能不是一种非常恰当的理解。一般情况下，杂合性优势的表现可能不是很明显，但是它对于基因频率确实有比较大的影响。

孟德尔遗传的概述

大部分精神障碍并不符合孟德尔遗传规律，这样看来，理解孟德尔遗传规律只是一些专家需要做的事情。但事实并非如此，临床医生在普通的临床实践中就可能会遇到孟德尔遗传疾病，而且基因的作用机制具有比较广泛的适用性。儿童精神病医生需要对一些孟德尔遗传疾病有所了解，比如脆性X染色体异常、结节性硬化等，因为这些很可能是患者出现智能障碍和自闭症的原因，另外，熟知诊断所需要的临床检测（比如使用"Wood's light"）和实验室检验（比如检验脆性X染色体）也是非常有必要的。

染色体异常

染色体异常为遗传变异的出现提供了新的方式（Rimoin et al., 2002; Skuse & Kuntsi, 2002; Strachan & Read, 2004）。染色体异常通常是个体内正常染色体机制出现错误引起的，而不是来自亲代遗传。一般来说，染色体异常可以分为两大类：第一类染色体异常存在于人体的所有细胞中，会引起原发性异常。这种异常在生命早期就会出现，可能导致出现异常的精子、卵细胞、受精卵，甚至早期胚胎。第二类异常存在于部分细胞或组织中，通常被称为躯体异常或获得性异常。这种异常与原发性异常的最大不同是，细胞中可能会有两种不同的染色体，也就是说存在嵌合现象。

在大多数情况中，染色体异常是由细胞分裂过程中受损染色体的错修复、染色体错误重组、错分离引起的。这可能只是偶然事件（在细胞分裂的过程中发生的概率比较大），也可能是因为受到辐射或化学因素的影响，还有一些发生在高龄产妇的受精卵中（在女性出生时，其卵巢中所有的卵子已经发育完成；与精子不同的是，女性一生中不会再产生新的卵子；衰老的卵子的质量肯定要差一些，这就意味着其受精的可能性变小，受精过程中出现问题的可能性变大）。最有名的是唐氏综合征，这种疾病是染色体分裂失败致使21号染色体多了一条引起的。

染色体异常的存在形式主要有两类：一类是拥有额外的染色体或者染色体缺失，另一类是具有一种或多种结构异常的染色体。如果常染色体（除X染色体和Y染色体之外的其他染色体）增多或者缺失，那么在一般情况下，个体是无法生存的；唐氏综合征是唯一的例外。有趣的是，增多或者缺失性染色体，后果就不会那么严重了。Y染色体出现这种情况是因为Y染色体仅携带了非常少量的基因；X染色体中的保护机制可能来源于X染色体失活。X染色体失活控制了X染色体编码产物的表达水平，而这种表达不依赖于细胞内X染色体的数量。特纳综合征是X染色体缺失的典型病例（Skuse & Kuntsi, 2002）。患有这种疾病的女性患者，其体内只有一条X染色体，或者其第二条X染色体丢失了一部分，表现为第二性征不发育和一些躯体发育异常（比如蹼状颈），患者怀孕的可能性很小，不过一旦其怀孕生育，其后代不会表现出该疾病。大部分的特纳综合征患者智力正常，但其视空间信息处理能力和数字能力受损，其社会功能也存在一定的异常。

克兰费尔特综合征，即先天性睾丸发育不全，是男性多了一条X染色体引起的。这条X染色体可能是来自父本的，也可能是来自母本的。这是一种较常见的性染色体疾病，发病率约为五百分之一。患者体形较高，睾丸发育不充分，大部分患者不能生育。与特纳综合征类似，克兰费尔特综合征患者通常智力正常，只是某些方面的认知能力和社会功能受损。在男性中，多出一条Y染色体（XYY）的发生率约为千分之一（Allanson & Graham, 2002），患者智力正常，但可能存在学习困难、过于活泼和冲动等表现。一个早期的有偏样本显示，XYY会导致高身体攻击行为，目前人们已经很清楚不存在这个问题。大概是学习困难和异常活跃的综合作用导致患者会有较多的反社会行为，但并不是攻击行为（Rutter et al., 1998）。

染色体结构异常包括几种不同的类型：缺失（一个DNA片段丢失）、倒位（断裂的染色体片段经过180°旋转以后连接到错误的一端）、重复（一个染色体片段被重复）、易位（一条染色体的片段连接到另一条染色体上）。这些结构异常间最重要的区别在于，异常所带来的损益是否平衡。通常，能够达到平衡的异常并不会引起太多的临床症状，但如果重要的基因出现损伤或是表达过程受到影响，可能会产生比较严重的后果。

与基因和行为关系相关的染色体异常的重要性主要体现在以下三个方面：第一，染色体异常会引起一些少见但重要的综合征，这些综合征通常都表现出智力缺陷，也就是说，这些异常会与一个相对独立的行为模式相关。威廉斯氏综合征（发病率约为两万分之一）、普瑞德威利综合征、安格曼综合征就属于这一类疾病。威廉斯氏综合征是7号染色体的基因缺失导致的，而另外两种疾病是15号染色体上某一段基因序列的缺失引起的——与基因印记有关。第二，相关研究可能会找出某些遗传机制的本质。第三，染色体异常可能为定位精神障碍易感基因提供线索。但其实际作用可能没有这么大，会存在一些错误线索。不过，还是存在一些成功的例子，比如，唐氏综合征患者的阿尔茨海默病患病率比较高，这预示着阿尔茨海默病可能与21号染色体上的突变基因有关，事实也确实如此。软腭-心-面综合征（VCFS，velo-cardio-facial syndrome）与精神分裂症的相关性提示可能有易感基因存在于22号染色体，因为VCFS在

22号染色体上有一个很小的缺失，而与精神分裂症有关的COMT基因（见第七章和第九章）正位于这个缺失区域中。

多因素遗传

虽然孟德尔疾病中存在很多复杂和异常的情况，但是人们可以通过家系中的定性特质（有或无）进行研究。然而，我们很容易发现，大部分的生理和心理特质都是多维变量，在人群中有一个连续变化的范围，而不是简单的有或无。在心理学领域，非常典型的特质包括智能和气质。研究显示，这些多维特质在家系中是可遗传的，也就是说，存在遗传因素与多维特质相关。在很长一段时间内，人们都不明白其遗传机制是如何兼顾符合孟德尔模式的离散特质（有或无）的。这个问题的第一个突破点是由统计学家R. E. Fisher发现的（Fisher, 1918），他证实了大量独立的孟德尔因子共同作用于一个连续变化的特质，同时发现了家族性的相关性。多维特质受到多基因影响的观点得到了越来越多的认可，其遗传规律也符合孟德尔遗传规律。

这为智能、气质等特质提供了合理的解释，但是这还不能解释那些存在于家系中但不符合孟德尔遗传规律的疾病，比如精神分裂症、自闭症和双相情感障碍等。其突破性进展来自Falconer等人的工作，Falconer将多基因理论拓展到分类特质（有或无）中（Falconer & Mackay, 1996），其主要理论认为即使在多因素的分类变量中，基因的效应也应该是一个连续的维度，个体是否表现出某一特质取决于其基因效应有没有超过某一个特定的阈值（如图6.6）。这个理论可以解释在家系中为什么同样的风险因素会产生不同的效果。那

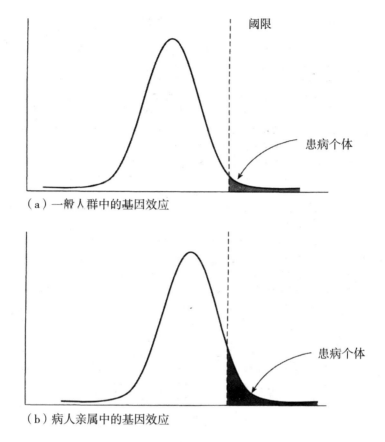

（a）一般人群中的基因效应

（b）病人亲属中的基因效应

图6.6　疾病的基因效应模型

来源：Plomin et al., 2001. 版权归W.H.Freeman（1980，1990，1997，2001）
与Company and Worth Publishers出版社所有，使用获得许可。

些具有某些特质的个体，可能是因为有较多的高易感位点，那些和
他拥有相同基因的亲属也应该有较高的易感性，但有较少的高易感
基因；亲属在普通人群中偏离的程度取决于他们共享基因的比例大
小，这就解释了在家系中出现多基因阈值特质的原因。

虽然在没确定易感基因的情况下，人们无法通过实证研究对这
一观点进行检验，但是它已经得到了广泛的认可。通过比较符合

Falconer阈值模型，但存在性别差异的特质（男性和女性一定有不同的阈值），可以在一定程度上检验该理论。先天性幽门狭窄（在婴儿中多表现为喷射性呕吐）就是一个很好的例子，男孩的发病率约为女孩的五倍，也就是说女孩的阈值肯定高于男孩。如果确实是这样的话，那女孩的亲属会有较高的先天性幽门狭窄易感性，研究也证实了这一点（Passarge, 2002）。

趋均数回归

目前，人们对多基因理论的认识还比较少，这一理论甚至还存在很多有争议的地方，比如趋均数回归现象就是一个被争议已久的话题。趋均数回归现象是指那些在某些特质上表现非常好或者非常差的父母的孩子，他们也会有与其父母较相似的行为水平，但不会像其父母表现得那么极端，会更接近于人群的平均水平。错误的观点认为，这种回归反映了遗传规律。比如，由于某些种族中儿童的IQ平均分数低于白种人，就认为种族中的IQ平均差异来自基因（Rutter & Madge, 1976）。但事实并非如此，这仅仅是一种统计学现象。在整个人群当中，所有的多因素特质都同样受到很多因果因素的综合影响，趋均数回归与受基因影响的程度无关（Rutter & Madge, 1976）。

如果可以恰当地掌握趋均数回归的规律，那么这将是一种非常有用的遗传分析手段（DeFries & Fulker, 1988）。我们不需要关注细节，但要意识到其重要性。比如，当我们比较同卵双生子和异卵双生子时，定量分析趋均数回归提供了一种非常好的评估基因影响大小的方式，同时，我们也可以估计那些表现出与亲属相同的极端行为的个体与亲属共享基因的程度（如图6.7）。图6.7通过比较严重智能障碍患者（IQ低于50分）亲属与轻度智能障碍患者（IQ在50—69

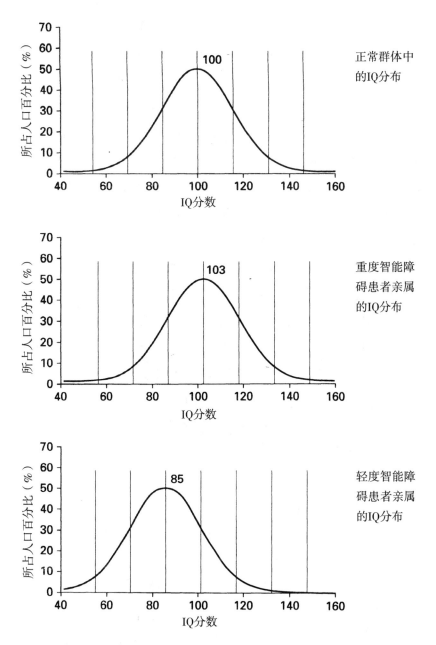

图6.7 重度智能障碍或轻度智能障碍患者亲属的IQ分布示意图

来源：Nichols, 1984。

分之间）亲属的IQ分数分布说明了这一点。前者表现为正常的IQ分布，平均分为103分；后者表现为较差的IQ分布，平均分为85分。简言之，后者虽然会趋向于更像他们轻度智能障碍的兄弟姐妹，但是会向一般人群的平均IQ（100分）有一个回归；而前者并没有表现出与其亲属的相似性。这提示，轻度智能障碍的病因（基因和环境两方面）可能与正常范围内影响IQ的因素相似，但并不是引起重度障碍的原因（通常包括严重的大脑异常）。根据每组自身的IQ分布，我们无法判断家族相似性是否来自基因，但我们可以通过定量分析同卵双生子和异卵双生子趋均数回归的水平来实现。这种可能性的存在是因为统计学上的可行性，而不是因为趋均数回归受到基因的影响。

主要受到基因调控，但并没有发现家族中的基因传递的最好例证是智能障碍和唐氏综合征。唐氏综合征是由受精卵形成以后的染色体异常引起的，并不是直接从亲代遗传的。染色体异常是导致智能障碍的重要原因，但这可能与家族中其他人的IQ毫无关系（因为其他人并没有染色体异常）。当然，在家族中的每一个人都具有很多共同影响智商的基因，而这些基因并不会给唐氏综合征患者带来很大的改变，因为染色体异常带来的影响非常大，已经超出了其他所有基因的权重。

易感基因和数量性状位点

在当时，人们还不清楚易感基因和数量性状位点关注的遗传特质是否相同。将其可操作化，它们之间的区别就在于，所关注的特质是按照分类变量测量的还是按照连续变量测量的。比如，在关于精神分裂症易感基因的分子遗传学研究中，人们一直都在关注患有精神分裂症和未患有精神分裂症的个体之间的分类差异。相反，虽然在研究中，阅读障碍被认为是一个分类变量，但是在分子遗传学研究中，人们是将阅读能力作为一个连续变量进行评价的。在这两种疾病的研究当中，人们都已经发现了很多相关的基因和基因位点。不同的是，虽然可以推断精神分裂症存在连续的基因效应，但在当时，人们没有能够具体测量基因效应的合适手段，也无法将患者的表现与一般人群的情况进行对照；而在当时，阅读能力已经可以作为一个定量特质被测量。因此，问题就变成了：这种不同到底是揭示了某些遗传学本质，还是受限于当时的知识背景？

这到底有多重要呢？以自闭症和精神分裂症为例。直到最近，大部分人都相信自闭症是一种定性的严重的疾病，不属于正常的变化范围。在二十世纪六七十年代，被诊断的自闭症通常与一定程度的智能障碍有关，大约四分之一的孩子会发展出癫痫（大部分发生在青春期后期和成年早期），有一部分孩子的语言水平永远无法达到可交流的水平。除定量的特征之外，还有一些特征是定性的（不同于常态），而这些定性特征的区别通常不是很明显（现在都已经比较明确）。遗传研究的一个重要提示是，基因效应有比这些严重疾病更广泛的影响。比如，自闭症谱系障碍（ASD, autism spectrum disorders）表现出更广泛的社会、交际和行为异常，与传统诊断的自闭症有很大的相似性，但表现相对温和，患者一般具有正常的智力，能够与人正常交流（Rutter, 2005 a; Rutter, 2005 d）。这是结合临床和流行病学的研究证据，根据典型自闭症核心症状拓展定义的更广泛意义上的自闭症。当然，这并不意味着讨论一般人群中有自闭症倾向的个体的正常变化是有意义的。此外，对自闭症谱系障碍的研究现在看来已经不像以前那样荒谬了。目前，有很多研究者致力于建立一种可用于普通人群的自闭症倾向评价标准，其有效性还有待进一步观察，不过根据目前的状况来看，多维度的测量是可以实现的，可被推广用于定量特质的基因位点研究。

不仅如此，两者之间的差别也是很重要的。自闭症患者的亲属表现出较温和的自闭症倾向症状是很常见的，这与传统意义上的自闭症有两个主要区别：第一，他们通常有正常的智力水平；第二，这些症状与癫痫无关。当然，这反映了遗传效应变化的影响，同时提示了一些"二次打击"机制的参与。换言之，自闭症的病因来自易感基因和其他风险因素的共同作用（可能源于基因，也可能源于环境）。如果存在"二次打击"过程，就意味着这种与更广泛表型相关的基因可能与疾病发展易感基因不完全一致。

类似的情况也适用于精神分裂症。研究显示，基因效应的范围超出了传统诊断的精神分裂症，涵盖了分裂型人格障碍、偏执行为，但是不包括更广泛的其他精神障碍（Kendler et al., 1995）。

令人惊讶的是，那些精神分裂症相关的基因效应所覆盖的其他疾病不包括分裂型人格障碍。从表面上看，它与精神分裂症有很多共同之处。近期，在一个关于精神分裂症患者亲属的研究中，研究人员使用了临床检查、影像学以及其他的一些方法，证实亲属也存在一定的异常，这些异常与广泛的自闭症表型相比，并没有非常明显的界限。另外，研究人员也无法确定那些导致精神分裂症的人格特质与自闭症或者其他精神障碍无关。目前关于识别儿童期精神分裂症前兆的研究已经有所进展，这些前兆通常会在青春期后期和成年早期出现发展（Cannon et al., 2002; Poulton et al., 2000）。这些发现还没有被和相关易感基因联系起来。

特异性或非特异性基因效应

精神病学分类系统是基于长期以来的关于不同精神障碍的特异

性和分离现象假设来建立的。比如，在Kraepelin时代之后，关于精神
分裂症和双相情感障碍的特点和形成过程的研究结果已经达成了一些
共识，人们认为这两种疾病是完全分离的，并且反映了不同的基因效
应。最近的遗传学研究，不管是分子研究还是定量研究，都对这一假
设提出了质疑（见第四章和第八章），这些质疑虽然存在着一些不
同，但是有很大程度的重叠。这两个疾病的最明显区别在于，精神分
裂症会与更强的神经发育异常有关（Keshavan et al., 2004）。目前人
们不清楚的是，这些神经发育异常是受基因影响的，还是由环境风险
因素单独决定的。显然，一旦明确易感基因，人们很容易就可以找到
合适的研究手段来确定非基因风险因素有哪些，并且可以更好地理解
这些非基因风险因素是如何发挥作用的。这一点同样适用于自闭症。

　　同样，在研究中发现的有限的特异性基因效应有可能也作用于
其他的精神障碍或心理特质。虽然在精神病学分类当中，人们将
焦虑症从抑郁症中分离了出来，但是这两种疾病具有很大程度的
基因效应相似性，至少抑郁症与广泛性焦虑症是这样的（Kendler,
1996）。在某种程度上，这是因为神经质人格特质对于两种疾病来
说都是一个受基因影响的风险因素，并且在很大程度上受到相同
基因的影响，使得个体在童年时期的焦虑症，有很大可能在其青
春期或者成年早期发展成抑郁症（Eaves et al., 2003; Kendler et al.,
2002）。当然，我们不能因为它们拥有共同的基因效应就说把这两
个疾病分开诊断是错误的。还有一些证据支持分开诊断，比如：促
成焦虑症的压力事件的类型不同于促成抑郁症的；二者的治疗方
法也存在区别，一些用于治疗焦虑症的药物（比如苯二氮平类药
物，由于会造成药物成瘾，该类药物已不再是治疗焦虑症的主要药
物，但还会用于短期内的急性治疗）可能对治疗抑郁症完全没有效

果。反例要少一些：治疗焦虑症的药物——选择性血清素再吸收抑制剂（SSRI, selective serotonin re-uptake inhibitor），比如，百忧解（Prozac），对于治疗抑郁症也是有效果的，而不同的SSRI药物治疗焦虑症的效果是不同的。

关于妥瑞氏症（该疾病的主要症状是出现不自主的强迫性的秽语）的双生子研究和家庭研究显示该疾病的基因效应延伸到了慢性多发性抽动和一部分强迫性神经官能症上（Leckman & Cohen, 2002）。这个证据只有一定的说服力，因为人们还没有找到具体的易感基因。同样，慢性多发性抽动相比强迫性神经官能症要有更大的说服力。这些有限的证据提示我们，这种重叠仅适用于一部分强迫性神经官能症（虽然我们还不清楚为什么），可能是在临床表现上有差别。关于语言发育障碍的双生子研究发现基因效应远超出传统意义上的诊断（Bishop et al., 1999; Bishop 2002 a & 2003），这同样适用于阅读障碍（Snowling et al., 2003; Démonet et al., 2004）。需要注意的是，这些研究并不是缺乏特异性，也就是说，虽然阅读障碍或者语言发育障碍包含了比较广泛的认知损伤，但这并不意味着它涵盖了轻度精神发育迟滞的所有症状。一旦确认了一些易感基因，这些易感基因就会特异于阅读障碍或者语言发育障碍，而不是涵盖整个认知功能。另外，虽然阅读障碍和语言障碍之间有一定的重叠，但是两者的易感基因位点是不同的（见第八章）。目前还没有研究者系统地比较一般认知障碍和特定的认知障碍，已有的证据多停留在比较特定的认知障碍阶段。

发育路径

虽然基因从一开始就存在，但是有很多基因的效应直到青春期或者成年期才表现出来。在一些情况下，受基因影响的疾病的延迟发病并不是真实的。比如，虽然精神分裂症通常是在青春期后期或成年早期发病的，但事实上，人们在患者童年早期就能够发现一些前兆，其表现随年龄发生变化，前期的症状包括神经发育障碍、社交问题和一些破坏性行为。在个体水平上，早期的表现与后期精神分裂症的发展的相关性是无法确定的。虽然在很长一段时间里，关于在患者童年后期和青春期早期能否识别出这些症状，研究界一直存在质疑，但是Dunedin的研究明确指出其可行性（Poulton et al., 2000）。目前，还存在着三个疑问。第一，虽然一些儿童期的前兆已经被明确，但是在个体水平上还没有很明显地区分，因此这些前兆无法被用于判断哪些儿童在后期会发展为精神分裂症。第二，为什么一些患者在童年早期就表现出了一些症状，却直到青春期后期或成年早期，症状才发展？有几种可能的解释：（1）精神症状依赖于大脑的变化，而大脑变化直到青春期后期才会结束，这可能是部分原因；（2）成熟期的变化是相关基因发挥作用所必需的。第三，疾病前兆发展成为真正的疾病会受到环境因素的影响，早期大麻的使用是一个非常典型的风险因素（Arseneault et al., 2004）。我们有必要进一步探讨，吸食大麻的风险效应是否基于基因效应。最近的一个关于COMT的研究验证了这一事实，即存在着非常显著的基因-环境交互作用（我们将在第九章进行详细的讨论）。

小结

传统上区分单基因疾病和多基因疾病只需要简单的二分法：单

基因孟德尔疾病都是符合五种遗传规律的；多基因多因素疾病，在不考虑复杂的染色体异常的影响的情况下，也符合一种非常简单的规律。与多基因疾病相比，单基因疾病的一个主要不同在于相关基因突变的存在是发病的充分且必要条件。然而，不完全外显和表达变异性等现象提示，临床症状还受到很多其他基因以及环境的影响，还有亲本印记这种比较特殊现象的存在（比如，基因组印记和跨代的三核苷酸重复扩增）。目前，人们对多因素遗传的细节了解得还比较少，但有一点是比较清楚的，其表型不是基因和环境作用的简单叠加，还受到基因–环境交互作用的影响（在第九章具体讨论）以及环境效应对基因表达的影响（在第十章具体讨论）。

扩展阅读

Plomin, R., DeFries, J.C., Craig, I.W., & McGuffin, P. (Eds.) (2003). *Behavioral genetics in the postgenomic era*. Washington, DC: American Psychological Association.

Plomin, R., DeFries, J.C., McClearn, G., & McGuffin, P. (Eds.) (2001). *Behavioral Genetics* (4th ed.). New York: Worth.

Rimoin, D.L., Connor, J.M., Pyeritz, R.E., & Korf, B.R. (Eds.) (2002). *Emery and Rimoin's principles and practice of medical genetics*(4th ed.) (vols. 1–3). London: Churchill Livingstone.

Strachan, T. & Read, A.P. (2004). *Human molecular genetics 3* (3rd ed.). New York & Abingdon, Oxon: Garland Science, Taylor & Francis.

第七章　基因的作用

很多科普文的作者，甚至一些科学家都常会提及"精神分裂症、抑郁症等的基因"。当然，遗传学家们非常清楚并不存在导致任意一种上述症状的特定基因（Kendler, 2005 c）。有的人可能会争辩：这仅仅是一种简约的表达，意指基因在某些特质的形成过程中扮演着重要的角色。然而，这种说法还是会给大家形成一种根深蒂固的错误印象——基因或多或少地直接导致了这些特质。实际上，事实并非如此，这样看上去似乎只是在咬文嚼字。毕竟，没有人会对"造成囊胞性纤维症、结节性硬化、软骨发育不全等疾病的基因"这种说法产生疑惑。造成这种态度差异的关键是刚刚提到的这三种疾病都是孟德尔遗传疾病（按孟德尔遗传形式出现的遗传性疾病），可以由基因变异完全解释而不必考虑环境因素的作用。即便是这种情况，相应的基因也不是一定会引起对应的外表型（遗传倾向的显性表现）。当然，基因是导致一些生化变化的原因，正是这些改变进一步引起了相应的症状。这将我们带回了这章的标题："基因的作用"到底是什么。

遗传密码

首先，让我们来回忆一下DNA是如何编码遗传信息的（见第

一章）。DNA的最关键成分是由碳环和氢原子组成的四种碱基
（base），包括腺嘌呤（adenine, A）、胞嘧啶（cytosine, C）、
鸟嘌呤（guanine, G）、胸腺嘧啶（thymine, T），是核苷酸
（nucleotide）的主要组成部分。相邻的三个碱基构成一个密码子
（codon），而特定的密码子中三个碱基的排列顺序则代表了不同的
遗传信息，例如：ATC、CGA、CTT、ACC等。这些密码子位于双
螺旋结构的长链上，形如一条盘旋的梯子。突变会引起基因序列的
改变，正是这种改变会带来进一步的遗传效应的变化。

　　DNA序列并非一条连续的链，而是由外显子和内含子分隔交叉
组成的。在成熟的RNA中，外显子以完整连续的序列存在，用来编
码多肽进而形成蛋白质，真正发挥着生物效力；而内含子会在转录
的过程中被剔除掉，不参与蛋白质的编码。

中心法则

　　"中心法则"是分子生物学中的基本法则，是指在所有的细胞
中遗传信息的表达都是一个单向的、不可逆的系统，从DNA（DNA
携带着遗传信息）开始，由DNA转录为信使RNA（mRNA），再由
mRNA翻译产生特定的多肽，经过修饰最终形成蛋白质。

转录和翻译

　　因果链的第一部分包含转录（transcription）和翻译（translation）
两个过程。转录是遗传信息从DNA流向RNA的过程，以DNA的一条
链为模板形成mRNA分子（如图7.1），随后进行翻译，将转录时形

成的成熟的mRNA解码并生成多肽。需要注意的是，细胞中的DNA分子只有一小部分会被转录，也只有一小部分mRNA会被翻译成多肽。造成这种现象的原因有很多，但是最重要的是只有一部分成熟的mRNA参与了翻译过程，因此，我们必须考虑到因果链在基因编码蛋白质产物过程中的作用。与模板DNA相比，在前转录期形成的mRNA复制物只缺少了启动子区域（promoter region，调控转录过程的区域）。

影响转录过程的因素有很多。启动子是影响转录过程的转录因子的统称。那些距离目的基因比较远的转录因子被称为反式作用因子，当发挥作用时，它们需要移动到目标位置；还有一类是顺式作用因子，它只影响其临近的DNA的转录过程。另外一类调控因子是增强子（enhancer），正如它的名字，其主要作用是增强特定基因的转录水平；沉默子（silencer）会抑制特定基因的转录活动。虽然，这些调控因子不能被称为基因，但是它们是由DNA序列组成的，并将跟随其他的DNA序列一起遗传下去。

在转录的第二阶段，所有的内含子片段都被剔除掉，从而形成一个连续的内含子片段（如图7.1）。在人类的很多基因中都表现出这种选择性剪接（alternative splicing），就是在转录的过程中，来自同一基因中的外显子重新组合。这种方式会使一个基因在不同的时间、环境中制造出不同的蛋白质。在细胞中的DNA只有一小部分会经过转录，也不是所有转录生成的RNA都会被翻译成多肽。那些没有被翻译的RNA还有其他的功能——包括影响翻译过程。

转录多发生在细胞核中。相反，翻译（mRNA形成特定多肽的过程）发生在核糖体（ribosome，一种大的RNA-蛋白质复合物，位于细胞核外的细胞质中）中，也会发生在线粒体中。在此之后是翻译后修饰的过程，包括**氨基酸**（amino acid）和多肽的化学修饰。蛋白质结构是多样化的，人们很难从核苷酸序列进行推断。

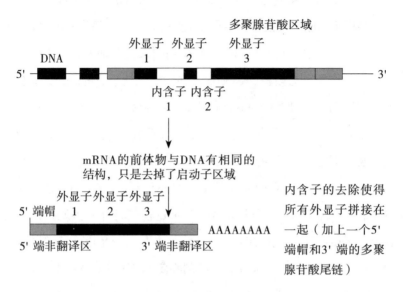

图7.1 转录的过程

来源：McGuffin et al., 2002.版权归牛津大学出版社所有，获许可使用。

从多肽转化成蛋白质的过程包含蛋白质的折叠，这对于蛋白质获得其功能是十分重要的。目前，蛋白质折叠的具体机制还没有被研究清楚，它在很大程度上受到基因的驱动，也受到细胞环境，特别是细胞膜内环境的影响。蛋白质的功能还受到不同蛋白质产物的交互作用的影响，而对于影响交互作用的因素，人们目前尚无很好的了解。在因果链的下层，蛋白质在基因调控的性状形成中起着重要的作用。不过在大多数例子中，我们还不清楚蛋白质是如何发挥作用的。最后这个步骤对于理解基因是如何影响行为是至关重要的，不过我们才刚开始关注这一点。中心法则是对基因如何工作的合理而简明的总结，但事实上并不是这么简单。从基因到最终的行为结果，是一个非常复杂的系统的过程，包括了一系列有规律的步骤，而且这个过程并不是一个单一的因果链，我们可以将其理解为基因会作用于很多心理特质和精神障碍。

在本节中，需要关注的重要信息有两个：第一，基因的转录过程受到许多其他的基因元素的影响（而在早先，人们最关注的是基因中能生成特定蛋白质产物的编码序列），一个基因的效应实际上是很多遗传因素共同作用的结果；第二，很多基因并没有在形成蛋白质产物中发挥作用，因此我们需要考虑这些基因的作用到底是什么（将在下文"'垃圾'DNA"的章节中具体讨论）。

基因表达

这个过程的复杂程度远不止如此。在同一个有机体中，所有细胞的基因组成都是相同的，之所以会产生不同类型的细胞（比如肝脏细胞、脑细胞、血细胞等），是因为在每个细胞中都只有部分基因进行了表达（基因功能激活），而且在不同类型的细胞当中，基因表达的模式是不同的。因此，一定存在一个机制来控制对不同组织中的特定基因进行选择性激活的过程。

这个机制包括上文提到的转录和翻译，以及表观遗传学机制中的甲基化（methylation）过程（见第十章）。在所有的细胞中，管家基因都会表达，因为它们负责一些基本功能，比如合成蛋白质；很多基因只会在特定的身体组织中表达，或者只在某一特定发育阶段表达。需要注意的是，相同的基因在不同的组织中可能会有不同的功能，这是因为不同组织中存在组织特异性启动子或者选择性剪切。基因表达的不同模式为一个基因具有不同效应提供了新解释。

基因表达的一个重要特点是，它可以受细胞外信号影响产生可逆的变化。DNA甲基化和组蛋白乙**酰化**（acetylation，两个相关的化学变化过程）是表观遗传学机制中的两个重要过程，通过表观遗传学环境可以影响基因的表达，而这两个过程是动态的，并且受到很多因素的影响。比如，在Diamond等人关于大鼠基因表达的研究中（Diamond et al., 1990），研究者使用糖皮质激素（glucocorticoid，一种类固醇激素，主要在压力应对和社会互动中发挥作用）调控多育曲菌素基因，该研究发现不同的转录因子会影响激素反应，基于不同的转录因子活性的模式，其效应可能是正向的也可能是负向的（从激素的角度解释压力影响的潜在机制；Meaney, 2001）。

在发育的早期阶段，所有的X染色体都是有活性的，但在细胞开始分化的时候，有部分X染色体就开始失活了。X染色体失活的控制中心位于13号染色体上，它可以控制X染色体何时开始失活以及持续的时间，决定X染色体的哪一部分失活。通常情况下，失活的X染色体将没有任何作用，但如果X染色体上有一个与异常性状有关的突变基因，这将变得非常重要。比如（我们在第六章提到过），比较罕见的雷特氏综合征，主要症状为大脑发育受损、智能缺陷、癫痫，最典型的症状是出现搓手的刻板动作，是由X染色体上的一个突变基因导致的。其症状表现不是一致的，从典型模式到非典型模式，虽然有一定的相似性，但存在显著不同。X染色体的失活在很大程度上可以解释这种表型变化。

虽然基因是整个因果链的开端，但是对于真正重要的基因的表达（或者说是信使RNA的表达），如果没有表达的过程，基因就不具有生物活性，无法发挥作用。不同于基因调控（发生在所有细胞中），基因表达在特定的身体组织和发育阶段中具有特异性，其区别在于遗传状态而不是基因序列。换言之，在基因表达的过程中，组成某性状遗传密码的DNA序列并没有改变，这也是称其为表观遗传学的原因，这种改变具有潜在的遗传性，可以传递给下一代，不过一般情况下不会发生遗传。表观遗传学对基因表达的影响是通过DNA甲基化（见第六章）实现的（Jaenisch & Bird, 2003），最好的例证就是基因组印记和X染色体失活。表观遗传学同样受到环境因素的影响，我们将在第十章对此进行更深入的讨论。

到目前为止，还没有在人类中验证表观遗传效应的研究。Petronis等人的研究提示了这种可能性（Petronis et al., 2003）。在该研究中，研究者比较了两对双胞胎血细胞中的多巴胺D2受体基因（receptor gene，该神经递质在精神分裂症中有非常重要的作用）启动子区域的甲基化模式，一对双胞胎中的两个人都患有精神分裂症，而另外一对中只有一人患病。结果显示，在只有一人患病的双胞胎组中，其甲基化模式的差异远大于共同患病组。因为取的是外周静脉血中的血细胞，所以甲基化的差异可能是来自偶然因素，而不是环境的影响，但后者的作用可能更加重要。这个研究结果在一定程度上强调了基因表达差异的重要性，这可能是致使具有相同易感基因（某些疾病或心理特质）的个体最终表现出不同的症状的原因。

需要补充一点，虽然在一般情况下，父本和母本的等位基因都会表达，但也有例外，这就是亲本基因印记的机制（见第六章）。类似地，X染色体失活包括了基因表达抑制的激活（见第六章）。

"垃圾" DNA

在分子生物学的传统概念中，虽然DNA是蛋白质产生系列过程的起点，但正是蛋白质的存在，才使得基因得以表现出其生物活性。要理解形成某些正常或异常表型的机制，需要先明确蛋白质的作用，蛋白质与其他蛋白质相互作用的情况，以及所有这些因素是如何共同作用于某一个结果的。事实确实如此，但是这一观点遗留了许多问题——关于基因的作用，有很多问题目前只得到了部分解决。

研究发现只有2%—3%的DNA会产生信使RNA，我们所面临的最突出问题就是，剩余的那些DNA到底有什么作用？直到不久之前，它们通常作为"垃圾"DNA被忽视，被认为是在进化早期遗留下来的，没有什么功能上的价值。这种观点逐渐受到大家的质疑（Eddy, 2001; Felsenfeld & Groudine, 2003; Gibbs, 2003 a, 2003 b; Nóbrega et al., 2004）。首先，研究发现有更大比例的DNA进行了转录，这和人们最初的设想是不同的。虽然蛋白质编码序列只构成了人类基因组的一小部分，但是实际上，基因组中有更大比例的基因进行了表达——尽管表达产物是非编码蛋白质的转录物。现在，我们又遇到了一个新的问题，如果这些转录物不表达成蛋白质，那么这些RNA表达的作用是什么呢？目前看来，它们也许是监控系统的重要组成部分。复杂有机体内有两个截然不同的基因运作系统：第一个主要负责具有实际功能的部分（主要负责产生蛋白质）；第二个则用于控制运作进程（控制转录过程）。换言之，那些非编码RNA在转录过程中也有非常重要的作用，比如，非编码RNA在X染色体失活和基因组印记中都有十分重要的作用（见第六章）。更令人惊讶的是，非编码RNA可能作用于某些疾病的形成过程，比如，在三十多年前首次发现的一类短肢侏儒症，就是由非编码RNA基因造成的，该基因也同样作用于这些侏儒症表现出的常染色体显性皮肤病。

假基因（pseudogene）是指那些不能生成功能完整的蛋白质的基因拷贝。然而，假基因是可能进行表达的，Hirotsune等人最近的研究提示，假基因可能作用于疾病诱发基因（Hirotsune et al., 2003）。研究者在该研究中使用了转基因大鼠，这些大鼠的基因会致使其无法发育，并伴有严重的骨骼畸形。结果显示，突变基因受到基因印记的调控。目前，我们还不清楚这种机制是否存在于人类疾病中，但是这个发现提示了假基因可能存在着更重要的作用，而不是像人们之前认为的那样。

现在下任何结论都为时过早，但有一点是非常明确的：基因的影响是一个动态的过程，受到很多潜在因素的影响。虽然DNA构成了基因的遗传信息，但是DNA的表达直接导致了表型的出现。因为大量的等位基因变异的存在，因为基因之间的交互作用比之前想象的还要大，因为表观遗传学机制可能有很大的影响力，因为一个基因可能会形成多个蛋白质产物，这种种原因解释了一个基因的功能多样性。这个动态的过程迫使我们去重新思考一个更基本的问题——基因到底是什么。这些新发现并没有动摇基因最基本的、极其重要的作用，但确实推翻了之前基因论者推崇的观点——基因以一种非常简单的方式发挥着作用。

如此少的基因为什么会有如此大的效应

令很多人感到十分惊讶的是全基因组测序发现，基因的数目是很少的，这令很多人感到十分惊讶，目前还没有一个非常确切的数字，但大致的数目是在20,000—25,000个之间。乍一看，我们会感觉有很多，但是如果考虑到基因在整个人体结构和功能中起到的作用以及基于大脑的结构和功能所产生的复杂的思维运作，这个数目看起来就太少了。一个基因决定一个神经元的活动是完全不可能的，因为神经元的数目远远超过基因的数目。

基于这样的考虑，Ehrlich和Feldman开始怀疑基因对行为的重要影响，他们有以下三个主要观点：第一，他们认为没有足够的基因来负责个体的众多行为特质中的大量变异（Ehrlich & Feldman, 2003）。然而，关于个体基因和行为之间特定关系的预先假设（是一个错误的观点），完全没有考虑多基因之间相互作用的重要性。第二，他们认为不可能将基因的作用和环境的作用区分开，因为两者之间有交互作用。然而，通过合理的实验设计可以近似估计出在特定时间、特定人群中的个体变异在多大程度上受到基因或环境的影响（见第三章）。他们认为即使有很高的遗传度，也不能排除环境的巨大影响，这一点是正确的，但这是所有遗传学家的共识。他们还对一些行为遗传学家的观点提出了正确的批判，这些观点包括：严重低估了基因和环境的交互作用和相关性（见第九章），忽略受环境影响的表观遗传学效应（见第十章）。第三，他们认为遗传数据不能说明因果过程。这个观点在一定程度上是正确的，如果只知道受基因影响的变异在人群中所占的比例，我们是没办法知道基因是如何起作用的。然而，通过分子遗传学可以解决这个问题（见第八章）。从数量遗传学发展到分子遗传学的意义十分重大，这提供了一个揭示因果过程本质的机会。

Ehrlich和Feldman关于基因对行为的影响的观点没有得到太多的支持。无论如何，关于人类是否拥有足够的基因来负责所有受基因调控的性状的疑问，确实需要一个答案。

目前，有几个相关的观点（Marcus, 2004）。

首先，基因不是决定性的，是以特定的概率形式存在的过程和方法，不会有非常确定性的结果。这一点在整个生物领域有很多证据。比如，人们熟知的大脑构建的过程——最初，大脑中有过剩的神经元，后来经过选择性修剪形成了一个可以精准运转的系统（Curtis & Nelson, 2003; Huttenlocher, 2002）。换言之，基因影响一般的运作模式，只能得到一个近似正确的结果，同时还有一个平行的基因系统影响调控这个过程，纠正最开始存在的一些错误，保证最终的生物产物成为预期的样子。

其次，因为不同组织特异性的基因表达和选择性剪接的存在（见上文），在不同个体中会产生一些不同但是相关的蛋白质，也就是说，蛋白质的数量会远大于基因的数量。

再者，基因通常情况下都是组合在一起发挥作用的。现有的遗传学研究提示，单个基因在影响性状的过程中只起到很小的作用，需要很多基因的共同参与，有的以辅助方式存在，有的起协同作用，有时需要比较特殊的基因组合。忽略这些细节问题，大部分的易感基因实际上都是在多个因果过程中发挥作用的。

另一个略有不同的相关观点是，在大脑中表达的基因，倾向于表达在很多不同的位置，每个位置负责不同的功能，也就是说，单个基因在很多功能中发挥着作用，这与之前的认识也是不同的。

通常意义上的基因的数目是指那些参与蛋白质产物生成的基因，但是这是一个过于简单化的错误认识。这是因为，每一个此类基因的转录、翻译和表达过程都受到很多其他基因的影响，也就是说，每一个包含在蛋白质产物生成过程中的单个基因都受到很多其他基因的影响，这就意味着存在大量的基因组合。

最后，与其他器官相比，大脑有很大的不同。在大脑中，大部分基因都进行了表达。基因的效应来自基因表达，而基因表达具有很强的组织特异性和时间特异性。在其他器官中，因为大部分基因只有一些特定功能，所以只会在少数组织中表达，但有60%以上的基因在大脑中进行了表达。所以说，与其他器官相比，大脑功能的复杂性与受到更大比例的基因的影响是对等的。

虽然，只有少数基因发挥作用的观点乍一看是可信的，但这确实是错误的。根据已有的证据，基因的数目和基因的功能并没有一个直接的关系。

人类、黑猩猩、大鼠和果蝇

如何定义不同物种之间的基因相似性和差异是另一个难题（Marks, 2002）。首先，在基因组中，基因数量的大小与物种的复杂性并没有非常明确的对应关系。我们又回到了这个问题——人类是否拥有足够的基因来实现其复杂功能。有趣的是，有机体的复杂性与不直接编码蛋白质的基因比例大小有很大的相关性。功能的复杂性在很大程度上依赖于那些调控基因表达过程的其他基因；只关注编码蛋白质的基因的观点太过狭隘。

但这并没有解决跨物种遗传相似性的问题，在这其中，存在两种不同的概念。众所周知，同卵双胞胎具有完全相同的基因，而异卵双胞胎只分享了50%的基因（见第三章）。乍看起来，这十分不合理。但又存在一种说法，认为人类与黑猩猩分享了98%的基因，人类与黑猩猩的相似性怎么可能大过兄弟之间的相似性呢？原因在于这是两个完全不同的概念。100％和50％的区别在于这里关注的是等位基因的变异，是指某个特定基因的不同变异，是个体差异的基因基础。而在整个人类的角度，人类有很多相同的基因，这些基因涉及直立行走、发声、语言，以及拇指的进化（能够抓握）。

而人类与黑猩猩基因的98％的相似性，所关注的不是作用于个体差异（在黑猩猩之间也有类似的情况）的等位基因变异，而且这与共享100％的基因的情况是不同的，有一些关键的基因决定了黑猩猩与人类之间的差异。同时，不仅基因发挥作用的机制在物种之间具有很大的相似性，而且某些特定基因的作用也是高度一致的。正是这种相似性，使得以大鼠为被试进行的分子遗传学研究的结果得以推广。虽然大鼠和人类在很多重要的方面有很大不同，但是这种相似性甚至存在于与人类有更大差异的果蝇当中。能够跨物种进行研究，这对于遗传学的发展是至关重要的——一个物种的研究结果通常适用于其他物种，当然也存在一些差异，而这些差异可能有很重要的意义。因此，在跨物种研究基因对行为的影响时，人们需要非常认真地考虑该行为是否具有可比性，最典型的例子就是在考察那些其他物种不具备的能力时（比如语言、思维方式等）所进行的研究。因此，想要为精神分裂症、自闭症等精神障碍找到一个合适的大鼠模型是很困难的。不过，在大鼠中验证这些疾病易感基因的作用还是可以实现的，因为通常其他物种也包含了这些基因。

小结

关于基因是如何发挥作用的，我们做出以下七点总结。第一，基因对任何性状和疾病都没有直接的作用。DNA决定信使RNA，并进一步决定蛋白质，但是蛋白质的实际功能受到折叠过程以及蛋白质之间交互作用的影响。迄今为止，我们对蛋白质产物如何影响表型（包括行为特质和疾病等）形成的了解还很少。第二，通过不同的机制，一个基因可能会有完全不同的效应（基因多效性，pleiotropy）。第三，在转录和翻译的过程中，有几种不同的DNA遗传因素，它们不直接参与编码蛋白质，但是影响着编码蛋白质基因的表达，因此，这些基因也有非常重要的遗传作用。第四，基因的效应依赖于基因的表达，而基因的表达特异于身体组织和（或）发育阶段。基因表达的过程受到很多因素的影响，包括其他基因、身体（心理）体验或者环境因素（见第十章）。第五，基因的效应会因为暴露在风险环境中和对于风险环境易感性的不同有所差异（我们将在第九章中讨论）。第六，虽然人们目前对基因协同作用的了解还是很少，但其作用可能是非常重要的。第七，不同物种间基因组织具有相似性，基于此，不同物种之间的研究（也包括人类遗传学研究）结果具有借鉴意义。

扩展阅读

Lewin, B. (2004). Genes VIII. *Upper Saddle River*, NJ: Pearson Prentice Hall.

Strachan, T. & Read, A.P. (2004). *Human molecular genetics 3* (3rd ed.). New York & Abingdon, Oxon: Garland Science, Taylor & Francis.

第八章　寻找并了解易感基因

数量遗传学关心的最基本问题是：遗传因素对群体变异的影响（尤其是对特异性性状和疾病的影响）更大，还是非遗传因素的影响更大？这些发现不是特别有趣，尤其在一些估计值精确量化方面，但它们又十分重要，研究者可以利用这些数据作为一个起点来研究更有趣、更重要的问题，增加我们对特异性性状和疾病的了解。我们所关注的分子遗传学不仅关心数量遗传学和环境影响，而且其更重要的任务是辨别个体基因，以便更好地阐释遗传效应。

连锁分析

目前人们常用的两种主要的研究方法是连锁分析和相关分析（Freimer & Sabatti, 2004; McGuffin et al., 2002; Plomin et al., 2003; Rutter et al., 1999 a）。这两种方法所依据的原理完全不同，各有各的优点和缺点。连锁分析关注研究是否存在基因位点（指染色体上特殊的部分）连锁遗传，而且这个基因位点与研究的性状有关。通常，研究者会选取那些具有已经有明确研究结论的特异性性状或疾病的双胞胎作为研究对象。当然也可以选取其亲属（Davis et al., 1996），但这种推广必须满足一些前提条件，也就是说，这些亲属必须有研究所关注的特殊性状。相反，我们不需要对那些不确定的性状进行研究。这些并不在我们的分析范围内。通过统计分析，我们就可以确定有特异性表达的双胞胎是否有相同的等位基因，从根本上预测他们表达这种等位基因的概率。基本原理是：如果有两个基因位点所表达的性状有明显共同遗传的趋势，我们就有理由推算两位点之间存在连锁效应。通常，我们用LOD值（log odds）衡量连锁效应，按照规定，LOD值大于+3，我们即可认为存在显著的连锁效应，而小于-2，我们则认为连锁效应不存在。由于这种共同遗传发生的概率很小，所以要明确判断连锁效应是真实存在的，而不是偶然现象，我们就需要有足够大的样本量。现在普遍用到的方法就是将不同研究中的样本进行合并（Freimer & Sabatti, 2004）。与关联研究相比（下文会介绍），特异性表达的双胞胎的连锁反应研究对于研究群体中的基因组成的差异有更强的敏感性。保证有足够多的遗传标记是非常重要的，这样也就保证了研究不会因为基因组覆盖范围的缺口导致假阴性结果。

通常的程序是将一整条染色体扫描，而不需要去关注任何一个特定区域。这个过程的实现应用了三种先进的技术（我们在第一章中已经讲过）。

第一种技术，我们需要用它去发现成千上万的多态性遗传标记基因（意思是在每个群体的标记基因都是多种多样的）。主要包括：限制性片段长度多态性（RFLP）方法的使用；微卫星的方法，微卫星由多个DNA序列的重复单元组成。最近，单核苷酸多态性（SNPs）的方法也给我们提供了一个更广阔的空间。

第二种技术是利用机器人帮助分析。遗传标记基因的识别是一个很费时费力的过程，现在已经被高效、自动化的方法取代，以荧光反应体系为基础，利用机器人可同时分析多个遗传标记基因，这样，人们就可以在短时间内完成大样本全基因组的扫描。

第三种技术是聚合酶链式反应（polymerase chain reaction, PCR）的使用，它可以针对特定基因序列进行快速扩增。

用患病亲属作为研究对象有许多优点。像前文提到的，第一，我们不需要猜测其遗传模式和外显率，只需要关注那些稳定的、可被有效测量的性状，我们不需要去决定是否要考虑那些不确定的性状。第二个重要优势在于，我们只需要检测几百个遗传标记基因，而不需要检测整条染色体，因为通过连锁现象，我们可以检测那些与易感基因相隔较远的遗传标记。

同时，这种方法也存在两个实质性的缺点。第一，如果想在大部分精神障碍样本中检测到易感基因，那就需要易感基因有足够大的效应。比如，10年前，要检测出一个一级亲属的易感基因，而该基因致使他有高出别人5倍的精神障碍患病风险，那我们就需要研究200对双胞胎；如果是高出别人2倍的患病风险，我们就需要研究700对。一些疾病有很高的遗传度，像自闭症、精神分裂症和双相情感障碍，在这些疾病中确定易感基因是比较容易的，因为患者一级亲属的发病风险要比普通人高出5倍。不过，高风险并不是统计的关键，我们关心的是哪个易感基因导致了这种高的发病风险。现在人们普遍认为，在多基因疾病中，易感基因对发病风险的影响很小（通常小于2倍，甚至小于1.5倍；Kendler, 2005 c），这一点还需要大样本量研究去证实。疾病的总体患病风险很高，但是这种风险是由许多基因共同作用产生的，不是由某一个基因决定的。第二，这种方法只能将易感基因定位在一个比较大的区域，换言之，在定位到包含着某易感基因的区域后，想要明确识别这个易感基因的位置是一个非常艰巨的任务，因为这段区域还包含着大量其他基因。

初看起来，在一个样本中发现显著的连锁反应现象是合情合理的。但是我们会发现，在文献中，有很多这样的显著结果，有一些没有被进行重复研究，而有些重复研究的结果很不确定或效应很小。为什么会这样呢？如果在某一位置确实存在易感基因，那么为什么别的样本中得不到同样的结果呢？造成这种状况的原因主要有三个。第一，在明确知道自己在研究什么的情况下，一旦得到一个显著结果，研究者可能会认为用一个相对较小的样本就可以证实它。但事实是，因为统计学的原因，想要重复之前的结果，需要较之前更大的样本量（Suarez et al., 1994）。因此，之所以有很多重复研究会失败，是因为缺少统计效力（也就是说样本量不够大）。第二，即使样本中的个体都是相关同质的，易感基因会使该样本中的个体发病率增加，那每个个体的表现也会是形色各异的。即使是单基因疾病也是这样的，比如，结节性脑硬化，其主要原因在于9号染色体或16号染色体上的一个基因。而在多基因疾病中，由于它是由多个基因共同作用导致的，所以处理起来就要复杂得多。换言之，就是需要排除遗传异质性。第三，当群体的基因组成或生活环境不同，或者二者都存在差异时，人们所得到的结果也是不一样的。比如，ApoE-4基因对晚发性老年痴呆发作有很重要的作用。在日本，该基因的携带者患病风险很高，欧洲人则处于中等水平，但是非洲血统的人患此病的风险很低（Farrer et al., 1997）。

怎么解决这个问题呢？除科学方法之外，最正确的方法就是通过重复实验，也就是说，不同的研究者在不同的样本中发现相同的结果。这比在任何一个单一的研究中发现显著的统计结果更为重要。或者是对有相似实验目的的研究进行元分析，在一个系统中将多个样本的数据进行结合，来看是否还能支持原有的结果。

多年以来，精神病分子遗传学包含了许多没有被重复的研究结论。值得庆幸的是，分子遗传学已经逐渐成为一种很重要的方法，以先前的研究发现为基础，人们已经开展了严格的检验（见下文）。

关联研究

另一种主要的研究方法是关联研究（association strategy），其原理与其他方法完全不同。研究重点在于比较那些有特异性性状（或疾病）的个体是否比正常对照组更有可能携带一些特殊的等位基因。换言之，这个方法就是去检测特殊的等位基因是否和特异性性状的表达有关系，是否会一起遗传。与连锁研究相比，这个方法有截然不同的优缺点：

第一，即使是作用很小的易感基因也能被发觉，这是多基因疾病研究十分关心的问题（Risch & Merikangas, 1996）。当标记基因与易感基因的位置很近，或者标记基因本身就是疾病的易感基因时，我们就可以选择这种方法。实际结果显示，得到关联分析的系统图谱所需要的标记图谱，其浓度是连锁分析中的10倍到100倍。

第二，因为关联研究需要很大数目的标记基因，这就存在一个主要的统计学问题，就是如何去定义统计显著的临界值，尤其是现在我们没有十分简洁的方法确定关联研究的古典概率，所以对任何一个研究中找到的关联，我们都需要与其他研究结果进行对照。因此，就会有相当大的风险在研究中出现假阳性结果。

第三，关联研究很容易出现群体分层（population stratification）

的结果。也就是说，在不同的群体之间，等位基因的频率往往有很大的差异，而导致这些差异的原因往往和所研究的疾病没有关系。因此，如果实验组和对照组来自不同的群体，研究者就很容易发现那些没有关联的因素。人们在文献中也会讨论这个问题的重要性，但实践和理论经常不能达成共识。有很多通过群体分层得到了错误结果的例子（Ardlie et al., 2002; Cardon & Palmer, 2003; Hirschorn & Daly, 2005），例如，有研究发现位于11号染色体的多巴胺D2受体基因和酗酒有关（Kidd et al., 1996）。

处理这种关联偏差的最好方法就是去分析特异性表达的孩子和他的父母。主要原理是比较父母传递给孩子等位基因的概率和没有传递的概率，找到三人中拥有全部易感基因的那个人，我们就可以确定之间的关联。第一个此类方法是由Falk和Rubinstein设计的单体型相对风险（HRR）方法（Falk & Rubinstein, 1987）。目前，这种方法已被传递不平衡检验所替代，因为后者能同时检测连锁效应和关联研究（父母是杂合子）（Spielman & Ewens, 1996）。相信在不久的将来，会有新的方法出现（Hirschorn & Daly, 2005; Wang et al., 2005）。

基因库

因为关联研究需要相当多的标记基因才能进行基因筛选，所以需要花费很大的财力、物力，相比之下，双胞胎的连锁效应研究就要容易得多。另外，统计学问题也是关联研究需要考虑的。因此，使用基因库解决基因筛选问题就成为一个非常好的选择。通过检测和分析，把所有研究的特异性表达的样本DNA都放在一起形成一个单一的数据库（Barcellos et al., 1997; Daniels et al., 1998），之后再把父母和子女的数据分开进行研究，以避免群体分层的偏差。虽然用这个方法去实现群体分类会遇到很多技术问题，但事实证明，这种方法很有效。另外，这个方法的缺点在于其前提假设是所有的等位基因差异会作为一个整体，影响个体的性状变化或者疾病的发生。比如，自闭症的易感基因有很多，有的可能与语言和交流障碍有关，有的负责情感交流，还有的与重复、怪异的行为有关，但是这些无法在一个分析中进行。这一点也适用于其他性状和疾病。目前，我们还不清楚易感基因是在不同的方面都有作用，还是只影响疾病的某一方面。这个问题确实需要进一步探讨。同时，基因库不能解释由不同基因位点共同作用而产生的效应（Hirschorn & Daly, 2005; Sham, 2003; Wang et al., 2005）。

　　前文提到的三个缺点，最严重的可能就是会导致假阳性的结果。第四个缺点则恰恰相反，是其可能会引起假阴性结果。如果某一个特定的等位基因总是被与研究性状关联在一起，那么通过实验组和对照组的比较，就会有比较好的结果。然而，如果有大量的特异性等位基因，也就是当存在等位基因异质性（不同的等位基因变异存在于不同的群体中）时，情况就不同了。但事实上，通常都是这种情况。

数量性状位点的研究

　　将连锁研究和关联研究的方法应用于连续变量的研究，对于研究的长远发展是很有益处的。这些相关的易感基因就被称为数量性状位点（QTL, quantitative trait loci; Plomin et al., 1994, 2001）。下面，我们将从概念、实证研究、统计三个方面介绍发展数量性状位点研究的原因。

从概念上来说，精神障碍患者表现出的异常行为大多是数量性状，而非质量性状，我们在第二章中谈及基因表型的概念时已经提到过。即使一种疾病因为严重到急需治疗而被划分为定性的分类变量，其发生仍然是基于连续分布的、多维的风险因素。比如，心肌梗死（心脏病）显然是一种质量性状疾病，因为它包括心脏的结构损坏，而且经常引发死亡。另外，某一个基因不可能引发心脏病，事实上，遗传因素的影响是连续的、多维的，比如胆固醇水平、凝血能力、血压等。正是基于类似的考虑，人们才将数量性状应用到许多精神障碍研究当中。

实证研究发现，很多精神障碍受到气质特征的中介调节，这提示了QTL方法的重要性。例如，神经质人格对广泛性焦虑症和抑郁症的影响（Kendler, 1996）。

从统计学的角度来看，与分析分类数据相比，连续的变量的统计分析往往会有更大的统计效力，这也支持了QTL方法。当然，这个优势主要依赖于一个正确的基本假设，这个假设应该包括多个维度，每个维度都是可靠的，并可以被有效地测量。例如，研究者一直在努力探寻评价自闭症儿童社交互惠问题的多维度测量方法，正如我们在第四章中提到的，有很多证据证实了更广泛的表型概念存在的必要性，但我们还不确定其与正常水平的差别有多大，目前还没有找到一个合理的方法来区分自闭症中的社交困难与精神分裂症、反社会行为或者社会性焦虑中的社交障碍。尽管如此，一旦我们找到可靠的、有效的测量方法，问题就可以从本质上得到解决了，QTL方法就会得到广泛使用。

将连锁研究和关联研究的基本原理应用到数量性状研究中，与用在分类变量中时基本相同，但是有一个很重要的细节是不同的，那就是用数量性状的方法研究双胞胎连锁反应时，研究的双胞胎所表现的性状应该是不同的，而不是说双胞胎两个人都表达为特异性性状（Eaves & Meyer, 1994; Fulker & Cherny, 1996; Risch & Zhang, 1995）。这个方法已经成功被应用于阅读障碍领域（我们在下文会讲到），但是到目前为止，我们还不知道这个方法在其他的精神障碍中能得到多少成果。

单体型的方法

单体型（haplotype）就是指位于一条染色体上紧紧相连的遗传标记基因常常一起遗传，也就是说，即使发生重组也不容易将它们分开，结果就是它们会被共同遗传给下一代。现在人们提出的一种理论是：相较于单个遗传的基因位点，单体型的易感基因会更稳固地在一起遗传，这在关联分析的病例对照研究中很容易被检测到（Sham, 2003）。单体型方法的赞成者和反对者都大有人在，不过很显然，这种方法出现假阳性结果的风险很大。

分子遗传学方法论的弊端

如上文中提到的，在寻找多因素性状和疾病风险基因的过程中，研究者经历了很多次失败。已经有很多证据证实，这是一个非常困难的研究领域。

首先，人们有必要考虑一下基因分型出现错误的可能性。有些人倾向于认为实验室测量通常是有效而可靠的，但这并不是一个安全的假设。在少数几个探讨基因分型错误的研究中，人们发现基因分型的错误率并不是可以被直接忽略的，如果将其应用于常用的测量方法中（单体型传递不平衡实验），可能会引发非常高的错误率（Cardon, 2003; Knapp & Becker, 2004）。在连锁分析研究中，Cardon指出，当基因分型的错误率只有0.5%时，一千对双胞胎的LOD值会从3.0降低到2.0；当错误率是1%时，LOD值会降低一半以上；当错误率是2%时，一个真实存在的基因位点就可能根本检测不到。

其次，要考虑统计效力。正如上文提到的，重复研究通常需要比先前研究更大的样本量（Cardon, 2003），显然，目前大部分研究的样本量都很小。目前的一个解决办法就是通过元分析将不同的样本进行结合。

再次，要考虑基因特异性。正如上文所讨论的，这种情况是一种常态——几个不同的基因，或者相同基因的多个等位基因都可能会表达为相同的性状，但到底是哪一个基因在起作用，具有很大的不确定性。

需要进一步去考虑的问题还包括在不同研究中，同一个性状被定义为不同概念，或者使用了不同的测量方法的可能性。

最后，分子遗传学领域被一些没有根据的言辞所困扰，比如声称某些方法是唯一可接受的研究策略，它能够解决所有关键问题。Spence等人拒绝接受这些谬论和假象，而且劝诫大家要用怀疑的态度对待某些专家的言论，鼓励大家多创新，并认识到多重互补研究的价值（Spence et al., 2003）。

除了这些，在整个科学领域中存在的方法论弊端都是需要注意的。任何研究结论，只有在得到其他研究者用独立的样本重复之后，我们才可以称之为确信无疑的结果。因此，下面介绍的一些研究结果中，我们将把重点放在那些已经证实的结果上，尽管其本身还不完善。只有当基因的蛋白产物被识别，并在动物模型上显示出其对某些表型的影响，而这些表型在人体上是平行存在的，此时的研究结果才有实际意义。这些都是研究者近期将要面临的问题和困难。

单基因疾病

早期分子遗传学在精神障碍研究中的应用，相当大的比例都是研究遵循孟德尔遗传规律的单基因遗传病。这种做法是很合理的（Rutter, 1994），若要将单基因疾病的研究方法应用到多基因遗传的疾病中，就需要进行很大的改进，而几乎所有的精神障碍都是多基因疾病，只有很少的精神障碍是由一个基因引起的。所以，在讨论多基因疾病之前，我们先来看一下单基因疾病。

雷特氏综合征

雷特氏综合征第一次得到大家的关注源于Hagberg发表了一篇重要文章，文章中报告了该病的一系列症状——尽管这些症状已经在1966年的一本德国杂志上被描述过，却被大家忽视了（Hagberg et al., 1983）。雷特氏综合征是一种十分罕见的疾病，因为该疾病只在女孩中发病，而且很少发生家族遗传。患者出生时发育正常，通常在6—18个月时起病，表现为头部生长迟缓、有目的的手部运动的丧失、对周围的环境无兴趣（最初的表现与自闭症相似）、动作刻板（最典型的是洗手的动作）以及过度呼吸。最明显的症状是智力低下并伴有肌张力低下（逐渐变差）和癫痫发作。尽管大多数雷特氏综合征都是散发的，出现在一个没有家族史的家庭中，但Huda Zoghbi和她的同事通过认真分析四个有雷特氏综合征患者的家庭，将研究的重点放在位于X染色体上与疾病相关的一个基因上（Amir et al., 1999）。他们的研究很成功，研究结果被发表在1999年的一篇文章中。其他的研究者也很快证实了这个结果，他们发现了相同的突变基因，正是这个基因导致了这种散发的遗传疾病。人们接下来要做的就是确定这个基因到底是如何发挥作用的，以及是如何引发这些疾病症状的。目前，研究者已经成功建立了与人类高度相似的动物模拟模型，这对于研究该基因是如何影响机体的生物功能具有非常重要的意义（Shahbazian et al., 2002; Guy et al., 2001）。

随着科学的进步，这些重要发现引发了一系列新的问题。第一个问题就是这个疾病是否完全由遗传因素影响，而与环境因素没有任何关系。一方面，研究者在动物模型中将致病基因完全敲除，但是该综合征仍然存在，这与人类中的结果应该是一致的。另一方面，现实中存在着一些实例，一些女性本身具有这个突变的基因，并将基因传递给了她的孩子，但她本身并没有表现出雷特氏综合征的症状。关于这个现象，我们可以用X染色体失活来解释，也就是说，在所有的女性体内，通常有一条X染色体是失活的（详见第六章和第七章）。显然，在没有发病的女性携带者中，突变基因刚好位于失活的X染色体上，而另一条则是高表达的正常X染色体。随后的研究表明，很多严重的临床症状变异都可以由X染色体失活来解释。这提示了虽然基因突变通常会引起典型的、严重的神经精神症状，但还存在更多的非典型变量影响着这些症状（Shahbazian & Zoghbi, 2001）。比如，在一些雷特氏综合征病例中，患者看起来更像普通的智能障碍，有时也比较像自闭症。此时就产生了新的问题：这种罕见的疾病会不会与其他疾病有关系？对于这个问题的答案，人们目前还不清楚，这种可能性还需要进一步的研究。自闭症谱系障碍的大样本分子遗传学研究发现，只有很少的自闭症谱系障碍患者拥有雷特氏综合征的致病基因，但这不足以否定它们可能有相似的因果关系（Zoghbi, 2003）。

早发型常染色体显性阿尔茨海默病

虽然典型的阿尔茨海默病一般都是在老年期发病，但是很早就有案例表明，患者在40—60岁的阶段也是有可能发病的。这个少见的早发型病症属于常染色体显性遗传病，也就是说，这类疾病可以通过单个基因完全遗传给后代（Liddell et al., 2002）。

研究者们重点关注与这类阿尔茨海默病发病机理相关的基因。除此之外，还有另一条线索，据观察，患有唐氏综合征的人更有可能出现阿尔茨海默病。唐氏综合征患者的21号染色体发生了突变。至此，研究者锁定了三个基因：21号染色体上的淀粉样前体蛋白基因以及14号和1号染色体上的早老素基因。这些基因已经被证实会影响早发型阿尔茨海默病的病理生理过程。与雷特氏综合征一样，这些结果都已经在转基因小鼠中得到了证实，换言之，当诱发小鼠产生相应基因突变时，老鼠就会表现出相应的病理状态。与雷特氏综合征的研究思路相同，接下来的问题就是要研究这些基因是否作用于更普通的多因素变异，进而导致这种疾病在老年期高发。结果显示并不是这样的，不过，因为这种罕见的早发型阿尔茨海默病的大脑病理变化与常见的晚发型阿尔茨海默病十分类似，这在一定程度上提示着两者可能具有相似的病理生理基础。

值得注意的是，即使是完全遗传的疾病，也可能是由多个基因突变共同引起的。比如结节性硬化是一种神经性疾病，患者通常伴有精神问题，这种疾病已被证实是由9号染色体或16号染色体上的基因突变造成的，这两种突变的临床症状非常相似。因为自闭症谱系障碍是这种病的一种神经并发症（Smalley, 1998），研究者就想知道，这是否意味着引发自闭症的易感基因就位于9号染色体或16号染色体上。根据目前的证据，这种猜测可能是错误的。自闭症的产生可能是结节性硬化引发的大脑变化导致的，并不由某个基因位点的突变直接作用。目前的研究发现，如果在结节性硬化患者的颞叶发现结节（疾病的主要特征），并且患者表现出智能障碍或者癫痫的早期症状，则患者可能同时患自闭症（Bolton et al., 2002）。所以，虽然结节性硬化中的基因定位并不能用于寻找自闭症的易感基因，但对于自闭症的研究还是很有帮助的。

多因素疾病

阿尔茨海默病

罕见的早发型阿尔茨海默病（我们在上文中已经提到）是一种常染色体显性遗传病，研究者对此病有很大的兴趣，不是因为它能解释阿尔茨海默病的病因（事实上，它不能解释），而是因为它提示了淀粉样沉积可能是导致阿尔茨海默病的部分原因，这一点对理解该疾病的基本因果关系有很大的帮助，并且得到了转基因小鼠模型的证据支持。虽然，转基因小鼠模型的结果与在人类中检测到的结果并非完全相同，但这足以证明大脑变化会对记忆能力造成不良影响。在更为常见的晚发型阿尔茨海默病中，研究者并未发现引起早发型阿尔茨海默病的三个易感基因。此外，根据目前已知的证据，这两种阿尔茨海默病患者的大脑变化几乎完全相同，相信这些研究结果有助于人们更好地理解晚发型阿尔茨海默病。

早发型阿尔茨海默病是由基因直接决定的，晚发型阿尔茨海默病则与此不同，它是一种多因素疾病，基因在其中发挥着重要作用，但只是其中的一部分。1993年，研究者发现了一个与晚发型阿尔茨海默病相关的脂类代谢基因（Strittmatter et al., 1993）。具体来说，这个特殊的基因变异（ApoE-4）增加了个体的患病风险，这个现象已经被许多研究者重复发现。然而，研究发现，ApoE-4基因的作用存在种族差异，这在日本人中的效应非常大，而在非洲裔美国人群体中的效应很小（Farrer et al., 1997）。ApoE-4基因影响阿尔茨海默病发病的具体过程，我们目前尚不清楚，但它很有可能与大脑改变的过程有关系。有趣的是，ApoE-4基因可能会提高大脑损伤后的恢复困难的风险（Saunders, 2000）。也就是说，遗传的风险效应包括对大脑损伤的非特异性负面影响，而不针对某一特定形式的痴呆（Freimer & Sabatti, 2004; Liddell et al., 2002）。

此外，ApoE-4基因与正常老化过程中认知功能的退化有关，在无症状个体的磁共振成像结果中也发现了变化（Bretsky et al., 2003; Small et al., 2000）。尽管研究已经充分证实ApoE-4是阿尔茨海默病的风险因子，但将其称之为易感基因可能并不合适，因为ApoE-4在阿尔茨海默病的风险评估中没有扮演任何角色（Scourfield & Owen, 2002）。因此，想要使ApoE-4作为易感基因被完全接受，人们还需要很多证据。

精神分裂症

在很长一段时间内，寻找精神分裂症易感基因的过程进行得十分缓慢，但是目前已经有很多重复研究证实了一些易感基因的存在，比如神经调节素-1基因、肌养素结合蛋白基因、调节蛋白基因（GRS-4）以及儿茶酚氧位甲基转移酶基因（COMT; Glatt et al., 2003）。而且，其中三个基因有相关的转基因小鼠模型。另外，研究者还发现了一些其他基因与精神分裂症有相关性，但还没有十分确凿的证据。在每一个病例中，已知的易感基因只能解释精神分裂症症状的很小一部分，而且一些研究结果还存在争议。不过，有些结果看起来还是比较可靠的（Elkin et al., 2004; Harrison & Owen, 2003; O'Donovan, Williams & Owen, 2003）。比较有趣而重要的发现是，那些神经递质基因可能是导致精神分裂症的原因。这些基因的发现对生化通路和分子机制的研究很有益处，而这两方面的研究也十分值得关注。长期以来，人们一直认为精神分裂症与双相情感障碍是两种完全不同的疾病，但现有证据发现了它们之间的一些相似性，这两种严重的疾病可能受到部分相同的遗传因素的影响（Badner & Gershon, 2002; Cardno et al., 2002; Levinson et al., 2003; Hattori et al., 2003）。而这两种疾病的不同之处在于，与双相情感障碍相比，精神分裂症与神经发育异常有更大的关系。也许，这两种疾病的不同来自环境的影响。

注意缺陷多动障碍

双生子研究证实ADHD（详见第五章）主要受遗传因素的影响，患者多表现为反应异常兴奋，因此研究者在寻找易感基因时，比较关注与多巴胺神经递质系统有关的基因。研究者通过关

联研究和连锁研究发现，有两个基因可能会增加ADHD的患病风险
（Asherson et al., 2004; Faroane et al., 2001; Thapar, 2002），并且已经
得到其他研究者的重复验证，这两个基因分别是DRD4（多巴胺受体
基因）和DAT-1（多巴胺转运体基因）。第一次全基因组扫描的结果
显示，这两个基因都是阴性基因（Fisher et al., 2002）。重复和元分
析（把多个研究结果放在一起进行统计分析）表明，这个结果很有
可能是准确的。另外两次全基因组扫描的结果显示，在第16、17、
5、7和9号染色体上都存在着相关的基因位点，但是这两次扫描的结
果并不一致（Bakker et al., 2003; Ogdie et al., 2003）。通过结合多个
样本的关联分析，研究者发现了一个显著的但效应较小的微卫星，
位于DRD5基因附近；这个只能用于解释注意力不集中的和混合类型
的ADHD，不能解释异常兴奋或冲动。

　　这些研究结果都很有价值，但是我们还有很多需要去做的。第
一，这些遗传变异只能解释ADHD形成的一小部分原因。第二，相
关的基因不仅与ADHD有关，还与成瘾行为以及不同的个性特性有
关（Reif & Lesch, 2003）。特别是，有些基因位点被明确证实与阅
读障碍和自闭症谱系障碍有关。第三，这些基因在疾病因果通路中
的具体作用，人们还不清楚。基于目前有限的实验依据，Castellanos
和Tannock认为ADHD可能存在与多巴胺系统有关的认知缺陷，这就
为基因的影响构建了可能的通路（Castellanos & Tannock, 2002）。
这些理论可能是合理的，但我们还需要用严格的方式进一步去
探索。

阅读障碍

　　阅读障碍是第一种被明确基因定位的心理障碍，由Smith和他的

同事完成（Smith et al., 1983）。欧洲和北美的几个研究团队也有相似的研究发现，他们一共发现了6个相关的不同基因定位。在大约20年间，研究者们遇到很多困难，没有真正地识别任何一个特定的易感基因，但是现在的情况已经改变了。科罗拉多的一项研究表明，当个体的智商高于平均水平时，6号染色体的数量性状位点和阅读障碍有很强的相关性，在这种情况下，数量性状位点会影响个体阅读能力的很多方面（Knopik et al., 2002）。在一个大规模的关联分析中，研究对象是来自英国和美国科罗拉多州的双胞胎（Francks et al., 2004），实验结果表明，在12%的被试中发现了位于6号染色体的数量性状位点的风险单体型，它会影响很多与阅读相关的认知能力（尤其密切相关的认知能力），但是没有对IQ产生影响。有趣的是，这个单体型在编码蛋白质基因多态性（比如基因突变）上不存在差异，这可能是因为单体型的作用涉及基因表达的过程。

自闭症

自闭症易感基因的研究进展与阅读障碍基本一致。也就是说，在不同的染色体上，研究者们已经多次发现可能相关的基因位点，但还没有确定确切的基因到底是什么（Folstein & Rosen-Sheidley, 2001; Rutter, 2005 d）。现在，人们已经发现，一些特定的基因，在引发自闭症的过程中可能起了一部分作用（Gharani et al., 2004; Ramoz et al., 2004），但是这一点还没有被再次证实。有两个对此比较感兴趣的研究：其中一项研究显示，基因会参与小脑的发育（这在小鼠的研究中已被证实）；另一项研究则显示，这个基因参与ATP（三磷酸腺苷）的产生，而这些ATP是大脑细胞发挥作用时所需要的（Ramoz et al., 2004）。在这两项研究中，这个基因都是通过调

控其他的基因来发挥作用的，而非自身直接携带某种功能或者直接
导致功能失调。

特定性言语（语言）发育障碍

特定性言语（语言）发育障碍表现为语言能力发育迟缓，其他
方面发育正常，没有明显导致语言发育迟缓的原因（比如，失聪、
智能缺陷或者患有某种精神障碍）（Bishop, 2001; Bishop, 2002 a,
b）。在语言获得的阶段，如何将患者从正常人中区分出来，是一个
非常实际的问题。不过，也存在一些临床上有明显症状的患者，长
时间的追踪研究发现，这些患者表现出了实质性的损伤，而这些损
伤通常会持续到他们成年（Howlin et al., 2000; Clegg et al., 2005）。
尽管这些疾病被认为很特殊，但已经有很多证据表明，至少与更严
重的发育性疾病相比，它们对心理功能的伤害远大于对语言的伤
害。显然，这不是某一种单一的疾病，区分单纯的口语语言输出障
碍和儿童语言理解障碍是十分重要的。另外，这种疾病还有一个很
重要的亚群，其主要的问题是儿童缺少理解语言上下文的能力，患
者在词汇的使用上不存在太多问题，但在社会交流中会遇到很多
障碍。

通过对一个特殊的家庭进行研究，研究者获得了遗传学上的第
一个突破。在这个家庭中，有许多严重而罕见的言语（语言）疾
病，有的患者存在发音上的问题，有的患者不能很好地协调面部和
舌头（Fisher, 2003）。这些病例遵循着常染色体显性遗传规律，并
且被发现主要是由Fox蛋白基因（标记为FOX-P2）的突变导致的。
疾病在这个家庭高发的原因可能是在胎儿大脑发育的关键时刻缺
少足够的功能蛋白。研究者现在感兴趣的是这个基因可能对更广泛

的特定性言语发育障碍或者自闭症起着重要作用。事实上，早期的研究已经否定了这一想法。但是，在一个全基因组扫描研究中，在16号和19号染色体上的特定区域发现了十分显著的关联位点（SLI Consortium, 2004）。更有趣的是，这些位于16号染色上的关联位点也存在于三个与阅读相关的研究中，这个结果表明，语言和阅读障碍的易感基因有一部分是相同的，这与流行病学中认为两者之间存在联系的事实相一致。到目前为止，人们还没有找到具体的易感基因。

人格特质

在1996年发表的两项研究中，研究者首次研究了特异性基因突变和人格特质的关系，这个研究涉及多巴胺D-4受体基因以及一些新的探索。这篇文章发表之后（Ebstein et al., 2003），一些研究成功重复了这个结果，也有一些并没有发现两者之间的关系。这种不一致的结果经常出现在多因素性状的分子遗传学研究中，因为每一个因素的效应都很小，不过，这些研究还是很有意义的（Reif & Lesch, 2003）。被研究的人格特质不仅包括感觉寻求特质，还包括ADHD以及成瘾行为。在同一年（1996年），有另一篇文章报告了5-羟色胺转运体启动子区域对于基因转录的影响与情绪性以及神经质的关系（Lesch et al., 1996）。同样，随之而来的也是不一致的重复结果。这很可能是基因与环境的交互作用导致的（见第九章）（Caspi et al., 2003）。另一个有趣的报道是关于DRD4基因和依恋行为的关系的（Lakatos et al., 2002），令人惊讶的是，孩子年龄很小时所表现出来的特质就和其抚养环境有关，另外一个研究组没有重复出该结果（Bakermans-Kranenburg & van IJzendoorn, 2004）。在Lakatos

等人的研究中，研究者没有发现紊乱型依恋存在相同的效应，也没有发现与安全型依恋（最正常的依恋关系）相关的等位基因存在遗传（Gervai et al., 2005），这引发了很大的不确定性。现在讨论这个研究能否站住脚还为时过早，我们还不能确定是基因独立发挥作用还是其与不同的环境相互作用的结果。这个对其他神经递质基因以及与各种人格特质相关的基因的研究也提供了非常有意义的线索。然而，除了5-羟色胺转运体基因的研究，人们仍存在很多疑问，因为相关元分析的结果并不显著（Munafò et al., 2003）。从理论上来说，基因对人格特质的影响是非常重要的，而且与精神障碍的患病风险有关，但是数据显示结果并不确定，基因只能解释所研究性状的个体差异的一小部分。未来的研究应该在更好地理解基因-基因以及基因-环境交互作用的基础之上进行。

药物滥用

有研究发现，与酒精代谢有关的基因变异，是增加中国人和日本人酗酒风险的重要原因（Heath et al., 2003），这一发现很好地证明了基因对药物滥用的影响。人体ALDH-2（aldehyde dehyrodenase）基因的特定变异会导致饮酒后出现非常典型的脸红症状，有这种基因的个体对酒精的依赖性很低。而这种基因在纯欧洲血统的个体上几乎找不到，因此它无法解释欧洲原始居民对酒精的依赖性。然而，这种机制给我们提供了更普适的启示。首先，这种基因突变效应是保护性的，而非破坏性的。

认识到基因既有益又有害是很重要的。比如，在癌症研究领域，癌症发生的原因可能是存在引发癌症的某些基因，也可能是因为缺少能抑制癌症发生的基因。值得注意的是，基因会和环境发生交互作用。比如在日本，没有酒后脸红症状的女人相比男人来说，发展为酗酒的可能性更小，这是因为日本男人会因为来自社会的压力而聚在一起喝酒，但是女人聚在一起喝酒是不被社会接受的。一个更加有趣的现象是，在酒精依赖形成的不同阶段，基因的影响也是不同的：有突变基因的个体会有脸红反应，相比其他人来说，他们不会大量饮酒（因为这种脸红症状令人很不愉快）；但是在那些已经大量饮酒的人中，这个变异会增加（而非减少）出现并发症的风险。

目前，已经有很多研究试图寻找非亚洲人群中与酒精依赖相关的基因，现有证据证明，在4号和11号染色体上存在特定的相关区域（Ball & Collier, 2002）。不过目前人们还没有发现确切的易感基因，但终有一天，人们肯定会发现。

基因可能是通过影响个体对特定药物（如尼古丁、酒精、可卡因）的代谢和反应来影响药物依赖的，这个假设看起来很有道理。药物滥用的动物模型同样把重点放在了对特定药物的敏感性上（Crabbe, 2003）。但是，对特定药物的敏感性的影响显然不是基因影响的全部，这是因为有药物滥用问题的人大多数会使用多种药物，而非只使用一种。因此，我们很有必要去关注与冒险行为和其他一般特质相关的易感基因，而非仅仅关注对特定物质的反应，这也是个体特质研究的潜在价值。

社会联结

目前人们还没有找到与人类社会联结和抚养方式有关的易感基

因，但是动物研究给了我们很多重要的启发。Tom Insel和他的同事做了一项很有趣的研究，他们将多偶的山区田鼠和单配生殖的草原田鼠进行对比，结果发现两者之间的主要差别存在于催产素和抗利尿激素分子受体的基因表达模式上（第七章）（Insel & Young, 2001; Young, 2003; Young et al., 1999）。研究者在小鼠出生前敲除其催产素基因，结果发现这些小鼠无法记住其他的动物；在成年鼠的恰当脑区注射激素，则发现这可以改善其记忆能力。这种遗传差异主要依赖于负责激素感受性的基因启动子部分，而非基因本身，即使在草原田鼠身上，这个基因启动子也存在着个体差异。当然，人类最重要的问题是如何适应性地去选择依恋关系和夫妻关系，目前，我们还不清楚人类获得社交记忆的能力与社交行为是否有关。现有研究已经很好地从与社会联结的分子遗传学研究转向研究可能存在的作用机制。遗传学研究需要进一步推动对影响行为的生物学基础的了解（我们将在第九章详细介绍）。

遗传药理学

在治疗方面，存在一个经久不衰的研究问题：即使服用特别有效的药物，其药效仍然会存在个体差异——包括有益的效果和不良的副作用两个方面。在过去十年的研究中，许多分子遗传学研究都在检验导致个体差异的特定基因的效应（Kerwin & Arranz, 2002; Aitchison & Gill, 2003）。所研究的基因涉及药物的新陈代谢（可用于估计药物的最佳服用剂量），以及与精神障碍相关的神经递质药物的影响（确定患者更适合使用哪类药物）。目前，我们还难以实现为每个患者提供个性化治疗。在这方面的研究虽然取得了一些进展（尤其是在药物的新陈代谢方面），但仍处于起步阶段，想要将其应用于临床实践，还需要更多的研究证据（Nnadi et al., 2005）。

内表型

早期精神障碍的分子遗传学研究的基本假设是，基因作用于特定的某一类精神障碍。正如我们看到的，这些过于简单的假设在不断地被修正：基因通过作用于导致精神障碍的重要生化通路引发精神障碍——这看起来更加合理一些。因此，人们的研究兴趣集中于神经递质功能的相关基因，一些精神障碍遗传学家认为将"内表型"的概念用于分子遗传学研究，将会带来很大的益处（Gottesman & Gould, 2003）。内表型是指一些特定的功能，它比普通的诊断症状更接近于遗传效应，但也属于诊断症状的一部分，可能包括某些认知功能或生理功能。内表型概念的使用是十分重要的，但其真实作用的大小还需要实践进行检验。

小结

一旦确定一个基因与某些行为特质或疾病相关，人们就可以认为这个基因存在于这一特质形成的因果机制中——这个假设在某种意义上可能是正确的，但事实上，其相关可能缺少特异性，并不像看起来那样存在着直接的关系。需要记住一点，基因并不会编码任何特定的行为，当然，基因会编码特定的多肽，进而形成蛋白质，而这些蛋白质组成的化学产物，刚好作用于导致精神障碍症状的通路中（详见第七章）。鉴别个体的易感基因是理解致病通路的重要步骤，因此，现在出现的或被证实的阳性结果都是十分重要的。要保持一种积极的心态去面对已有成就和它潜在的价值，但有五点必须要注意。第一，基因会编码一些间接相关的多肽，但没有作用于主要的因果链上；第二，不仅存在由多基因共同作用的蛋白质，而且单基因决定的蛋白质也会受到许多其他遗传因素的影响（详见第七章）；第三，环境因素会影响到基因的表达——最主要的就是影响功能基因的表达（详见第十章）；第四，遗传效应会受到环境交互作用的影响（详见第九章），因此，对因果通路的理解必须涵盖对交互作用的认识；第五，即使已经完全了解了主要的基因通路，我们仍然需要考虑那些在行为特质或疾病的形成过程中可能存在的其他影响因素（Kendler, 2005 b）。当然，这些因素的影响会受制于基因的作用，对它们的理解需要更多地依赖于细胞化学层面的知识。

扩展阅读

Freimer, N., & Sabatti, C. (2004). The use of pedigree, sib-pair and association studies of common diseases for genetic mapping and epidemiology. *Nature Genetics*, 36, 1045–1051.

McGuffin, P., Owen, M.J., & Gottesman, I.I. (Eds.) (2002). *Psychiatric genetics and genomics*. Oxford: Oxford University Press.

Plomin, R., DeFries, J.C., Craig, I.W., & McGuffin, P. (Eds.) (2003). *Behavioral geneticsin the post genomic era*. Washington, DC: American Psychological Association.

Wang, W.Y., Barratt, B.J., Clayton, D.G., & Todd, J.A. (2005). Genome-wide association studies: Theoretical and practical concerns. *Nature Reviews – Genetics*, 6, 109–118.

第九章 基因－环境交互作用

　　至少在那些非遗传学家中，存在着一个对于基因的理解的过时观点，他们认为一个特定的基因突变与某一病症或特质的出现有直接的关系。即使对于单基因疾病（完全由一个基因突变引起的疾病）来说，这一观点也是过于简单的。正如我们在第七章中讨论过的，基因发挥其作用是一个复杂的动态过程，受到很多背景基因和基因组中非编码基因（不产生特定蛋白质）的影响。即使是在单基因疾病中，基因表达的过程也具有非常大的变异性，我们在第四章中已经提到过这一点。表型效应不只依赖于遗传基因，还受到在特定身体组织和时机中基因表达模式的影响（见第七章）。而环境经验对于基因表达的影响具有重要且持续的效应（见第十章）。另外，表观遗传效应虽然没有改变基本的DNA序列，但确实改变了基因的表达和效应。在本章中，我们将关注几类更广义的基因－环境交互作用。

交互作用的概念

　　在探讨关于基因－环境交互作用的研究结果之前，我们有必要先来澄清一下，"interplay"（相互影响，相互作用）和"interaction"（相互影响，相互作用）这两个词的意思是相同的，这两个词已被滥用于各种不同的情况，引发了很多疑惑和无意义的争论。一些科学家已经评判了行为遗传学家试图将基因和环境的影响分别进行量化的行为，他们认为在所有的效应中都有两者的参与（Gottlieb et al., 1998; Meaney, 2001），他们正确地指出基因的影响一定是基于环境背景而发挥作用的，而那些认为基因效应可以完全独立于环境的观点是十分荒谬的。同样，环境必须作用于某个有机体，而有机体的组成必然受到作用于有机体特征的基因的影响。正如我们在第三章中提到的，行为遗传学家是承认这些观点的，他们意识到遗传度的估计依赖于特定人群和特定历史时间。然而，即使碍于这个限制，能够定量分析基因对个体差异（存在于某些心理特质和精神障碍中）的影响也是很有意义的。基于一些双生子研究、领养研究和家庭研究中的重要结果，我们可以区分并定量基因（G）和环境（E）对某些重要特质产生影响的相对强度（详见第四章）。

然而，在面对一些实验证据时，我们要非常谨慎。近亲繁殖动物（具有某些不同的基因型）可能会表现出一些行为差异，但这些差异既不是来自其他背景基因的影响（Gerlai, 1996），也不是来自实验室条件的影响（Crabbe et al., 1999），或者实验中血缘差异的影响（Cabib et al., 2000）。某研究发现，一段时间的食物短缺会改变受试动物对于兴奋剂类药物的反应的基因血缘差异，这提示着基因-基因以及基因-环境交互作用都有很大的影响。

鉴于我们已经明确知道基因和环境效应是共同存在的，所以我们要回答的下一个问题是，在某种意义上，其中一个的效应是否独立于另一个（基因的影响是独立于环境背景的，而环境的影响也不依赖于特定基因易感性的存在）。如果事实如此，那两者的效应就应该是简单的叠加，也就是说，综合考虑基因和环境的效应，和单独考虑这两个因素的效应，然后再进行相加的结果应该是相同的。不久之前，大部分研究者都认为这是正确的，这种说法甚至得到了一些研究结果的支持，但是，正如我们现在所看到的，质疑声已经越来越多。

最明显的可取代叠加效应的现象是协同交互作用（或其对立面——一个因素的效应会因为另一个因素的存在而降低）。在特定的环境中，基因的效应可能会增大或者变小；同样，环境的效应也会因为某些特定易感基因的存在或缺失发生变化。二十世纪七十年代，人们在统计问题上存在着很多争议，包括对交互作用的研究（Greenland & Rothman, 1998）。这些争议主要来自两群人的观点冲突——一些人从生物学角度将交互作用概念化，另一些人则坚持直接将统计中的交互作用用于多变量分析（Rutter & Pickles, 1991）。另外，因为统计学中的交互概念［乘法交互作用模型（在对数尺度上进行测量）；加法交互作用模型］无法被直接迁移，这也引起了一些混乱。我们将在下文讨论统计学方面的实际意义。本章中对于基因－环境协同交互作用的讨论是基于生物学背景的，需要被与统计学中的交互作用区分开，其原因我们将在下文进行讨论。另外，因为此处关注的是生物学意义，所以我们将主要关注已经明确测量的基因位点变异与环境风险因素之间的交互作用。这种方法与传统行为遗传学策略形成了鲜明对比。后者将基因和环境作为黑盒子中的匿名变量（Moffit et al., 2005 & in press），探讨其可能存在的交互作用，通过双生子研究、领养研究和家庭研究推断基因和环境的效应，只能得到一般的总体上的基因效应，而不是单个基因的效应。

遗传度的种群变异性

有一种基因－环境交互作用，关注的是遗传度的种群变异性。近年来，已经有很多研究发现，处于优势环境中的个体，其基因会有更大的效应，而处于劣势环境中的个体，其基因的效应较小（Button et al., 2005; Rowe et al., 1999; Turkheimer et al., 2003）。图9.1展示了Rowe等人在研究中发现的模式，这个模式有时会被称为基因-环境交互作用（这在一定程度上对我产生了误导）。统计分析确实发现了显著的交互作用，但这个交互作用是存在于整体的遗传效应和一定的环境特点之间的，不指代某些特定的基因，也不意味着基因影响着环境易感性。

不过这一发现在一定程度上提示了遗传度的估计具有人群特异性，这一点是非常重要的。在大多情况下，正如我们在第四章中提到的，不同环境中遗传度的估计具有较高的稳定性，当然，在有些情况下，总体基因效应的大小在不同环境中具有很大的变异性。目前只有少量研究验证了人群遗传度变异性存在的可能性，因此对其进行进一步研究是很有必要的。

让我们来考虑几种可能存在的情况。

第一，除极端环境条件以外，基因的效应都足够大，比环境的影响有更主导的地位。以唐氏综合征和自闭症为例，将父母受教育水平作为抚养环境质量的判断标准，人们发现环境对于智商水平的影响具有很小的变异性（Fombonne et al., 1997）。问题的关键在于，染色体异常使患者的IQ水平在总体上呈现降低的趋势。当然，唐氏综合征或者自闭症患者的IQ水平在一定程度上也受到多基因和环境因素的影响（在正常范围内影响IQ水平）。而那些在慈善机构长大的严重智能障碍的儿童，其IQ受到更多的环境影响（Tizard, 1964），在这种交互作用中，人们所关注的环境变异性依赖于有没有与唐氏综合征有关的染色体异常。

第二，极端环境风险因素的效应很大，以至掩盖了一般的多基因效应。典型例子是在英国双生子样本中发现的，出生过早的早产儿（至少提前8周）的认知能力较少受到基因的影响（Koeppen-Schomerus et al., 2000），分析发现，过度早产对于个体的早期认知表现有非常强的环境调节负性效应，与正常出生的儿童相比，基因的效应是很小的。

第三，特定环境条件下的遗传变异性只是基因或环境有效范围内的变异的总和。

我们可以得出一个初步的结论：基因变异的效应依赖于环境因素（在其他研究结果中被证实）。其中可能存在的机制有待进一步研究，交互作用本身并没有明确指出因果机制中的方向性。

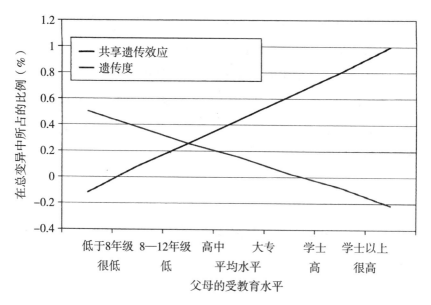

图9.1　在父母教育水平不同的情况下，基因和环境效应的关系

来源：Rowe et al., 1999。版权归Child Development所有，

获Blackwell出版公司许可使用。

特定环境因素对基因表达的影响

近年来，有越来越多的证据证实特定的环境影响基因在某些身体组织（包括大脑的某些部分）上的表达（Cameron et al., 2005; Meaney, 2001; Weaver et al., 2004）。该领域的很多科学家，以及一些其他学科的评论者都谈到过基因-环境交互作用的效应（Abdolmaleky et al., 2004; Kramer, 2005）。这种效应显然有重要的生物学意义，包括了某个特殊基因以及在某个特定发育阶段的特定环境因素。这些发现十分重要，我们在第十章中有更详细的讨论。然而，这些发现更多地被理解为经验作用于基因所带来的效应，而不是一个交互的过程（环境的效应受到基因多态性的调节）。对基因表达的影响不是直接作用于特定的基因位点的，没有真正影响到基因序列，属于表观遗传。在这种情况下，环境的效应不依赖于是否存在某特定位点变异，而是影响着基因的表达。这是一个非常重要的新兴研究领域，目前已有的很多结果影响着我们理解问题的方式，比如，环境效应对于有机体的影响以及早期经验的长期效应的生物机制，我们将在第十章中讨论一些主要的发现。

基因影响个体接触特定环境的机会

基因-环境交互作用存在的另一种形式是基因会影响个体经历某些特定的风险性或保护性环境因素的可能性（Plomin et al., 1977; Rutter & Silberg, 2002）。行为遗传学家倾向于认为这种基因与环境的相关性反映的是基因作用于环境经验的个体差异。从生物学角度来思考这个问题，可能是一种误导。现有研究结果显示，孩子本身及其父母的行为都会调节基因的效应（Ge et al., 1996; O'Connor et al., 1998）。图9.2显示了Ge等人领养研究中关于这一效应的发现（Ge et al., 1996）。那些具有反社会人格障碍或者有药物依赖、酗酒等行为的父母，他们的孩子被领养后，领养父母倾向于表现出更严厉的抚养方式。进一步研究发现，这是由孩子的破坏性行为引起的，孩子的破坏性行为激发了不良抚养方式的出现。需要注意的是，抚养方式还受到父母二人关系的影响，同时，母亲的抚养方式会影响孩子的行为，反过来也会受到孩子行为的影响。

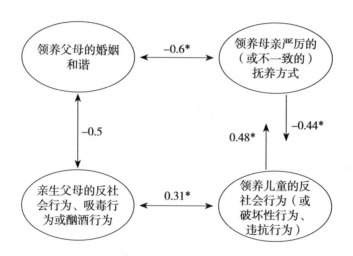

图9.2 亲生父母的不良行为，通过孩子受基因影响产生的行为，
中介影响着领养母亲的惩戒措施
来源：Ge et al., 1996.

同样，父母的基因会影响其行为，而这些行为在塑造抚养环境的过程中有十分重要的作用。区分基因对行为的影响和基因对环境的影响是很有必要的，因为基因对行为产生的影响，会反过来使个体塑造或者选择不同的环境。这是基因发挥作用的一个非常重要的间接过程，应该得到更多的关注，我们在"基因-环境的相关性"这一节中会进行更细致的讨论。已经有大量证据证实基因会影响个体接触环境风险因素的机会，但令人惊讶的是，人们并没有发现与特定环境相关的基因（Moffitt et al., in press; Rutter, Caspi, & Moffitt, in press）。对此感到惊讶是很合理的。研究者对此的解释是：基因并不直接影响环境，而是通过影响行为，来塑造和选择环境；寻找编码特定环境的基因也许是毫无意义的，因为本来就不存在。人们反而应该更加关注父母及孩子的行为是如何影响孩子在环境中的体验的，而对基因的寻找也应该关注那些作用于行为（而不应该是环境）的易感基因。

统计学上的基因-环境交互作用

在行为遗传学领域，交互作用的核心概念已经成为一种描述统计现象的方式——通常被称作"背离相加性"（Boomsma & Martin, 2002; Eaves et al., 1977; Plomin et al., 1988）。但这个称呼有一点误导性，之所以这样说，是因为它只关注对数尺度的乘法模型（Greenland & Rothman, 1998; Rutter & Pickles, 1991）。我们用实例可能更容易说明白这一点，图9.3展示了Brown和Harris的研究结果。

数据关注的是两个环境因素（易感因素和诱发事件）之间的交互作用，但是使用的统计模型与基因-环境交互作用是完全相同的。如图9.3所示，在没有易感因素和诱发事件时，抑郁症的基本发病率低于2%（在此前已经研究过）；当只出现诱发事件时（没有易感因素），发病率上升为17%；相反，如果只有易感因素，是不会发病的。如果符合加法模型，当两个条件同时出现时，发病率应该为17%，而在乘法模型中，发病率上升到43%，这远高于实际情况，Brown和Harris使用恰当的统计方法（Brown & Harris, 1978），发现交互作用有显著的统计学意义（Tennant & Bebbington, 1978）。而他们的批评者使用了另外一种检验乘法交互作用的方法（基于比率和对数尺度），并没有发现显著的结果。我们从图9.3中可以看出，虽然易感因素自身没有任何效应，但它会增加诱发事件的效应。这个交互作用在多大程度上被其他研究者证实，不是我们在这里需要关心的，这一点也适用于统计学。这些都是当时热议的话题，但是大部分争论都遗漏了一个关键点——这里用到了两种完全不同的统计交互作用模型，所有的推断都有合理的统计基础，但是它们有概念上的不同，并且需要不同的统计方法。从方法论的观点来看，这些争论是一个很好的提示：统计交互作用的效应在很大程度上依赖于变量测量方法（用到哪一类测量尺度；Brown et al., 1991）。

用于基因－环境交互作用的传统乘法模型有另一个严重缺陷（Heath & Nelson, 2002）：模型要求基因和环境必须都是变化的，如果其中一个不变，就不存在交互作用（Rutter, 1983; Rutter & Pickles, 1991; Yang & Khoury, 1997）。这在表面上看是很合理的，但不适用于生物学概念，在很多生物的基因－环境交互作用当中，环境是一个普适条件，在不同个体之间没有实质性的差异。最典型的例子是苯丙酮尿症（PKU, phenylketonuria），这是一种典型的孟德尔遗传疾病，基因突变使得个体无法保存从食物中摄取的苯丙氨酸，并引起严重的智能障碍。基因的风险完全受到基因－环境交互作用的影响，但并不存在乘法统计交互作用，因为环境不具有变异性。这一点同样适用于在感染流行区域内受基因调控的疟疾发作（Aidoo et al., 2002; Hill, 1998 a）。

基于以上原因，将基因-环境交互作用定义为一个特定的统计数值是不合理的。当然，生物概念也需要被统计量化，但我们需要选择合适的量化方法。在此，我们关注的是特定基因位点的变异与特定环境之间的交互作用，我们将在下文进行详细讨论。在对基因-环境交互作用的概念进行了如此详尽的铺垫之后，我们可以来探讨一下基因与环境的相关性和交互作用的相关研究结果。

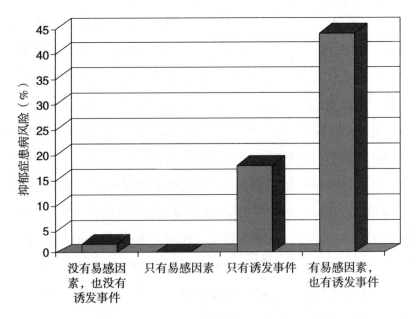

图9.3　易感因素和诱发事件的交互作用对于女性抑郁症患病风险的影响

来源：Brown & Harris, 1978。

基因－环境的相关性

正如我们在第四章中提到的，基因的重要作用是使个体经历风险性或保护性环境的可能性具有个体差异，这个作用主要通过两种方式实现，并且这两种方式都包含了基因与环境的相关性（Scarr，1992）。这种相关性分为"被动（passive）相关""主动（active）相关"和"回应的（evocative）相关"三类（Plomin et al., 1977）。所谓被动相关是指父母不仅给后代传递了风险基因，也提供了相应的风险抚养环境。要说明这种情况，我们先从行为水平入手可能会更容易一些。比如，几年前，我和我的同事对比了同一地理区域内的两类家庭，一类家庭是一方或双方家长患有某种形式的精神障碍的家庭，另一类家庭是双方家长都未患病的家庭（Rutter & Quinton，1984）。结果发现，患病组中的家长倾向于对孩子表现出不和谐、冲突的、高批判的甚至敌意的行为，换言之，父母精神障碍的存在与高风险环境相关。从这个研究的（包括其他类似的）结果可以看出，父母的特质与其可以提供给子女的抚养环境是高度相关的。当然，父母的特质不是完全由基因决定的。而与家庭不和谐和冲突相关的精神障碍在更大的程度上受到基因的影响（见第四章）。这说明基因－环境相关性的存在。

想要更明确地证实基因－环境相关性的存在，需要用到一些基因敏感性实验。已经完成的实验得到了比较一致的结果。比如，双生子－家庭联合研究显示，父母的反社会行为与不良的家庭功能之间存在基因相关性，但也存在着环境调节因素，比如家庭对孩子反社会行为风险的适应（Meyer et al., 2000）。换言之，父母的基因提高了子女经历风险环境的可能性，而风险环境又包括了作用于子女的环境调节风险因素。这些发现提出了遗传因素发挥作用的一种间接方式，在这个过程中，基因并没有直接影响孩子的行为，但是通过改变孩子经历特定（风险性或保护性）环境因素的可能性，间接地影响着孩子的行为。

主动相关和回应的相关是两种不同的方式。虽然基因的效应也是间接的，但其效应还是很大的。所谓主动相关是指随着孩子逐渐长大，受遗传影响的行为将作用于环境（Rutter, Caspi, & Moffitt, in press）。出现这种情况的原因是显而易见的，那些花很多时间用于阅读的儿童，比那些把相同的时间用于运动和练钢琴的孩子，将有更多的机会从课本中获取知识。孩子选择何种活动，在一定程度上受到基因的影响（也受到教育的影响）；受基因影响的倾向性和兴趣会使他们拥有不同的经历。

基因-环境回应的相关与前两者的不同在于其效应不在环境选择上，而在于引发其他人的不同回应上。和成年人一样，儿童与他人交往的能力也是有差异的，有的人表现得幽默、有同情心、关心他人，而有的人则会与他人争吵，会激怒、排斥他人。这种情况不仅会影响他们结交朋友的能力，也使他们很难维持已经建立的关系，他们可能在短时间内就会崩溃。如果从考虑不同的基因-环境相关性所发挥作用的差异出发，我们很容易将主动相关和回应的相关划为一类，这也是因为这两种形式的效应很难被区分开。

纵向研究可以很好地说明儿童行为对环境的影响，这种影响在其成年期中有普遍而持久的效应。比如，在最早的纵向研究当中，Lee Robins比较了同一地理区域内两组中年人的生活，一组人在童年时期接受过儿童心理治疗，而另一组没有接受过（Robins, 1966）。一个主要的比较是在童年时有反社会行为和无反社会行为的两组男性之间进行的（如图9.4），结果比较戏剧化，那些曾表现出反社会行为的男孩，在成年期一直受到严重且持久的环境压力的影响，包括频繁更换工作、缺少朋友、多次离婚、失业、缺少社会支持等，而这些成年期的压力是抑郁症发病的诱发事件。

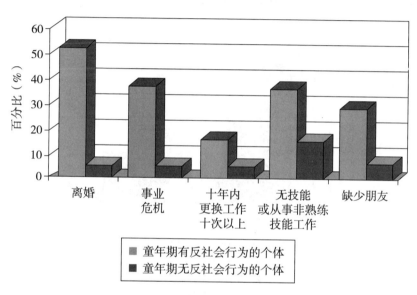

图9.4　儿童行为与父母社会心理压力或逆境的关系

来源：Robins, 1966。

在Lorna Champion和她同事的研究中也有类似的结果（Champion et al., 1995）。这是一个在伦敦的持续了18年的，从个体10岁持续到其28岁的追踪研究。儿童在10岁的行为是通过标准化的教师问卷评定的。对于他们成年期的环境，研究者主要关注的是那些具有长期效应的重大生活事件，通过George Brown和Tirril Harris提出的方法进行评定测量。同样，这些生活压力事件（急性的或慢性的）也会激发抑郁症状。结果显示，儿童在10岁表现出的行为与成年期的负性生活经历有很大的相关性，特别是儿童期反社会行为，这在一定程度上还与情绪困扰有关（如图9.5）。

　　正如基因–环境的被动相关所显示的，儿童行为会对他们所经历的环境产生很大的影响，但是我们无法定量基因影响行为的程度，想要达到这个目的，也需要基因敏感设计。

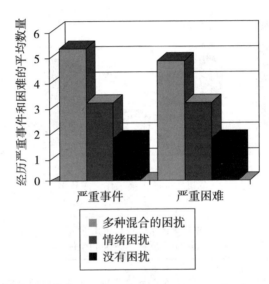

图9.5　女性在成年早期十年内的不同类型的困扰、经历过的不同类型的严重事件和困难的分布情况

来源：Champion et al., 1995。

　　领养研究提供了一个非常好的模型，因为个体完全与其亲生父母（提供基因）分开，由领养父母提供抚养环境。O'Connor等人使用科罗拉多领养项目的数据检验孩子出生血统对于领养家庭提供的抚养环境的影响，结果显示那些亲生母亲有反社会行为的儿童，在其领养家庭中得到消极养育的可能性更大（如图9.6）（O'Connor et al., 1998）。这是为什么呢？研究指出，是儿童本身的破坏性行为发挥着中介作用。具体来说，出生于有反社会行为家庭中的孩子更倾向于表现出破坏性行为，而破坏性行为进而激发了领养家庭的消极养育。需要注意的是，我们不能过度夸大基因在这个效应中的作用。有研究发现，即使孩子的亲生父母没有反社会行为，那些有破坏性行为的孩子也会引发消极养育。换言之，这种驱动力来自孩子的行为，而这种行为只受到基因的部分影响，其他研究也有类似的发现。

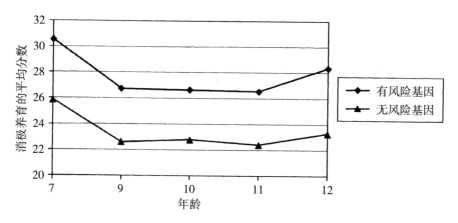

图9.6　领养儿童的基因状态与领养父母的消极养育之间的关系
来源：O'Connor et al., 1998。版权归APA所有，使用获许可。

当然，我们也不能认为这种效应是决定性的。比如，Riggins-Caspers等人的研究结果显示，与高风险条件不同的是，在低风险环境中，孩子的问题行为不存在激发效应（Riggins-Caspers et al., 2003）。这样看来，当生物风险（在这里指有血缘关系父母的异常行为）更容易激发被领养儿童的问题行为时，领养父母只有在儿童表现出异常行为或是遇到困难时（提供环境风险）才会对这些行为表现出严格的管束倾向。我们还需要更多证据来支持这一结论，但这提示了社会背景会影响激发效应。

在结束基因与环境的相关性这个主题之前，我们有必要考虑一下这种现象存在的普遍性和重要性。已有证据明确表明，几乎所有可以人为选择和控制的环境都在一定程度上受到基因的影响（见第四章）。比如，关于离婚的可能性，可控的环境包括家庭不和谐、对孩子的消极态度、更大范围的急性或慢性生活压力事件。当然，有一些生活经历是个体不可控的，比如，社交圈中某些个体的死亡，这类事件几乎不受基因的影响。当然，还有很多这类自然的或人为的疾病，目前有关这方面的研究还比较少。一方面，个体是否会遇到这些极端事件，很少受到基因的影响；另一方面，个体还有选择是否待在这种环境中的权利。

不过分强调基因效应对环境风险暴露的个体差异的作用是非常重要的。一方面，基因的效应不是决定性的，在大多数情况下，它只决定了总体差异中的一小部分。另一方面，其效应是真实存在的，而不仅仅是统计学意义上的显著。从已有的研究结果中，我们可以得出两个结论：第一，基因效应对于多因素特质的影响在很大程度上是间接的，其直接影响的是个体接触到某些环境风险因素的机会。换言之，基因对于性状的作用是由其影响的环境因素中介调节的，人们并未发现其对性状的直接影响。第二，明确知道有来自环境的风险因素作用于特质的形成过程，也就是说，基因对特质或者障碍的影响是受环境调节的。大量研究显示，一部分与风险特征（比如消极的生活经历、家庭冲突、父母离异等）相关的风险效应是受到基因调节的。在大多数情况下，环境的调节作用占主导地位，但人们也不能忽视基因的调节作用。

基因－环境交互作用

基因－环境交互作用指的是个体接触到风险环境的可能性依赖于个体基因，反过来，环境经验调节着基因对于健康或者疾病的效应。换言之，基因对性状的影响不存在直接的路径，而是通过改变对于某些特定环境风险的易感性间接发挥作用的。在一段时间之前，许多行为遗传学家认为基因－环境交互作用比较罕见，而且很不重要，因此，他们在研究基因效应的时候通常会直接忽略基因－环境交互作用（Boomsma & Martin, 2002; Plomin et al., 1988; Wachs & Plomin, 1991）。然而，从很多方面来看，这都是一个从根本上错误的假设。目前的一个基本假设认为，所有与疾病相关的基因和在病因中有作用的环境因素之间存在着普遍的交互作用。然而，从生物学意义上来看，这是很不可思议的，因为很少有数据支持这一点。它受到质疑的另一个原因在于，通过统计学基于乘法模型来检验基因－环境交互作用是否具有统计学意义上的显著性有很大的局限性。

那么，是否有支持基因－环境交互作用的理由呢？有四个非常重要的理由：

第一，进化理论中的一个基本概念——自然选择，指的是基因参与了有机体适应环境的过程，而同一物种的不同有机体应对环境变化时的反应是不同的，这种不同就包括了受基因控制的个体差异。简言之，应对环境时的遗传变异构成了自然选择的原材料（Ridley, 2003）。

第二，个体水平的生物发育包括对发育形成早期环境条件的适应（Bateson & Martin, 1999; Gottlieb, 2003）。在关于早期经验影响生物发展的著作当中，作者提供了相关证据（Rutter, in press b），提出人类的发展是一个依赖于环境的过程，基因不可能不参与调解这个过程（Johnston & Edwards, 2002），而发展的结果不包括心理健康和心理障碍的变异性也是不现实的。

第三，人们在人类和动物研究中都发现，不同个体在应对不同的风险环境时存在很大的个体差异，而这种反应的异质性受到了神经病理学（甚至是最严重的精神创伤）中所有已知的环境风险因素的影响。想要证明反应异质性不受基因的影响，需要满足一个假设：虽然基因影响着生理和心理功能的各个方面，但是对环境的反应却在基因影响的范围之外。这显然是不可能的，而且已经有证据推翻了这个假设（Kotb et al., 2002）。此外，还有一些基于弹性概念的研究也反对这一假设。研究发现，在应对环境风险中表现出来的个体差异与个体本身具有的气质、个性、认知功能等有关，而这些都在一定程度上受到基因的影响（Rutter, in press c）。

第四，在躯体疾病的研究中也有很多支持基因-环境交互作用的证据。比如，在心血管疾病中，弗雷明汉心脏研究的数据显示，高膳食脂肪摄入会不会引发高密度脂蛋白胆固醇浓度异常，是由肝脂酶（HL, hepatic lipase）基因启动子的多态性所决定的（Ordovas et al., 2002），新的研究已经再次验证了这一结果（Tai et al., 2003）。另一项研究发现，吸烟者是否会发展为冠心病依赖于脂蛋白脂肪酶以及载脂蛋白E-e4（APOE4）的影响（Talmud et al., 2000; Humphries et al., 2001），而APOE4的基因-环境交互作用也已经被验证（Talmud, 2004）。在一个易卒中型高血压的研究中，那些摄入高盐食物的大鼠，是否会表现出高收缩压，取决于血管紧张素转化酶（ACE, angiotensin-converting enzyme）的基因多态性（Yamori et al., 1992）。

在一个低出生体重儿的研究中，在怀孕期间吸食烟草的母亲是否会导致新生儿体重过低取决于两个负责代谢的基因——CYP1A1和GSTT1基因的多态性（Wang et al., 2002）。在痴呆类疾病的研究中，有头部创伤史的个体是否会发展出阿尔茨海默病，并在大脑中出现β-淀粉样蛋白沉积，受到APOE基因多态性的影响（Mayeux et al., 1995; Nicholl et al., 1995）；对于雌性激素与认知下降的关系也是这样的（Yaffe et al., 2000）。在口腔疾病中，吸食大量烟草是否会引起牙龈疾病取决于Interleukin 1（IL1）基因多态性（Meisel et al., 2002），此结果也被重复研究证实（Meisel et al., 2004）。

总之，传统观点大都支持基因-环境影响的叠加效应，显然，这个假设需要被推翻。当然，我们不能忽略的是，在有些（可能很多）情况下，环境对精神病理学的影响是通过不同的因果通路实现的，而不是像基因效应那么简单。而且总会存在一些例外的情况。因此，在今后的研究中，人们有必要考虑不同的基因-环境交互作用存在的可能性，并且使用恰当的实验设计（Tsuang et al., 2004）。

与基因-环境的相关性相似，在基因-环境交互作用领域，最初就有一些关于在应对不同环境风险因素方面存在个体差异的证据，主要是通过非基因研究得到的。人类和动物研究都发现，不同个体在应对各种环境风险因素时（包括传染病、身体极限、营养失调、心理逆境和心理压力等）存在很大的个体差异，甚至在非常恶劣和极端的环境下，这种差异仍然存在。比如，我们的儿童领养研究（研究对象是被领养到英国家庭的罗马尼亚政府遗弃儿童）就很好地说明了这一点。在被领养以后，这些儿童都出现了非常明显的发展性康复，但是那些经历了两年以上严重制度剥夺的儿童，其认知功能有不可逆的损伤。然而，即使在这种极端的情况下，也存在着非常明显的个体差异。一些儿童从儿童期就一直表现出严重的智力发育迟缓，一些儿童却表现出了良好的认知功能。当然，这种巨大的个体差异可能只是反映了基因的效应，与环境剥夺没有关系。此外，我们发现，11岁儿童智商成绩的发展（相比年龄更小的时候）情况，在经历过严重剥夺和没有经历过严重剥夺的两组孩子中没有差异。所以，基因的主要作用在于影响制度剥夺易感性的个体差异。

相比争论其合理性或寻找不同的解释，我们应该更多关注定量的遗传学研究策略。Kendler等人使用非常巧妙的策略从双生子数据中推断出个体水平的基因效应，其基本逻辑是这样的（以成年早期的抑郁症患者为例）：如果双胞胎中有一人患有抑郁症，其孪生兄弟（姐妹）也发病，研究者就可以推断存在较高的基因效应，因为他们拥有完全相同的基因（Kendler et al., 1999）。这从逻辑上来看是十分合理的。相反，我们发现，在一些同卵双胞胎中，存在一人患病，而另一人不患病的情况，这就提示了较低的基因效应。但是存在一个争议。如果同卵双胞胎的两个人中有一个没有发展为抑郁症，那就说明基因的效应是很小的；使用相同的逻辑，我们可以推断，在异卵双胞胎中基因的效应处于中等水平。但是研究结果显示（如图9.7），双胞胎在经历严重的负性生活事件之后，有较高遗传效应的会表现出更大的患病可能性，而遗传效应较小时，患病率也最低。这明确指出基因效应至少在一定程度上通过对风险环境易感性的影响发挥着作用。

Jaffee及其同事使用了一个基本相同的实验设计来验证类似的问题——虐待儿童与反社会行为的发展，也发现了相同模式的结果（如图9.8），这再一次验证了基因效应至少在一定程度上通过对风险环境易感性的影响发挥着作用（Jaffee et al., 2005）。

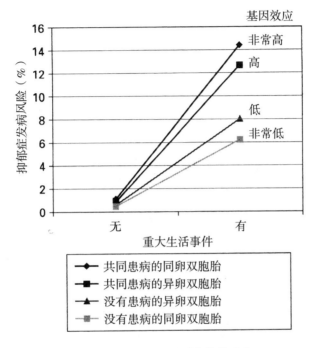

图9.7　基因效应对生活事件的反应

来源：Kendler et al., 1998。版权归Pharmacopsychiatry所有，

获Thieme New York许可使用。

　　领养研究也为基因－环境交互作用提供了证据（Cadoret & Cain, 1981; Cadoret et al., 1995 b）。该研究对部分可测量的领养抚养环境（与亲生父母无关）的效应和已被验证受基因影响的特质进行了比较。抚养环境没有被和基因影响混淆在一起，亲生父母具有的风险因素和抚养环境也是分离的（虽然生物风险包含了产前的影响以及基因的影响）。Cadoret等人发现，不良的抚养环境对于那些没有生物风险的个体来说，不会引发其攻击行为和行为问题，而且交互

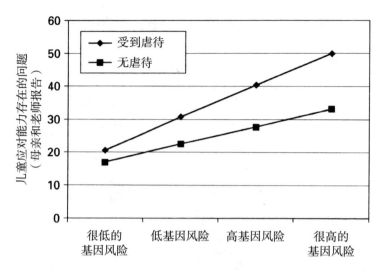

图9.8 不同程度基因风险和有无身体虐待对儿童应对能力的影响
来源：Jaffee et al., 2005。

作用具有统计学意义。这个结果提示遗传因素作用于个体对环境风险的反应（Cadoret et al., 1995 b）。Tienari探究了那些被领养的精神分裂症患者的后代患有类精神分裂症疾病的情况，其研究结果与Cadoret的研究相似（Tienari, 1991, 1999; Tienari et al., 2004）。纵向研究都指出了基因–环境交互作用存在的可能性（Carter et al., 2002; van Os & Sham, 2003）。

这些发现非常重要而且很有说服力，但存在一个非常显著的劣势——这些结果都是基于推断的基因效应，而不是基于明确易感基因测量出来的基因效应。而但尼丁纵向研究的三个主要结果弥补了这一局限性。在第一个研究中，研究者假设编码单胺氧化酶（MAOA，monoamine oxidase A，一种神经递质代谢酶）基因的启动子区域内的一个功能多态性会调节儿童虐待对于诱发反社会行为的效应（如图9.9）。结果显示，MAOA基因表达水平低的个

体会更容易表现出行为障碍、反社会人格和暴力犯罪（Caspi et al.,
2002）。这个结果已被弗吉尼亚里士满的一个遗传学研究团队所重
复，他们的研究在具体的测量细节上有所不同，但基本的研究思路
是一致的（Foley et al., 2004）。

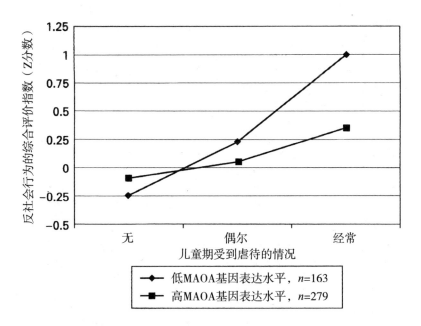

图9.9　不同MAOA基因的表达水平和儿童期受到虐待的情况与反社会行为的关系
来源：Caspi et al., 2002。版权（2002）归Science所有，获许可使用。

第二个研究旨在探讨一个位于5-羟色胺转运基因启动子区域内
的功能多态性是否会调节儿童虐待和压力事件对于抑郁症发病的影
响。结果发现，那些具有一个或两个短等位基因重复的个体会表现
出更多的抑郁症状或自杀行为（如图9.10和图9.11）（Caspi et al.,
2003）。这个发现已被6个研究团队所重复（有一个研究得到的是负
性结果）（Eley et al., 2004; Rutter, Caspi & Moffitt, in press; Gillespie

et al., 2005）。

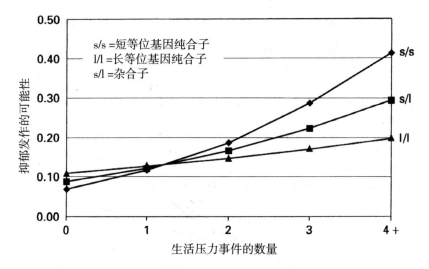

图9.10　5–羟色胺基因调节生活压力事件对抑郁发作可能性的影响

来源：Caspi et al., 2003。版权（2003）归Science所有，获许可使用。

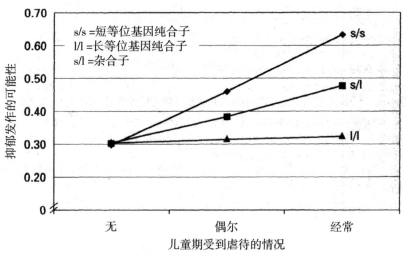

图9.11　5–羟色胺基因调节儿童虐待对抑郁发作可能性的影响

来源：Caspi et al., 2003。版权（2003）归Science所有，获许可使用。

关于这两个研究，有几点需要特别注意。第一，在缺少环境风险因素时，不存在基因的效应；环境风险因素有很小的效应；大部分的效应是在易感基因和风险环境因素共同存在时表现出来的。这说明这两个基因并不是导致最终结果的易感基因，但是会改变个体对于风险环境的易感性。第二，基因的效应并不特异于某一类特定的环境风险因素，比如在抑郁症的研究中，5-羟色胺基因同时作用于生活压力事件和儿童虐待两个因素上（如图9.10和图9.11）。换言之，只要是能够影响环境易感性的基因，都不是特异于某一类环境风险因素（或某一个年龄阶段）的。第三，虽然没有基因可以被明确视为引发某个特定不良结果的，但是其效应引发的结果具有特异性。也就是说，MAOA基因对引发抑郁症的儿童虐待没有调节作用，而5-羟色胺基因对引发反社会行为相关的儿童虐待没有影响。这一点提示，基因和环境都是在一个特定的病理生理学因果通路中发挥其作用的，而且基因和环境是作用于同一个因果通路中的。

鉴于传统的行为遗传学家很难接受基因－环境交互作用的存在及其重要性，我们还有四点需要进一步说明。

第一，存在方法论上的疑问。这些发现会不会只是针对一个易感基因或者心理障碍（比如，反社会行为和抑郁症）的测量假象？Caspi和Moffitt与他们的同事们用很多不同的方式解答了这一疑问（Caspi et al., 2002 & 2003; Moffitt et al., in press; Rutter, Caspi & Moffitt, in press）。他们认为，如果MAOA基因与儿童虐待之间的交互作用只是测量假象，那在任何一个有类似等位基因频率的多态性（一个SNP）中都应该得到相同的结果，但实际结果并非如此。类似地，如果只是行为测量的假象，那MAOA基因与儿童虐待的交互作用应该存在于其他有类似测量属性的结果中（也就是说，MAOA

基因应该和与抑郁症相关的儿童虐待以及与反社会行为相关的儿童虐待都有交互作用），实际情况也非如此（Caspi et al., 2002 & 2003）。在5-羟色胺转运基因中的结果也是一致的。这可以说明交互作用并不是测量假象。

第二，有必要排除基因-环境交互作用只是基因直接作用于环境的可能性。第一步需要检验的是在交互作用中的易感基因和环境是否有显著的相关性，研究结果并没有发现任何相关性。第二步，考察其他基因对于环境的效应，用以检验基因-环境交互作用是否存在于随抑郁发作发生的生活事件中。如果交互作用反映的是基因对于生活事件的效应，那么它应该不具有时间特异性，但事实并非如此，交互作用不存在于随抑郁发作发生的生活事件当中。

第三，如果基因-环境交互作用反映的是一个重要的生物机制，那么使用其他的生物学研究方法也应该能验证该基因对压力的生理反应的影响。在动物和人类研究中都发现了相应的证据。Hariri等人使用脑功能成像技术（Hariri et al., 2002 & 2005），发现具有较多的5-羟色胺短等位基因重复的个体（Caspi et al., 2003），在面对恐惧的视觉刺激时，其杏仁核（大脑中参与情绪反应的区域）神经元相比具有长等位基因重复的个体有更大的激活（如图9.12）。Heinz等人在猴子上再次验证了这一效应（Heinz et al., 2005），通过对刺激的视觉定位（Champoux et al., 2002），根据脑脊液（大脑和脑干周围的液体）中的5-羟色胺代谢产物的含量（Bennett et al., 2002），研究者发现短等位基因重复个体对不良养育有不同的反应。另外，Murphy等人发现，在应对压力时，存在着与5-羟色胺基因（使用了基因敲除的老鼠）相关的不同的激素反应（Murphy et al., 2001）。这些发现在一定程度上提示了有关5-羟色胺基因交互作用的生物学基础，这意味着在很大程度上交互作用确实反映了一个重要的生物学机制。

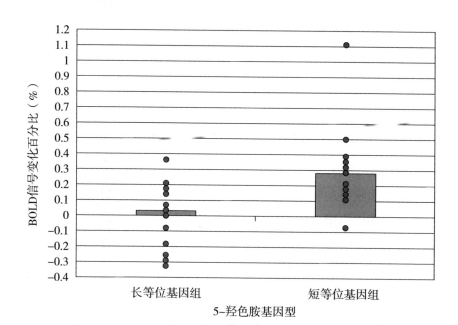

图9.12　面对恐惧刺激时，5–羟色胺基因的不同基因型对右侧杏仁核活动的影响
来源：Hariri et al., 2002。版权（2002）归Science所有。

第四，Kendler等人的重复实验并没有发现5-羟色胺基因的交互作用对焦虑症的影响（Kendler et al., 2005 c）。这个结果的有趣之处在于，此前有两个研究中都发现焦虑症和抑郁症有很大程度上的基因效应的重合，即相同的基因造成了这两种疾病的易感性，而交互作用研究中的发现提示，可能存在不同的作用机制。很可能，基因对焦虑症的影响，并不包括与某些环境风险因素的交互作用，或者其环境风险因素与抑郁症不同。不管怎样，其风险因素的作用方式将提示我们基因–环境交互作用的潜在存在方式。

但尼丁研究的第三个研究，其关注的问题是，为什么早期吸食大量烟草对不同个体精神分裂症发病的影响存在差异，基本假设是位于COMT基因上的一个功能多态性会调节发病的风险（如图9.13）。携带缬氨酸（Val）等位基因的个体发展为精神分裂症的可能性更大，携带两个蛋氨酸（Met）等位基因的个体则没有这种风险（Caspi et al., 2005 b）。这再一次说明基因易感性与吸食烟草是通过相同的病理生理路径发挥作用的。精神分裂症中的证据提示，这可能包括多巴胺和谷氨酸代谢产物。综合考虑流行病学的证据（Arseneault et al., 2004; Henquet et al., 2005），我们会注意到环境风险因素是如何发挥作用的。令人惊讶的是，只有大麻会引发精神分裂症，那些作用更强的药物，比如海洛因、可卡因都没有这个效应，而且这个效应仅存在于早期聚集的药物使用，晚期分散的使用并没有效应。综合以上所有证据，我们可以推断，风险因素是通过生化过程发挥作用的，而不是通过社会压力或同伴群体压力和屈辱事件发挥作用的（如果是这样，那么除大麻之外的其他药物会有更

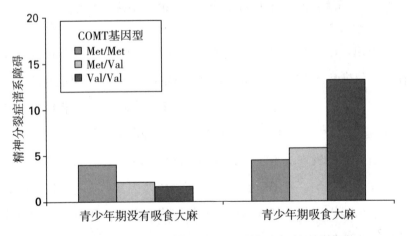

图9.13　精神分裂症谱系障碍：大麻使用与基因型相互作用

大的影响）。然而，像通常情况一样，我们需要确认基因-环境交互作用的发现是否可以在其他的样本当中得到重复，也需要进一步研究包含在基因-环境交互作用当中的生理机制。

在研究精神障碍易感基因的历史中，很多看起来很可靠的发现都没有被重复出来。正如我们在第八章中看到的，一个确定的结论将在一定程度上提供一个更积极的导向。这是否适用于基因-环境交互作用呢？令人鼓舞的是，MAOA和5-羟色胺基因的研究结果都得到了重复，虽然还有很多不确定的地方，比如存在一些统计问题（McClelland & Judd, 1993）。这不仅是对前人研究结果的重复，这些生理基础的存在，也在一定程度上提示了基因-环境交互作用的真实存在。

因此，可以得出以下结论：在特定基因和特定环境中，交互作用的存在不仅提示了基因影响与环境相互作用的间接的效应，也在一定程度上指出了环境风险因素对有机体的影响，以及这些影响是如何导致疾病的出现的。一些批评者担心遗传学研究会忽略环境的影响，但事实是，这些研究结果将给环境研究带来新的活力，并且提示了环境风险因素是如何发挥作用的。此外，基因-环境交互作用的一个重要的意义在于，借助个体化修正的环境（而不是基因）可以将遗传学发现应用于提高健康水平的方法中（Guttmacher & Collins, 2003）。

锁定遗传易感个体

很多人认为只要确定精神障碍的易感基因，就有可能对那些高风险的个体进行干预。有相同想法的批评者认为，这可能会使某些个体因被贴了标签而蒙羞。关于这个话题，基因-环境交互作用的研究发现又有什么提示呢？我们从不同的角度来看一下。

第一，与基因-环境交互作用相关的三个遗传风险位点，可能可以用于评价在人群中多大比例的个体可以被锁定为易感个体。但尼丁研究显示，总体人群中的55%的个体至少有一个纯合的风险等位基因，也就是说，等位基因中没有不携带风险的（Caspi, 2005）；有80%的个体有一个杂合的风险等位基因（这一个等位基因会导致MAOA基因低水平表达，或是较短的5-羟色胺重复片段，或是COMT基因中的娇氨酸基因型）。如果按照这个标准锁定易感个体，人群中的大部分都会被挑出来，显然每个人都可能有风险易感基因。关键在于这些基因只是一些正常的等位基因变异，而不是罕见的基因突变。如果将风险的概念拓展到身体疾病（比如癌症、冠心病、哮喘等）上，几乎所有人都会有某些风险易感基因。所以，这种方法是毫无意义的，因为它几乎覆盖了整个人群。

第二，可以把交互作用中的遗传和环境风险因素结合起来，比如，探索COMT中的缬氨酸基因型和早期吸食大麻之间的交互作用（Caspi et al., 2005 b）。精神分裂症谱系精神病的人群发病率约为1%；在青少年大麻使用者中，风险提升到4%；如果再加上缬氨酸的效应，这一风险会提升到15%——这是一个很大的相对风险的提升。然而，回顾一下第二章对风险的讨论，这意味着大部分（85%）有风险基因型的早期吸食大麻者并没有表现出精神症状，只有一小部分患者的症状可以归因于这种特定的基因-环境交互作用。尽管有很强的相对风险，但是这对于个体水平的风险识别意义就很小了，因为可能存在很多假阳性结果和假阴性结果。

第三种方法关注的风险只和一小部分遗传和环境风险因素相关。使用遗传学研究的结果（无论是关于易感基因还是基因－环境交互作用）锁定易感个体是很难实现的，因为存在太多其他风险因素的影响，包括遗传的和环境的。

好的基因和坏的基因

关于潜在基因的研究的评论，通常会把基因分为好的基因和坏的基因两类——言下之意，如果我们能把坏的基因剔除掉，对于个体和整个社会来说都是有很大益处的。然而，任何类似的想法都反映了对于基因如何发挥作用的一种误解。首先，众所周知，有一些重要的疾病是因为保护性基因的缺失导致的，而不是因为存在风险基因。这看起来有点像是在玩文字游戏，但事实就是这样的，如果因为缺少某些等位基因突变而缺失了保护效应，随之而来的一定是另外一种携带风险等位基因的基因型。在某种意义上，这是正确的，但是假设认为风险来自基因的具体作用，确实具有一定的误导性。事实上，真正的原因可能来自一些非基因风险因素，这些风险因素正是保护性基因所对抗的，而这可以发生在任何特定的个体上。癌症是目前这一类型研究中最清楚的例子（Strachan & Read, 2004）。

同样的概念拓展意味着一些人类特质在遗传的过程中也表现出好的或者坏的效应。这可能只适用于一些人（比如，亨廷顿氏舞蹈症患者），而对于大部分人来说不是这样的。比如，某一种气质类型，就是在面对新的或者有挑战性的状况时表现出行为抑制、情感约束或退缩，这构成了焦虑症的风险因素，但这也是反社会行为的保护性因素。类似地，感觉寻求倾向或者喜欢追求新事物，则是反社会行为的风险因素（原因显而易见）。此外，据我所知，虽然还没有系统的研究证明这一点，但是喜欢冒险会促使个体去参与攀岩、赛车、炒股等有风险的项目，以及探索新的有危险的领域。虽然人们对这些行为的热衷程度存在个体差异，但若直接剔除掉基因对这些特质的影响，将这些行为视作潜在的缺点是很不明智的。事实上，科学领域的很多重要进步都来自那些富有创造性的个体的冒险尝试（Rutter, 2005 e），所以，我们不能完全否定创造性的冒险倾向。

还有两个重要的理由可以说明，为什么试图把基因分为天生就是好的和坏的两类是一个极大的错误。

第一，对于那些多因素特质（大多数人类特质），特质的形成是几个或者很多基因共同作用的结果，并且受到一系列环境因素的影响，在已经确定易感基因的情况下（目前只有很少的特质有明确的易感基因），单个基因的效应是非常小的。以感觉寻求倾向为例，人们目前发现的易感基因只贡献了大约4%的变异。不仅剔除这个基因（即使这被证实是可行的）不会带来任何差别，剔除基因所带来的基因不平衡会造成怎样的后果，我们还一无所知。

干预一个复杂系统中的微小元素，在不清楚这种行为对剩余系统的影响时，是一件非常危险的事情（Thomas, 1979）。

第二，对于多因素疾病，很多基因都对我们想要预防的疾病贡献了效应，但是，人群中的大部分人都会有一些或者很多带有潜在风险的易感基因，他们没有发展出疾病症状的原因是他们没有足够的基因，还是说他们所具有的易感基因的组合模式不同，抑或他们没有经历足够激发出基因效应的环境风险因素？单基因特质与这种情况有很大的差异，它有直接相关的风险因子，不会因为其他基因或某些特定环境风险因素的出现而发生变化。

　　但是，即使是单基因疾病，仍然是各种好的效应和坏的效应的混合产物。最好的例子是地中海性贫血，它会进而引发镰刀形细胞贫血症（Aidoo et al., 2002; Rotter & Diamond, 1987）。这是一种非常严重的致命疾病，显然，如果能够不用承受其带来的痛苦和死亡，是一件非常好的事情。然而，该病的致病基因是一个隐性基因，也就是说，患病需要个体从父母双方各得到一个致病基因，而有很多人只有一个致病基因，所以并不会表现出病症。比较有趣的发现是，这些有一个致病基因的个体（杂合子）有更高的抗疟疾的能力，而疟疾也是一种非常严重的致命疾病。在疟疾流行的地区，这将是一个非常重要的保护因素。但显然，在那些没有疟疾的国家，这是毫无用途的。这个现象是一个非常有趣的例子，可以证明环境状况是如何影响人群中的基因频率的。已有证据显示，在美国少数民族中（曾经有很大比例的个体携带了镰刀形细胞基因），镰刀形细胞基因的数量随着时间的推移逐渐减少。相反，在那些起保护性作用对抗疟疾的地区，镰刀形细胞基因的数量并未出现下降（Weatherall & Clegg, 2001）。

　　综上所述，很显然，将基因分为好的基因和坏的基因是具有误导性的，也是毫无益处的，而在多因素疾病中剔除某些风险基因，也可能存在着潜在的风险。

锁定行为易感个体

　　基因－环境相关性基于父母或孩子的风险行为的研究结果，提出了一种不同的锁定行为易感个体的方法。基因－环境相关性对于风险行为的确定没有太多帮助，但也有非常重要的作用，能够凸显那些通过增加儿童心理健康风险的方式影响社会互动的行为。在这种情形下，我们同样需要注意在寻找易感基因过程中遇到的问题，就是说，虽然有些行为（比如忽视或虐待）很明显是不好的，但是在不同的情况（基因的或者环境的）下，可能会表现出完全相反（好的或者坏的）的效应，比如行为抑制和感觉寻求。我们需要做的不是锁定易感个体，而是更好地理解因果机制。

理解因果机制

遗传学，特别是基因-环境交互作用的知识，其重要意义在于可能能够描述因果机制的过程。这些过程既包括基因作用于精神障碍的各种路径，也包括环境状况引发风险的不同方式。基因-环境交互作用强调了一个关键因素，即要关注基因-环境交互作用的过程，在这个过程中会产生与发展或避免精神障碍有关的保护性或风险性的因素。如果我们考虑更广义的基因-环境交互作用，那么这将适用于身体和心理疾病。这提示了什么呢？

第一，在常见多态性中找到的易感基因，通常都不会直接引发疾病，所以说，不是少量的基因突变引起很多严重的疾病。早期的精神病遗传学研究误导性地将孟德尔疾病当作一个模型（Rutter,1994），但是现在有越来越多的证据推翻了这一规律。

第二，正如流行病学和临床研究发现所预期的（Rutter,1997），这些常见的等位基因变异在很多不同的因果通路中发挥着作用。比如，在心血管疾病中，易感基因包括肝脂酶基因启动子（Ordovas et al., 2002）、载脂蛋白E4基因型和血管紧张素转化酶基因。在精神障碍中也有类似的预期，基因的风险是概率性的而非决定性的，并且更多关注的是正常个体的生理机制，而不是疾病的影响。

第三，在很多基因－环境交互作用的重复研究中，都是最开始有一个已知的环境方面的病因。比如，在心血管疾病中，主要包括高膳食脂肪摄入（Ordovas et al., 2002）、吸烟（Talmud et al., 2000）以及高盐饮食（Yamori et al., 1992）。关于精神障碍领域的例子，我们已在本章中进行了讨论，包括虐待、生活压力和早期过量吸食大麻（Caspi et al., 2002, 2003, 2005 b）。这样看来，遗传研究为环境风险因素的作用机制提供了很多证据。

第四，基因－环境相关性的研究发现带来了两个不同的观点。一方面，强调了基因对于精神障碍的患病风险有很重要的间接作用——基因通过改变个体受到环境风险因素和保护因素影响的机会，对疾病的发生产生影响。通常，在讨论风险时，我们只关注风险的效应，而遗传学研究提示我们，我们还需要关注为什么不同的个体所经历的环境都是不同的（Rutter et al., 1995）。当然，答案肯定不限于个体的特征；社会因素，比如种族歧视、有害的住房政策都可能产生影响。另一方面，基因－环境相关性的研究结果强调，在主要的因果机制中，个体行为对于塑造和选择环境有非常重要的意义。这种行为具有遗传性，也受到环境的影响，但是，在因果机制的近端包括的是行为能力而不是基因。因此，进一步的研究需要关注的是行为是如何对环境产生影响的。

第五，基因与环境的交互作用一定要关注个体在面临挑战和压力情境时是如何反应的，当然也包括其神经基础。显然，思维的过程不可能发生在大脑之外，这种想法有些荒谬。这就是说，神经科学可以为回忆和预见等能力的生理基础提供证据，可以确定大脑中哪些部分参与了这些思维过程，也为理解这些过程的发生机制提供了帮助。科学理解长路漫漫，但是，要解释思维以及发展性心理状态的具体细节还是十分困难的。认知功能的研究提示了很多需要去探求的问题，比如，不同的个体在面临相同的客观条件时，为什么会有完全相反的表现。正如我们在第一章中讨论的，生物还原论在一定程度上是非常重要的，但也有其局限性（Kendler, 2005 b）。

小结

基因印记几乎存在于所有精神障碍形成的因果通路中（见图2.1和图5.5）。但是，在大部分情况下，基因的作用是与环境风险因素共同存在的。在以前的理论中，将疾病按照更多受到基因或环境的影响进行区分，这显然已经过时了，但我们仍然需要将特定基因和特定环境的效应区分开。需要注意的一点是，在探讨这些因素是如何引发疾病的时候，我们需要综合考虑基因和环境因素。一些批评者认为基因的研究会不可避免地引发一些决定论的观点，但事实是，遗传学的发现引导了一个完全相反的方向。在本章中，我们讨论了基因-环境交互作用对某些行为结果的影响，接下来，我们还将讨论另外一种不同形式的交互作用——环境对基因表达的影响（见第十章）。

扩展阅读

Moffitt, T.E., Caspi, A., & Rutter, M. (2005). Interaction between measured genes and measured environments: A research strategy. *Archives of General Psychiatry*, 62, 473–481.

Moffitt, T.E., Caspi, A., & Rutter, M. (in press). Measured gene–environment interactions in psychopathology: Concepts, research strategies, and implications for research, intervention, and public understanding of genetics. *Perspectives on Psychological Science*.

Rutter, M., Dunn, J., Plomin, R., Simonoff, E., Pickles, A., Maughan, B., Ormel, J.,Meyer, J., & Eaves, L. (1997). Integrating nature and nurture: Implications of person–environment correlations and interactions for developmental psychopathology. *Development and Psychopathology (Special issue),* 9, 335–366.

Rutter, M., Moffitt, T.E., & Caspi, A. (in press). Gene–environment interplay and psychopathology: Multiple varieties but real effects. *Journal of Child Psychology and Psychiatry*.

Rutter, M., & Silberg, J. (2002). Gene–environment interplay in relation to emotional and behavioral disturbance. *Annual Review of Psychology*, 53, 463– 490.

第十章　环境对基因的影响

　　心理学研究者有认为环境的影响独立于遗传因素的倾向。实际上，直到今天，仍然有很多人不承认基因在人的发展上有很大的影响，也不承认基因在一些常见的多因素的心理异常中（比如抑郁和焦虑）的作用。这可能发生在正常的人群之中。有些人甚至不承认基因在严重致残性精神障碍（比如精神分裂症、自闭症和双相情感障碍）方面的影响。我们有很多理由来说明，为何这些看法是有误导性的。

　　首先，正如我们在第九章中所讨论的，在个体暴露于环境风险因素时，基因在个体反应的差异上起到很大的作用。这一点来自基因与环境的交互关系，即个体在选择和改变其所处环境时的情绪和行为上的差异。如今，多数心理学家接受发展的交易型模式，即人与其他人的交互方式和其社会环境广度之双向影响之间存在交互作用。不仅有很一致的证据证明遗传因素影响人改变环境和选择环境的行为，而且我们似乎难以想象这些行为可以离开遗传因素的影响。风险因素发生作用的过程涉及环境的中介作用，而一个人对环境的体验，以及对环境的接受程度，却受到其基因的影响。

　　其次，正如我们在第九章中所讨论的，人对环境风险因素的易感性的个体差异，很大程度上受到基因的影响。同样，近端风险因素过程受到环境的中介性影响，但是风险通道的开通的易感性却由基因提前决定了。换句话说，无论是暴露于风险之中的可能性，还是风险易感性，其结果都不是简单的基因效应与环境效应之和，而是这两者再加上基因与环境的相关性和基因-环境交互作用的效应。

再次，我们还有第三个理由，认为心理学研究者们忽视基因是具有误导性的。如果心理风险具有长期影响，那么我们就必须考虑这些体验中的什么会作用于机体，使得其具有持续的后果。社会发展的主要范式涉及人们对心智模式或者认知（情感）状态的关注。其基本原理是，既然所有不同年龄阶段的人都在处理他们自己的体验，那么我们就有理由假定，他们的处理方式能够使他们在一个相对长期的范围内产生个体差异。当然，这些心理活动一定要有神经基础，但是目前几乎没有研究去探索心理活动与社会心理压力和逆境之间的关系。研究者们另一个主要的关注点是神经内分泌效应，这涉及对神经系统危害的可能性和对未来环境的反应的影响。最近，研究者的兴趣更多在与脑发育有关的生物编程方面。这一现象已经得到了很好的证实，尽管其程度尚不明确，但人们对神经基础的研究才刚刚起步。

以上这些过程都以某种形式涉及基因，其中，基因表达是最直接的机制。现在，已经有越来越多的证据表明，个体在环境中的体验可以而且确实在很大程度上影响基因表达。比如，以小鼠为研究对象的研究已经证明，给小鼠不同的食物，可以对表观遗传基因调节产生重要的影响。这与癌症的发作有重要的关系。基因是身体各种防御机制的重要部分。这些机制包括对肿瘤形成的抑制机制。这些机制之一可能是某些饮食通过影响甲基化过程，抑制了肿瘤的形成。在甲基化过程中，一个或多个肿瘤抑制基因被表观遗传基因静默。

另一个很少见但是并不令人十分吃惊的例子是，通过调控母鼠的饮食，影响其后代的毛色。这些发现显示，甲基化过程中起作用的机制改变了基因表达。整个过程大体如下：首先研究者通过研究确定毛色与一个特别的基因的促进因子的不同的甲基化有关。然后，研究者探索了饮食对甲基化作用的效应，发现它和毛色的变化相联，而且随特定基因位点的甲基化增加程度而变化。然而，在这里，极其特别的发现是，在有些情况下，这个效应似乎能传递到子代。正常情况下，基因组的表观遗传修饰在子代的细胞分裂过程中就消失了。这一发现说明，尽管大多数时候，基因表达情况是正常的，但也可能存在偶然的例外。如果是这样，那么确定这究竟是什么机制就很重要了。同样，考虑这种情况是否可以被推演到人类之中，也很重要。

Cancedda等人研究了另一种完全不同的环境刺激。他们发现，在环境富足的条件下长大的小鼠，其视觉系统的发展更加迅速，这是因为伴随着基因表达的改变，小鼠大脑视觉皮层的脑源性神经营养因子蛋白有所增加。

Petronis认为，胎儿和新生儿的性激素可能影响人类的基因表达。我们已经知道的是：胎儿和新生儿的性激素确实影响其后来的心理功能；这些影响是温和的（但绝不是无足轻重的），而且不同个体在反应方面存在着个体差异。目前我们还不清楚相应的机理，但是可能涉及基因表达。如果是这样，那么这些影响就与多数神经发展性疾病多见于男孩（与女孩相比）这一明确发现很有关系了。Baron-Cohen就认为，自闭症是某种形式的极端男性化。这个说法似乎不太好被接受，我们不如说，在自闭症患者中所见的男性数量显著多于女性的现象恰恰可能反映了激素对基因表达的影响。

显然，这些都是具有推测性的。因为基因表达是组织特异性的，所以研究基因在人类一生中对大脑的影响通常是不可行的。加之必然存在更大的困难，那就是难以对人类进行实验控制，而实验控制是区别出生前影响、出生后影响和遗传影响所必需的。因此动物实验的价值就凸显出来了。Michael Meaney和他的同事们用大鼠完成的前驱性研究展示了研究策略的威力。其起点是观察哺乳母鼠的母性行为，以它们舔舐和清理后代身体行为的程度以及躬身哺乳的程度为标记，区分出个体之间的不同。这些行为在母鼠哺乳期的第一周，是稳定的。然而，令人感到奇怪的是，这些养育行为的个体差异与母鼠和其幼鼠待在一起的时间长短的差异之间没有相关。换句话说，这里被研究的是母鼠对后代的一种特别的养育行为的结果，而不只是接触的差异。进一步来看，这些养育行为的个体差异与脑的特定部位的多巴胺（一种神经递质）的多少之间存在相关。最令人感到惊讶的是，从基因表达的角度来看，研究者观察到了这种母性行为的个体差异与其后代行为的个体差异和后代对应激的反应之间存在相关。

这就必然有一系列问题需要被继续研究。人们首先要确定的问题是：这些后代表现出来的差异原本就是通过遗传获得的吗？换句话说，这些差异是它们从长辈鼠的DNA那里获得的，还是不同养育模式的结果？人们用一个交叉抚育研究回答了这一问题。在这一研究中，具有高母性行为的母鼠所生的子鼠，由具有低母性行为的母鼠来抚育；相反，具有低母性行为的母鼠所生的子鼠，由具有高母性行为的母鼠抚育。这样，问题就变成：子代行为的内分泌性反应是与他们的母代相对应的，还是与它们所接受抚育的环境相对应的？结果清楚地表明，子代行为的内分泌性反应受抚育环境的影响，而不是生物遗传的影响。

另一个与此平行的研究比较了小鼠出生前环境和出生后环境的影响。研究者先是对某一品种的小鼠进行了出生前的交叉处理，在小鼠出生后，又立即将小鼠交叉给具有不同遗传特征的母鼠抚育。结果发现，在被标记为受情绪影响的行为方面，小鼠出生前的环境和出生后的环境联合产生了显著的影响。因为对比实验鼠的遗传特性是完全一样的，所以发现的影响一定是环境因素所致。因为存在出生前和出生后的环境的联合影响，这个发现提示出生前的环境可能启动了某种发展机制，进而以特定的方式对出生后的环境发生作用。

回到小鼠的研究中，研究者接下来遇到的挑战是，确定这种行为影响将以什么方式传递给下一代，并使影响持续到其成年期。简要地说，这个研究发现，通过组织特定的基因表达，母代的母性行为持续地改变了子鼠内分泌反应的发展。具体地说，这一影响作用于位于海马体（hippocampus）的一种特定的糖皮质激素受体基因的启动子（如图10.1）。我们应该指出，在这个例子中，影响并不是直接作用于产生某蛋白质的基因，而是通过某种启动子基因间接地影响另一个基因。更进一步地说，这些影响似乎作用于脑的某一具体部位。这种对启动子基因的影响似乎是通过对血清素活性的连锁反应产生的。Meaney和他的同事们假设，母性照料改变了这一特定启动子基因的DNA的甲基化，这种改变稳定地维持到成年期。正因为如此，小鼠直到成年之后，其应激时对内分泌的反应的差异依然与实验控制有关。他们的实验研究证明，这一假设确实是正确的。然而，有趣的是，结果还显示，因母性照料导致的DNA的甲基化的组间差异，只有当母性照料是在幼鼠出生后的第一周就给予的时，才会产生，以后才给的母性照料没有同样的效果。

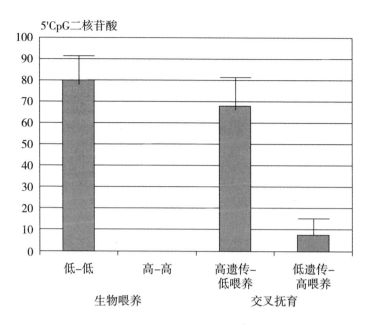

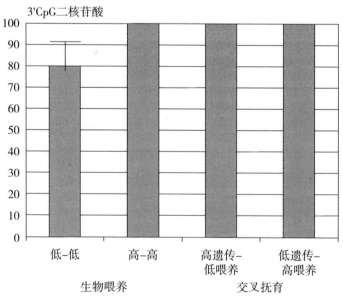

图10.1 交叉抚育研究的基因表达结果

来源：Weaver et al., 2004。

　　接下来的问题是：这种母性表观遗传的标记是否实际上是不可逆的？或者说，是否存在什么方式，使其年长的时候可以发生改变？使用一种特别的被称为TSA抑制剂的药物，确实可以使这种母性效应的甲基化有所逆转。具体地说，它是通过一种乙酰化过程起作用，乙酰化是与甲基化相反的一种平衡性化学过程。至今已经发表的论文研究的下一个问题是：这种对早期DNA甲基化的逆转对功能有无影响？特别是，它是否改变了机体在应激时的内分泌反应？诸多研究结果提供了可信的证据，证实这种对甲基化过程的影响确实造成了行为的差异。最后，最近的研究显示，这种早期养育模式的代际效应会影响后代对性的响应性。

　　这些发现基于一系列严格的、创新的、控制良好的实验，令人信服。我们需要考虑的是，这些发现是否可以对人类功能有更广泛的影响？如果可以，那么具体是什么影响？首先跃出我们脑海的第一挑战似乎是：什么是与小鼠对幼崽身体的舔舐和清理行为等同的人类行为？然而，这并不是考虑这个问题的最好思路。不如说，我们的问题是，Meaney等人发现的机制是否可以得到更广泛的应用？如果研究结果发现这只是一次特别的现象，那么这确实非常令人吃惊。整个生物学的历史，特别是遗传学的历史，清楚地表明，一旦一种新的机制被确认，那么这种机制几乎总能被推广到更加广阔的范围去使用。我们在第六章讨论过的三核苷酸复制的例子就为这类现象提供了一个很好的例子。一旦研究者发现，三核苷酸复制在一种疾病中的跨代际作用，那么很快，诸多研究就会发现，这也适用于更多种疾病。这对生物学和医学中的技术性研究来说，是一种常见的现象。而且，已经有研究证明，母代对后代的个体差异的重大影响，已经覆盖从植物到昆虫，再到鸟类等广大物种。Meaney和他的同事们已经暗示，如此大范围的现象可能反映了类似的基因表达机制——虽然还需要实证研究加以证明。

那么，我们来考虑一下，在人类研究方面我们能获得什么普遍性的结论。从头开始，我们最能接受的推测是，在子宫内和在生命早期来自环境的强烈影响可以持续到成年期。这一点可能适用于来自食物、毒品、药物（包括酒精）的影响，可能也包括性激素的影响。

最适合做如此推理的领域叫作发展编程。发展适应编程是指早期的经验持续影响后来发展的现象。比如，全世界所有的婴儿在出生后到6个月左右的时间内都表现出对于不同声音的同样的分辨能力；但是，大约从婴儿6个月开始，这一点发生了改变，变得与他们生长的语言环境特别相关起来。最典型的例子是，日本人变得很难分辨"R"和"L"在单词中的发音。这二者的差别在日语中不存在；在英语中却存在，同样，在其他很多语言中，这二者也有差别。换句话说，语言环境中的某些东西永久性地改变了个体对语言环境的反应。在更加广阔的医学领域，这类例子更多。我们可以看见，生命第一年的膳食结构会持续影响个体后来对膳食的反应。有趣的是，成年个体对食物的反应与其幼年时的反应是相反的。换句话说，个体在婴儿期吃不好和发育不良，会增加其在中年期得冠心病、糖尿病和高血压的风险，而在成年期，增加这些风险的行为却是吃得太多和肥胖。虽然人们尚不清楚其具体的机制，但是已经有的假设是，婴儿期的膳食结构使得机体进行编程以更好地适应营养不良的现状，但是这种对营养不良的适应却导致其在后来对营养过度的不适应。

Meaney和他的同事们强调了两个特征。第一，环境影响还适用于环境在正常范围内的变化，而不仅仅适用于异常环境的病理性极端变化。第二，我们不能将这些结果视为绝对的好或者绝对的坏，它们只是对具体环境的适应。现在确定这些推论是否正确也许还为时过早，但是，到目前为止的证据提示，这些很可能是正确的。如果确实如此，这就支持了在人类层面的证据，即不仅极端环境对人类有影响，在正常范围内变化的环境也对人类有影响，这也就指出了，我们必须不仅考虑这些影响造成的病理性损伤，还要考虑这些影响对更大范围的适应性变化的作用。

虽然研究还没有朝着以上的路径进行，但是所有的发现都与鸟类的印记现象一致。也就是说，印记现象是由环境诱导的，而且非常持久，但是在某些特殊情况下，它们在一定程度上是可以被改变的。这很容易让人猜测其中可能涉及某种类似的生物机制。Gabriel Horn和他的同事们发现印记现象中有神经基质的参与。最近的关于基因表达的研究可能提供了环境如何影响神经基质的解释。

通过这些发现，我们可以在多大程度上推测其对人类经验的影响？比如，这能解释在非常晚期的发展过程中所发生的影响吗？从原理上看，已经发生的影响确实是很持久的，表观遗传的影响可能发挥了作用（正如Cancedda等人的研究所指出的），虽然与早期经验的影响相比，人们对这一点还不那么确定。它是否在人生的任何年龄段都有较弱的影响？恐怕没有，虽然这还有待验证。

本章所考虑的研究集中于基因表达，但是可能还有其他方面，如某些不同环境对于基因的效应。例如，Epel等人发现，人类的慢性应激与端粒（telomere）长度的缩短有关。端粒是一种DNA蛋白复合物，它覆盖在染色体的两头，以促进染色体的稳定性。端粒缩短效应被认为与生物性老化有关。这些发现还在非常初始的阶段，以致我们尚不能评价其效度，不过这提醒我们，环境对基因的影响可能不止一种。

虽然我们还处在理解表观遗传效应的意义的门槛这里，已经有很多研究结果表明，认为先天与后天——或者被更广泛提及的基因与环境——两者是截然分开的这一观点是错误的。基因对个体对环境的选择产生影响，也影响个体对不同环境的敏感性（如我们在第九章中所述），但是，同样地，环境也影响基因的表达。

对于人类，吸烟是可能对生命较晚时期的基因表达有很大影响的一个例子。研究者采用支气管镜技术，对基因表达涉及的组织进行了研究。支气管镜技术是下一个管子到主要的气道中去，拉动管子以获得气道内表面的组织细胞。研究者有三个重要的流行病学发现。第一，有很强的证据说明吸烟行为能够引发肺癌，我们可以通过吸烟量与组织改变程度的一致性的关系，以及停止吸烟可以获得的益处看到这一点。第二，存在很大程度的个体差异，只有10%到20%的吸烟者会得肺癌。第三，即便吸烟者停止吸烟，其之后患肺癌的风险也会持续存在很长时间。

Spira等人做了一个很有趣的研究，他们比较了吸烟者与不吸烟者的基因表达，结果发现，吸烟影响到多个致癌基因和调节气道发炎基因的表达。在停止吸烟两年后，吸烟者的这些基因表达水平就趋近于不抽烟者，然而也有几个基因，即便他们长期戒烟，这些基因的表达也不会回到其吸烟前的水平（或达到非吸烟者的水平）。

小结

目前，基因表达还是一个非常新兴的领域，已有的研究发现也还比较少，因此我们还无法就环境影响的重要性或环境对基因表达范围的影响得出确切的结论。无论如何，我们可以肯定的是，有些环境确实对基因的表达有影响。认为基因与环境是完全独立的，并通过不同的机制运作，这一观点是毫无道理的。可能在个别情况下会是如此，但是，更常见的（特别是从长期效应来看）是，基因和环境通过同样的生理或者病理通道，以某种方式联合作用。

甲基化不仅在环境的持续影响方面具有关键性的机制，而且它可能在先天与后天的交互影响中也有作用。这是因为表观遗传改变了基因的表达，因为这个改变看起来既是基因特异性的，也是组织特异性的，所以它可能作用于基因与环境的交互作用，就像我们在第九章中所讨论的那样。目前，这些还只是推测性的，但是，我们可以肯定的是，涉及先天与后天交互作用的原因过程的研究将必须去检查生物体内部的神经化学层面的机制，以及心理学和社会学层面的机制。

扩展阅读

Weaver, I. C. G., Cervoni, N., Champagne, F. A., D'Alessio, A. C., Charma, S., Seckl, J., Dymov, S., Szyf, M., & Meaney, M. j. (2004). Epigenetic programming by maternal behavior. *Nature Neuroscience*, 7, 847-854.

Jaenisch, R., & Bird, A. (2003) Epigenetic regulation of gene expression: How the genome integrates intrinsic and environmental signals. *Nature Genetics Supplement,* 33, 245-254.

Cameron, N. M., Parent, C., Champagne, F. A., Fish, E. W., Ozaki-Kuroda, K., & Meaney, M. J. (2005). The programming of individual differences in defensive responses and reproductive strategies in the rat through variations in maternal care. *Neuroscience and Biobehavioral Reviews*, 29, 843-865.

第十一章　结论

这些对基因与行为的内在联系的如此广泛的讨论，给我们留下了什么？我建议我们可以从以下七个方面得到主要结论。

第一，一般性地将人格倾向或者疾病归因于环境或遗传都是说不通的。当然，也存在适用于这种二元论的罕见例子。比如有些单基因疾病，像雷特氏综合征，或者早期发作的常染色体显性阿尔茨海默病，或者普拉德-威利综合征。这些疾病的基本病理是完全源于基因的，不需要任何环境因素的加入。然而，即便是这些基本病理完全源于基因的疾病，也已经有证据说明，环境在其表型表达上似乎也有点儿作用（虽然很小）。类似地，也有些疾病主要源于过度的心理冲击（像一些创伤后应激障碍），似乎没有任何遗传的倾向性。然而，即使在这些情况下，反应也有明显的异质性，遗传影响在个体差异中起着一定的作用。

然而，大多数心理特质和精神障碍是源于多种因素的。已经有很好的证据表明，遗传和环境的影响都很重要。试图以任何精确的方式量化这两个方面的相对影响是没有什么意义的，因为这些都会是随着人群和时间的变化而变化。此外，精确估计遗传和环境的影响的强度，也没有任何原则和实践意义，尽管在少数几种疾病中，在被研究的特定人群中，可能患病风险的个体差异主要是由遗传因素决定的。

第二，上面的内容可以引出，实际上，遗传因素或多或少会对个体的所有行为产生影响。这不只适用于我们对疾病的理解，也适用于我们对总体人群的各种心理特质的理解。进一步说，这一说法可以拓展到不同个体对其所暴露于的风险环境的态度和其中存在的个体差异，因为个体对环境的选择，和环境对行为产生的影响，取决于个体自身的行动。行为是从社会角度被定义的，并且受到社会的影响（比如反社会行为），这一事实并不能改变以上的结论。当然，并不存在，也不可能存在盗窃基因或者离婚基因，这类想法是荒谬的。然而，一个人是否倾向于偷别人的东西，或者一个人是否倾向于从婚姻关系中离开，常受到其性格和认知特征的影响，而后者又受到遗传（也受到环境）的影响。人的精神活动必须基于脑的功能，脑的形成和发展（像人体任何其他器官一样）一定受制于基因和环境。我们必须彻底抛弃"存在来自身体以外的行为和没有生物基础的行为"的观念。基因的影响无处不在，当然，这并不等于说，这些影响可以脱离环境的影响。

第三，正常的心理变化与具有临床意义的精神疾病之间没有明确的本质上的区别。但这并不意味着不能对像精神分裂症、自闭症和重度抑郁症等精神疾病进行明确诊断。恰恰相反，这些诊断明确了患者受到的生活上的痛苦和其社会功能的损伤，表明他们需要某种形式的干预。正常与异常界限模糊的原因很简单，很多精神疾病涉及多维度的风险因素和不同程度的功能损伤，而这些情况有时也见于正常人身上。这种情况与其他医学领域的情况没有什么不同。致使冠心病发病率增高的血液胆固醇水平和凝血倾向升高本身并不是病理性的，然而这会使人容易得冠心病。血管粥样硬化也会导致冠心病，而在患者出现冠心病症状之前，血管的粥样硬化可能已经存在了很多年。即便存在以上情况，也只有在供应心脏血液的某根血管堵塞时，医生才能将其诊断为心肌梗死，并进行治疗。同样重要的是，尽管有证据表明，血管的病理变化和遗传因素在这一疾病发生的过程中起重要作用，并不等于我们可以忽略环境的影响，比如抽烟、吃得太多和应激。

第四，在大多数多因素心理特质和疾病中，基因主要通过因果路径的多个方面起作用。它们在影响个体暴露于环境风险因素或保护性因素的差异方面发挥重要作用；它们在影响个体对暴露于环境风险因素或保护性因素的易感性和脆弱性的个体差异方面起重要作用；这就提示我们，当出现重要的环境影响时，在机体内部存在延续性的机制。实际上，断言几乎所有主要的环境影响都涉及这样或那样的遗传因素的影响并不过分。忽略遗传的影响对心理学研究者而言是很危险的。心理学研究最主要的需要是确认环境对机体的影响。很多研究已经证明，一个关键的机制涉及基因表达的影响。通过生物化学表观遗传作用，环境影响着基因的功能。

然而，与此同等重要的是，遗传学研究者需要考虑这样的证据：很多遗传效应取决于不同类型的基因与环境的共同作用。有些效应是基于人暴露于风险环境的概率的增加或者减少来起作用的。还有一些效应是通过对环境风险的易感性的影响来起作用的。近端风险机制是环境因素，但个体暴露于风险环境的脆弱性却受到基因的影响。

第五，分子遗传学研究的结果，对于判断个体易感基因如何在基本的病理生理通路中起作用上具有巨大的潜在意义。对行为遗传学持批评意见的学者表示担心，认为这会将"责任性"从社会引导到个体，并在个体内部，从精神活动引导到细胞内的分子过程。但是这种反对意见本身就涉及一种过时的、完全具有误导性的二元论的回归。生物学包含，而且必须包含个体与其环境之间的交互作用。这是因为，寻求理解脑的运作过程和精神活动之间的连接不仅是有意义的，而且是必要的。显然，对于基因，我们需要知道它们是如何运作的。有关基因与环境交互作用的研究似乎正在为我们提供很多有用的信息，因为，这些研究显示，基因与环境在同样的因果路径上起作用。因此，这些关于交互作用的研究正提供一种可能性，使得我们更好地认识环境风险和保护机制是如何作用的。

第六，虽然确定易感基因使得人们向了解致病原因的基本生物学机制迈出了必要的第一步，但是这还仅仅是第一步。动物模型对于阐明基因的作用是必需的。下一步更大的挑战是必须研究出蛋白质是如何起作用的——新发展起来的蛋白组学研究。但是，即便如此，我们也只能走到一半。因为更进一步的挑战是，弄清楚蛋白质产物是如何导致抑郁症、精神分裂症、自闭症和其他精神疾病的。在很多场合中，都有超过一个致病通道牵涉其中。

某些基因使得人更倾向于患抑郁症、有反社会行为，甚至患更严重的精神疾病，诸如精神分裂症或者自闭症，但这一事实并不等同于是基因"导致"的这些结果。实际上，这些证据更指出，在多数情况下，基因产物通过某个或者多个生物化学通道间接导致那些正常或异常的心理结果。它的主要影响可能作用于脑的特定部位，这些部位负责一些重要的心理功能——或者是神经介质功能，或者是认知和神经内分泌功能。遗传学研究策略能够，也一定会，用于阐明各种基因运作的模式，但是在这些问题没有得到回答之前，我们不可以轻易地说"精神分裂症基因"，或者说"智能基因"已经被发现了。

遗传学的痴迷者在两个方面存在问题。第一是他们对基因直接的决定性作用的看法显然超越了实际的证据。第二是他们初期对环境影响的忽略——至少在他们将遗传的解释用于正常范围时是如此。与此对应的，心理学的痴迷者，在忽略基因的影响和只顾心理功能而不注意脑的功能方面是有问题的。幸运的是，通过这两个领域的学者带有远见卓识的努力，人们已经抛弃了过去的片面看法。以上提到的两种极端看法已经只是历史了，而不会是未来。

第七，已经有越来越多的证据表明，那些编码某些蛋白质的基因是唯一重要的基因的观点是错误的。正如我们在第八、九、十章中讨论过的一些例子所显示的，关键的遗传作用可能是一些基因调控其他基因的转录和表达的结果（而不是它们自己有特别的RNA以调控某些特别肽类或者蛋白质的产生）。

我们不能含糊其词，而是应该肯定。尽管基因以一些分离的小单元在DNA中表达，但是我们不能说哪个小单元就成了什么特别的基因。这是因为多个基因（它们当中的很多没有自己的蛋白质产物）一起决定了每一个基因的作用，而每一个基因又都对蛋白质的产生发挥作用。然而，基因（及其多元化）为接下来的一切提供了基础，但它只通过一个复杂的（既受遗传因素影响，也受非遗传因素影响的）等级系统导致产生某些路径，从而导致某些表型（即心理特质或者精神疾病）。这些路径确实是具有决定性的（有组织，有结构），并不是杂乱无章的，但是，它们又不是僵化的、固定的。了解它们是如何运作的，就成为我们未来主要的挑战。

与此同时，原则和实践都需要考虑到基因与环境存在交互作用这一事实，还要特别注意到，我们对它们是如何产生交互作用的已经了解了多少。

参考文献

Abdolmaleky, H.M., Smith, C.L., Faraone, S.V., Shafa, R., Stone, W., Glatt, S.J., & Tsuang, M.T. (2004). Methylomics in psychiatry: Modulation of gene–environment interactions may be through DNA methylation. *American Journal of Medical Genetics (Neuropsychiatric Genetics), 1273,* 51–59.

Abramson, L.Y., Alloy, L.B., Hankin, B.L., Haeffel, G.J., MacCoon, D.G., & Gibb, B.E. (2002). Cognitive vulnerability-stress models of depression in a self-regulatory and psychobiological context. In I.H. Gotlib & C.K. Hammen (Eds.), *Handbook of depression.* New York: The Guilford Press. pp. 268–294.

Achenbach, T.M. (1985). *Assessment and taxonomy of child and adolescent psychopathology.* Beverly Hill, CA: Sage Publications.

Achenbach, T.M. (1988). Integrating assessment and taxonomy. In M. Rutter, A.H. Tuma, & I.S. Lann (Eds.), *Assessment and diagnosis in child psychopathology.* New York: The Guilford Press. pp. 300–343.

Aidoo, M., Terlouw, D.T., Kolczak, M.S., McElroy, P.D., ter Kuile, F.O., Kariuki, S., Nahlen, B.L., Lal, A.A., & Udhayakumar, V. (2002). Protective effects of the sickle cell gene against malaria morbidity and mortality. *The Lancet, 359,* 1311–1312.

Aitchison, K.J., & Gill, M. (2003). Pharmacogenetics in the postgenomic era. In R. Plomin, J.C. DeFries, I.W. Craig, & P. McGuffin (Eds.), *Behavioral genetics in the postgenomic era.* Washington, DC: American Psychological Association. pp. 335–361.

Aitken, D.A., Crossley, J.A., & Spencer, K. (2002). Prenatal screening for neural tube defects and aneuploidy. In D.L. Rimoin, J.M. Connor, R.E. Pyeritz, & B.R. Korf (Eds.). *Emery & Rimoin's principles and practice of medical genetics,* 4th ed., vol. 1. London: Churchill Livingstone. pp. 763–801.

Allanson, J.E., & Graham, G.E. (2002). Sex chromosome abnormalities. In D.L. Rimoin, J.M. Connor, R.E. Pyeritz, & B.R. Korf (Eds.), *Emery and Rimoin's principles and practice of medical genetics, vol. 2.* London & New York: Churchill Livingstone. pp. 1184–1201.

American Psychiatric Association. (2000). *Diagnostic and statistical manual of mental disorders (DSM-IV) – 4th ed.* Washington, DC: American Psychiatric Association.

Amir, R.E., van den Veyver, I.B., Wan, M., Tran, C.Q., Francke, U., & Zoghbi, H.Y. (1999). Rett syndrome is caused by mutations in X-linked MECP2, encoding methyl-CpG-binding protein 2. *Nature Genetics, 23,* 185–188.

Angst, J. (2000). Course and prognosis of mood disorders. In M.G. Gelder, J.L. López-Ibor, & N. Andreasen (Eds.), *New Oxford textbook of psychiatry, vol. 1.* Oxford: Oxford University Press. pp. 719–724.

Angst, J., Gamma, A., Benazzi, F., Ajdacic, V., Eich, S., & Rössler, W. (2003). Toward a re-definition of subthreshold bipolarity: Epidemiology and proposed criteria for bipolar-II, minor bipolar disorders and hypomania. *Journal of Affective Disorders, 73,* 133–146.

Antonuccio, D.O., Danton, W.G., & McClanahan, T.M. (2003). Psychology in the prescription era: Building a firewall between marketing and science. *American Psychologist, 58,* 1028–1043.

Ardlie, K.G., Lunetta, K.L., & Seielstad, M. (2002). Testing for population subdivision and association in four case control studies. *American Journal of Human Genetics, 71,* 304–311.

Aro, M., & Wimmer, H. (2003). Learning to read: English in comparison to six more regular orthographies. *Applied Psycholinguistics, 24,* 621–635.

Arseneault, L., Cannon, M., Witton, J., & Murray, R. (2004). Causal association between cannabis and psychosis: Examination of the evidence. *British Journal of Psychiatry, 184,* 110–117.

Asherson, P., & the IMAGE Consortium. (2004). Attention-Deficit Hyperactivity Disorder in the post-genomic era. *European Child and Adolescent Psychiatry, 13,* Supp 1, 50–70.

Badner, J.A., & Gershon, E.S. (2002). Meta-analysis of whole-genome linkage scans of bipolar disorder and schizophrenia. *Molecular Psychiatry, 7,* 405–411.

Bailey, A., Le Couteur, A., Gottesman, I., Bolton, P., Simonoff, E., Yuzda, E., & Rutter, M. (1995). Autism as a strongly genetic disorder: Evidence from a British twin study. *Psychological Medicine, 25,* 63–77.

Bailey, A., Luthert, P., Dean, A., Harding, B., Janota, I., Montgomery, M., Rutter, M., & Lantos, P. (1998). A clinicopathological study of autism. *Brain, 121,* 889–905.

Bailey, A., Palferman, S., Heavey, L., & Le Couteur, A. (1998). Autism: The phenotype in relatives. *Journal of Autism and Developmental Disorders, 28,* 381–404.

Bakermans-Kranenburg, M.J., & IJzendoorn, M. (2004). No association of the dopamine D4 receptor (DRD4) and −521 C/T promoter polymorphisms with infant attachment disorganization. *Attachment and Human Development, 6,* 211–218.

Bakker, S.C., van der Meulen, E.M., Buitelaar, J.K., Sandkuijl, L.A., Pauls, D.L., Monsuur, A.J., van 't Slot, R., Minderaa, R.B., Gunning, W.B., Pearson, P.L., & Sinke, R.J. (2003). A whole-genome scan in 164 Dutch sib pairs with Attention-Deficit/Hyperactivity Disorder: Suggestive evidence for linkage on chromosomes 7p and 15q. *American Journal of Human Genetics, 72,* 1251–1260.

Ball, D., & Collier, D. (2002). Substance misuse. In P. McGuffin, M.J. Owen, & I.I. Gottesman (Eds.), *Psychiatric genetics and genomics.* Oxford: Oxford University Press. pp. 267–302.

Bank, L., Dishion, T.J., Skinner M.L., & Patterson, G.R. (1990). Method variance in structural equation modeling: Living with "glop". In G.R. Patterson (Ed.), *Depression and aggression in family interaction*. Hillsdale, NJ: Erlbaum. pp. 247–279.

Barcellos, L.F., Klitz, W., Field, L.L., Tobias, R., Bowcock, A.M., Wilson, R., et al. (1997). Association mapping of disease loci, by use of a pooled DNA genomic screen. *American Journal of Human Genetics, 61*, 734–747.

Barkley, R.A., and 20 Co-endorsers. (2004). Critique or misrepresentation? A reply to Timimi et al. *Clinical Child and Family Psychology Review, 7*, 65–70.

Baron-Cohen, S. (2002). The extreme male brain theory of autism. *Trends in Cognitive Sciences, 6*, 248–254.

Bateson, P. (1966). The characteristics and context of imprinting. *Biological Reviews, 41*, 177–211.

Bateson, P. (1990). Is imprinting such a special case? *Philosophical Transactions of the Royal Society of London, 329*, 125–131.

Bateson, P., Barker, D., Clutton-Brock, T., Deb, D., D'Udine, B., Foley, R.A., Gluckman, P., Godfrey, K., Kirkwood, T., Lahr, M.M., McNamara, J., Metcalfe, N.B., Monaghan, P., Spencer, H.G., & Sultan, S.E. (2004). Developmental plasticity and human health. *Nature, 430*, 419–421.

Bateson, P., & Martin, P. (1999). *Design for a life: How behaviour develops*. London: Jonathan Cape.

Baumrind, D. (1993). The average expectable environment is not good enough: A response to Scarr. *Child Development, 64*, 1299–1317.

Baxter, L.R. Jr., Schwartz, J.M., Bergman, K.S., Szuba, M.P., Guze, B.H., Maziotta, J.C., Alazraki, A., Selin, C.E., Ferng, H.K., & Munford, P. (1992). Caudate glucose metabolic rate changes with both drug and behavior therapy for obsessive-compulsive disorder. *Archives of General Psychiatry, 49*, 681–689.

Bekelman, J.E., Li, Y., & Gross, C.P. (2003). Scope and impact of financial conflicts of interest in biomedical research: A systematic review. *Journal of the American Medical Association, 289*, 454–465.

Bennett, A.J., Lesch, K.P., Heils, A., Long, J.D., Lorenz, J.G., Shoaf, S.E., Champoux, M., Suomi, S.J., Linnoila, M.V., & Higley, J.D. (2002). Early experience and serotonin transporter gene variation interact to influence primate CNS function. *Molecular Psychiatry, 7*, 118–122.

Berger, M., Yule, W., & Rutter, M. (1975). Attainment and adjustment in two geographical areas: II. The prevalence of specific reading retardation. *British Journal of Psychiatry, 126*, 510–519.

Berk, R.A. (1983). An introduction to sample selection bias in sociological data. *American Sociological Review, 48*, 386–398.

Berkson, J. (1946). Limitations of the application of four-fold table analysis to hospital data. *Biometrics, 2*, 47–53.

Bishop, D.V.M. (2001). Genetic and environmental risks for specific language impairment in children. *Philosophical Transactions of the Royal Society, Series B, 356*, 369–380.

Bishop, D.V.M. (2002 a). The role of genes in the etiology of specific language impairment. *Journal of Communication Disorders, 35*, 311–328.

Bishop, D.V.M. (2002 b). Speech and language difficulties. In M. Rutter & E. Taylor (Eds.), *Child and adolescent psychiatry, 4th ed.* Oxford: Blackwell Science. pp. 664–681.

Bishop, D.V.M. (2003). Genetic and environmental risks for specific language impairment in children. *International Journal of Pediatric Otorhinolaryngology, 67S1,* S143–S157.

Bishop, D.V.M., Bishop, S.J., Bright, P., James, C., Delaney, T., & Tallal, P. (1999). Different origin of auditory and phonological processing problems in children with language impairment: Evidence from a twin study. *Journal of Speech, Language, and Hearing Research, 42,* 155–168.

Bishop, D.V.M., North, T., & Donlan, C. (1995). Genetic basis of specific language impairment: Evidence from a twin study. *Developmental Medicine and Child Neurology, 37,* 56–71.

Black, E. (2003). *War against the weak: Eugenics and America's campaign to create a master race.* New York: Thunder Mount Press.

Blair, R.J.R., Jones, L., Clark, F., & Smith, M. (1997). The psychopathic individual: A lack of responsiveness to distress cues? *Psychophysiology, 34,* 192–198.

Blair, R.J.R., Mitchell, D.G., Richell, R.A., Kelly, S., Leonard, A., Newman, C., & Scott, S.K. (2002). Turning a deaf ear to fear: Impaired recognition of vocal affect in psychopathic individuals. *Journal of Abnormal Psychology, 11,* 682–686.

Blumenthal, D. (2003). Academic–industrial relationships in the life sciences. *The New England Journal of Medicine, 349,* 2452–2459.

Bock, G., & Goode, J.A. (Eds.). (1998). *The limits of reductionism in biology.* Novartis Foundation Symposium 213. Chichester, West Sussex: John Wiley & Sons Ltd.

Bock, G., & Goode, J.A. (2003). *Autism: Neural basis and treatment possibilities.* Novartis Foundation Symposium 251. Chichester, West Sussex: John Wiley & Sons Ltd.

Bolton, P., Macdonald, H., Pickles, A., Rios, P., Goode, S., Crowson, M., et al. (1994). A case–control family history study of autism. *Journal of Child and Adolescent Psychiatry, 35,* 877–900.

Bolton, P.F., Park, R.J., Higgins, J.N., Griffiths, P.D., & Pickles, A. (2002). Neuro-epileptic determinants of autism spectrum disorders in tuberous sclerosis complex. *Brain, 125,* 1247–1255.

Boomsma, D.I., & Martin, N.G. (2002). Gene–environment interactions. In H. D'haenen, J.A. den Boer, & P. Willner (Eds.), *Biological psychiatry.* New York: Wiley. pp. 181–187.

Booth, A., Shelley, G., Mazur, A., Tharp, G., & Kittok, R. (1989). Testosterone, and winning and losing in human competition. *Hormones and Behavior, 23,* 556–571.

Borge, A.I.H., Rutter, M., Côté, S., & Tremblay, R.E. (2004). Early childcare and physical aggression: Differentiating social selection and social causation. *Journal of Child Psychology and Psychiatry, 45,* 367–376.

Bouchard, T.J. (1997). IQ similarity in twins reared apart: Findings and responses to critics. In R.J. Sternberg & E. Grigorenko (Eds.), *Intelligence, heredity and environment.* New York: Cambridge University Press. pp. 126–160.

Bouchard, T.J. Jr., & Loehlin, R.C. (2001). Genes, evolution, and personality. *Behavior Genetics, 31,* 243–73.

Boydell, J., van Os, J., & Murray, R. (2004). Is there a role for social factors in a comprehensive development model for schizophrenia? In M.S. Keshavan, J.L. Kennedy, & R.M. Murray (Eds.), *Neurodevelopment and schizophrenia*. London & New York: Cambridge University Press. pp. 224–247.

Bremner, J.D. (1999). Does stress damage the brain? *Biological Psychiatry, 45*, 797–805.

Brent, D.A., Gaynor, S.T., & Weersing, V.R. (2002). Cognitive behavioural approaches to the treatment of depression and anxiety. In M. Rutter & E. Taylor (Eds.), *Child and adolescent psychiatry, 4th ed.*, Oxford: Blackwell Scientific. pp. 921–937.

Bretherton, I., & Mulholland, K.A. (1999). Internal working models in attachment relationships: A construct revisited. In J. Cassidy & P.R. Shaver (Eds.), *Handbook of attachment: Theory, research and critical applications*. New York & London: The Guilford Press. pp. 89–111.

Bretsky, P., Guralnik, J.M., Launer, L., Albert, M., & Seeman, T.E. (2003). The role of APOE-E4 in longitudinal cognitive decline. *Neurology, 60*, 1077–1081.

Brody, G.H., Murry, V.M., Gerrard, M., Gibbons, F.X., Molgaard, V., McNair, L., Brown, A.C., Wills, T.A., Spoth, R.L., Luo, Z., Chen, Y-f., & Neubaum-Carlan, E. (2004). The Strong African American Families Program: Translating research into prevention programming. *Child Development, 75*, 900–917.

Brown, G.W. (1996). Genetics of depression: A social science perspective. *International Review of Psychiatry, 8*, 387–401.

Brown, G.W., & Harris, T.O. (1978). *The social origins of depression: A study of psychiatric disorder in women*. London: Tavistock.

Brown, G.W., Harris, T.O., & Eales, M.J. (1996). Social factors and comorbidity of depressive and anxiety disorders. *British Journal of Psychiatry, 168*, Supp. 30, 50–57.

Brown, G.W., Harris, T.O., & Lemyre, L. (1991). Now you see it, now you don't – some considerations on multiple regression. In D. Magnusson, L.R. Bergman, G. Rudinger, & B. Törestad (Eds.), *Problems and methods in longitudinal research: Stability and change*. Cambridge: Cambridge University Press. pp. 67–94.

Brown, G.W., & Rutter, M. (1966). The measurement of family activities and relationships: A methodological study. *Human Relations, 19*, 241–263.

Bryant, P. (1990). Empirical evidence for causes in development. In G. Butterworth & P. Bryant (Eds.), *Causes of development: Interdisciplinary perspectives*. Hemel Hempstead: Harvester Wheatsheaf. pp. 33–45.

Bryson, B. (2003). *A short history of nearly everything*. London: Transworld/Doubleday.

Buss, A.H., & Plomin, R. (1984). *Temperament: Early developing personality traits*. Hillsdale, NJ: Erlbaum.

Button, T.M.M., Scourfield, J., Martin, N., Purcell, S., & McGuffin, P. (2005). Family dysfunction interacts with genes in the causation of antisocial symptoms. *Behavior Genetics, 35*, 115–120.

Cabib, S., Orsini, C., Le Moal, M., & Piazza, P.V. (2000). Abolition and reversal of strain differences in behavioral responses to drugs of abuse after a brief experience. *Science, 289*, 463–465.

Cadoret, R., & Cain, R.A. (1981). Environmental and genetic factors in predicting antisocial behavior in adoptees. *Psychiatric Journal of the University of Ottawa, 6*, 220–225.

Cadoret, R.J., Yates, W.R., Troughton, E., Woodworth, G., & Stewart, M.A. (1995 a). Adoption study demonstrating two genetic pathways to drug abuse. *Archives of General Psychiatry, 52*, 42–52.

Cadoret, R.J., Yates, W.R., Troughton, E. Woodworth, G., & Stewart, M.A.S. (1995 b). Genetic–environmental interaction in the genesis of aggressivity and conduct disorders. *Archives of General Psychiatry, 52*, 916–924.

Cameron, N.M., Parent, C., Champagne, F.A., Fish, E.W., Ozaki-Kuroda, K., & Meaney, M.J. (2005). The programming of individual differences in defensive responses and reproductive strategies in the rat through variations in maternal care. *Neuroscience and Biobehavioral Reviews, 29*, 843–865.

Cancedda, L., Putignano, E., Sale, A., Viegi, A., Berardi, N., & Maffei, L. (2004). Acceleration of visual system development by environmental enrichment. *Journal of Neuroscience, 24*, 4840–4848.

Cannon, M., Caspi, A., Moffitt, T.E., Harrington, H.L., Taylor, A., Murray, R.M., & Poulton, R. (2002). Evidence for early-childhood, pan-developmental impairment specific to schizophreniform disorder. *Archives of General Psychiatry, 59*, 449–456.

Cannon, M., Dean, K., & Jones, P.B. (2004). Early environmental risk factors for schizophrenia. In M.S. Keshavan, J.L. Kennedy, & R.M. Murray (Eds.), *Neurodevelopment and schizophrenia*. London & New York: Cambridge University Press. pp. 191–209.

Cannon, T.D., Kaprio, J., Lonnqvist, J., Huttunen, M., & Koskenvuo, M. (1998). The genetic epidemiology of schizophrenia in a Finnish twin cohort: A population-based modeling study. *Archives of General Psychiatry, 55*, 67–74.

Cardno, A.G., & Gottesman, I.I. (2000). Twin studies of schizophrenia: From bow-and-arrow concordances to star wars Mx and functional genomics. *American Journal of Medical Genetics, 97*, 12–17.

Cardno, A.G., Marshall, E.J., Coid, B., Macdonald, A.M., Ribchester, T.R., Davies, N.J., Venturi, P., Jones, L.A., Lewis, S.W., Sham, P.C., Gottesman, I.I., Farmer A.E., McGuffin, P., Reveley, A.M., & Murray, R.M. (1999). Heritability estimates for psychotic disorders: The Maudsley twin psychosis series. *Archives of General Psychiatry, 56*, 162–168.

Cardno, A.G., Rijsdijk, F.V., Sham, P.C., Murray, R.M., & McGuffin, P. (2002). A twin study of genetic relationships between psychotic symptoms. *American Journal of Psychiatry, 159*, 539–545.

Cardon, L.R. (2003). Practical barriers to identifying complex trait loci. In R. Plomin, J.C. DeFries, I. Craig, & P. McGuffin (Eds.), *Behavioural genetics in the postgenomic era*. Washington, DC: American Psychological Association. pp. 55–69.

Cardon, L.R., & Palmer, L.J. (2003). Population stratification and spurious allelic association. *The Lancet, 361*, 598–604.

Carter, J.W., Schulsinger, F., Parnas, J., Cannon, T., & Mednick, S.A. (2002). A multivariate prediction model of schizophrenia. *Schizophrenia Bulletin, 28*, 649–682.

Caspi, A., McClay, J., Moffitt, T.E., Mill, J., Martin, J., Craig, I.W., Taylor, A., & Poulton, R. (2002). Role of genotype in the cycle of violence in maltreated children. *Science, 297*, 851–854.

Caspi, A., Moffitt, T.E., Cannon, M., McClay, J., Murray, R., Harrington, H., Taylor, A., Arseneault, L., Williams, B., Braithwaite, A., Poulton, R., & Craig, I.W. (2005 b). Moderation of the effect of adolescent-onset cannabis use on adult psychosis by a functional polymorphism in the COMT gene: Longitudinal evidence of a gene X environment interaction. *Biological Psychiatry, 57,* 1117–1127.

Caspi, A., Moffitt, T.E., Morgan, J., et al. (2004). Maternal expressed emotion predicts children's externalizing behavior problems: Using MZ-twin differences to identify environmental effects on behavioral development. *Developmental Psychology, 40,* 149–161.

Caspi, A., Roberts, B.W., & Shiner, R.L. (2005 a). Personality development: Stability and change. *Annual Review of Psychology, 56,* 17.1–17.32.

Caspi, A., Sugden, K., Moffitt, T.E., et al. (2003). Influence of life stress on depression: Moderation by a polymorphism in the 5-HTT gene. *Science, 301,* 386–389.

Caspi, A., Taylor, A., Moffitt, T.E., & Plomin, R. (2000). Neighborhood deprivation affects children's mental health: Environmental risks identified in a genetic design. *Psychological Science, 11,* 338–342.

Castellanos, F.X., & Tannock, R. (2002). Neuroscience of attention-deficit/hyperactivity disorder: The search for endophenotypes. *Nature Reviews: Neuroscience, 3,* 617–628.

Ceci, S.J., & Papierno, P.B. (2005). Psychoeconomic consequences of resource allocation: What happens when an intervention works for those it was intended for, but works even better for others? *American Psychologist, 60,* 140–160.

Champagne, F., Chretien, P., Stevenson, C.W., Zhang, T.Y., Gratton, A., & Meaney, M.J. (2004). Variations in nucleus accumbens dopamine associated with individual differences in maternal behavior in the rat. *Journal of Neuroscience, 24,* 4113–4123.

Champion, L.A., Goodall, G.M., & Rutter, M. (1995). Behaviour problems in childhood and stressors in early adult life. I. A 20 year follow-up of London school children. *Psychological Medicine, 25,* 231–246.

Champoux, M., Bennett, A., Shannon, C., Higley, J.D., Lesch, K.P., & Suomi, S.J. (2002). Serotonin transporter gene polymorphism, differential early rearing, and behavior in rhesus monkey neonates. *Molecular Psychiatry, 7,* 1058–1063.

Chang, E.F., & Merzenich, M.M. (2003). Environmental noise retards auditory cortical development. *Science, 300,* 498–502.

Cherny, S.S., Fulker, D.W., & Hewitt, J.K. (1997). Cognitive development from infancy to middle childhood. In R.J. Sternberg & E.L. Grigorenko (Eds.), *Intelligence, heredity and environment.* Cambridge: Cambridge University Press. pp. 463–482.

Cleckley, H.C. (1941). *The mask of sanity: An attempt to reinterpret the so-called psychopathic personality.* St Louis, MO: Mosby.

Clegg, J., Hollis, C., Mawhood, L., & Rutter, M. (2005). Developmental language disorder – a follow-up in later adult life. Cognitive, language, and psychosocial outcomes. *Journal of Child Psychology and Psychiatry, 46,* 128–149.

Cohen, S., Tyrrell, D.A.J., & Smith, A.P. (1991). Psychological stress and susceptibility to the common cold. *New England Journal of Medicine, 325,* 606–612.

Collins, F.S. (1996). BRCA1: Lots of mutations, lots of dilemmas. *New England Journal of Medicine, 334,* 186–188.

Collishaw, S., Maughan, B., Goodman, R., & Pickles, A. (2004). Time trends in adolescent mental health. *Journal of Child Psychology and Psychiatry, 45*, 1350–1362.

Compas, B.E., Benson, M., Boyer, M. Hicks, T.V., & Konik, B. (2002). Problem-solving and problem-solving therapies. In M. Rutter and E. Taylor (Eds.), *Child and adolescent psychiatry, 4th ed.* Oxford: Blackwell Science. pp. 938–948.

Conger, R.D., Rueter, M.A., & Elder, G.H. (1999). Couple resilience to economic pressure. *Journal of Personality and Social Psychology, 76*, 54–71.

Conger, R., Ge, X., Elder, G.H., Lorenz, F.O., & Simons, R. (1994). Economic stress, coercive family processes and developmental problems of adolescents. *Child Development, 65*, 541–561.

Cordell, H.J. (2002). Epistasis: What it means, what it doesn't mean, and statistical methods to detect it in humans. *Human Molecular Genetics, 11*, 2463–2468.

Costello, E.J., Compton, F.N., Keeler, G., & Angold, A. (2003). Relationships between poverty and psychopathology: A natural experiment. *Journal of American Medical Association, 290*, 2023–2029.

Côté, S., Borge, A.I.H., Rutter, M., & Tremblay, R. (submitted). *Associations between nonmaternal care in infancy and emotional/behavioral difficulties at school entry: Moderation by family and infant characteristics.*

Courchesne, E., Carper, R., & Akshoomoff, N. (2003). Evidence of brain overgrowth in the first year of life in autism. *Journal of the American Medical Association, 290*, 337–344.

Cox, A., Rutter, M., Yule, B., & Quinton, D. (1977). Bias resulting from missing information: Some epidemiological findings. *British Journal of Preventive and Social Medicine, 31*, 131–136.

Crabbe, J.C. (2003). Finding genes for complex behaviors: Progress in mouse models of the addictions. In R. Plomin, J.C. DeFries, I.W. Craig, & P. McGuffin (Eds.), *Behavioral genetics in the postgenomic era.* Washington, DC: American Psychological Association. pp. 291–308.

Crabbe, J.C., Wahlsten, D., & Dudek, B.C. (1999). Genetics of mouse behavior: Interactions with laboratory environment. *Science, 284*, 1670–1672.

Curtis, W.J., & Nelson, C.A. (2003). Toward building a better brain: Neurobehavioral outcomes, mechanisms, and processes of environmental enrichment. In S.S. Luthar (Ed.), *Resilience and vulnerability: Adaptation in the context of childhood adversities.* Cambridge: Cambridge University Press. pp. 463–488.

Cutting, G.R. (2002). Cystic fibrosis. In D.L. Rimoin, J.M. Connor, R.E. Pyeritz, & B.R. Korf (Eds.), *Emery and Rimoin's principles and practice of medical genetics, vol. 2.* London & New York: Churchill Livingstone. pp. 1561–1606.

Dale, P.S., Simonoff, E., Bishop, D.V.M., Eley, T.C., Oliver, B., Price, T.S., et al. (1998). Genetic influence on language delay in two-year-old children. *Nature Neuroscience, 1*, 324–328.

Daniels, J., Holmans, J., Williams, N., Turic, D., McGuffin, P., Plomin, R., & Owen, M.J. (1998). A simple method for analyzing microsatellite allele image patterns generated from DNA pools and its application to allelic association studies. *American Journal of Human Genetics, 62*, 1189–1197.

Davis, S., Schroeder, M., Goldin, L.R., & Weeks, D.E. (1996). Nonparametric simulation-based statistics for detecting linkage in general pedigrees. *American Journal of Human Genetics*, *58*, 867–880.

De Fries, J.C., & Fulker, D.W. (1988). Multiple regression analysis of twin data: Aetiology of deviant scores versus individual differences. *Acta Geneticae Medicae et Gemellogiae*, *37*, 205–216.

DeFries, J.C., Plomin, R., & Fulker, D.W. (1994). *Nature and nurture during middle childhood*. Oxford: Blackwell.

Démonet, J.F., Taylor, M.J., & Chaix, Y. (2004). Developmental dyslexia. *Lancet*, *363*, 1451–1460.

Dennett, D.C. (2003). *Freedom evolves*. London: Allen Lane, The Penguin Press.

Devlin, B. Fienberg, S. Resnick, D., & Roeder, K. (Eds.) (1997). *Intelligence, genes and success: Scientists respond to The Bell Curve*. New York: Copernicus.

Diamond, M.J., Miner, J.N., Yoshinaga, S.K., & Yamamoto, K.R. (1990). Transcription factor interactions: Selectors of positive or negative regulation from a single DNA element. *Science*, *249*, 1266–1272.

Dickens, W.T., & Flynn, J.R. (2001). Heritability estimates vs. large environmental effects: The IQ paradox resolved. *Psychological Review*, *108*, 346–369.

Dodge, K.A., Bates, J.E., & Pettit, G.S. (1990). Mechanisms in the cycle of violence. *Science*, *250*, 1678–1683.

Dodge, K.A., Pettit, G.S., Bates, J.E., & Valente, E. (1995). Social information-processing patterns partially mediate the effect of early physical abuse on later conduct problems. *Journal of Abnormal Psychology*, *104*, 632–643.

Doll, R., Peto, R., Boreham, J., & Sutherland, I. (2004). Mortality in relation to smoking: 50 years' observations on male British doctors. *British Medical Journal*, *328*, 1519.

Doll, R., & Crofton, J. (1999). *Tobacco and health*, London: British Council/Royal Society of Medicine Press.

D'Onofrio, B., Turkheimer, E., Eaves, L., Corey, L.A., Berg, K., Solaas, M.H., & Emery, R.E. (2003). The role of the children of twins design in elucidating causal relations between parent characteristics and child outcomes. *Journal of Child Psychology and Psychiatry*, *44*, 1130–1144.

Duyme, M., Arseneault, L., & Dumaret, A-C. (2004). Environmental influences on intellectual abilities in childhood: Findings from a longitudinal adoption study. In P.L. Chase-Lansdale, K. Kiernan, & R. Friedman (Eds.), *Human development across lives and generations: The potential for change*. New York & Cambridge: Cambridge University Press. pp. 278–292.

Duyme, M., Dumaret, A-C., & Tomkiewicz, S. (1999). How can we boost IQs of "dull children"? A late adoption study. *Proceedings of the National Academy of Sciences of the United States of America*, *96*, 8790–8794.

Eaves, L.J., Last, K.S., Martin, N.G., & Jinks, J.L. (1977). A progressive approach to non-additivity and genotype–environmental covariance in the analysis of human differences. *British Journal of Mathematical and Statistical Psychology*, *30*, 1–42.

Eaves, L.J., & Meyer, J. (1994). Locating human quantitative trait loci: Guidelines for the selection of sibling pairs for genotyping. *Behavior Genetics*, *24*, 443–455.

Eaves, L., Silberg, J., & Erkanli, A. (2003). Resolving multiple epigenetic pathways to adolescent depression. *Journal of Child Psychology and Psychiatry, 44,* 1006–1014.

Eaves, L.J., Silberg, J.L., Meyer, J.M., Maes, H.H., Simonoff, E., Pickles, A., Rutter, M., Neale, M.C., Reynolds, C.A., Erikson, M.T., Heath, A.C., Loeber, R., Truett, T.R., & Hewitt, J.K. (1997). Genetics and developmental psychopathology: 2. The main effects of genes and environment on behavioral problems in the Virginia Twin Study of Adolescent Behavioral Development. *Journal of Child Psychology and Psychiatry, 38,* 965–980.

Ebstein, R.P., Benjamin, J., & Belmaker, R.H. (2003). Behavioral genetics, genomics, and personality. In R. Plomin, J.C. DeFries, I.W. Craig, & P. McGuffin (Eds.), *Behavioral genetics in the postgenomic era.* Washington, DC: American Psychological Association. pp. 365–388.

Eddy, S.R. (2001). Non-coding RNA genes and the modern RNA world. *Nature Reviews: Genetics, 2,* 919–929.

Ehrlich, P., & Feldman, M. (2003). Genes and culture: What creates our behavioral phenome? *Current Anthropology, 44,* 87–107.

Elder, Jr. G.H. (1986). Military times and turning points in men's lives. *Developmental Psychology, 22,* 233–245.

Eley, T., & Stevenson, J. (1999). Exploring the covariation between anxiety and depression symptoms: A genetic analysis of the effects of age and sex. *Journal of Child Psychology and Psychiatry, 40,* 1273–1282.

Eley, T.C., & Stevenson, J. (2000). Specific life events and chronic experiences differentially associated with depression and anxiety in young twins. *Journal of Abnormal Child Psychology, 28,* 383–394.

Eley, T.C., Sugden, K., Corsico, A. Gregory, A.M., Sham, P., McGuffin, P., Plomin, R., & Craig, I.W. (2004). Gene–environment interaction analysis of serotonin system markers with adolescent depression. *Molecular Psychiatry, 9,* 908–915.

Elkin, A., Kalidindi, S., & McGuffin, P. (2004). Have schizophrenia genes been found? *Current Opinion in Psychiatry, 17,* 107–113.

Epel, E.S., Blackburn, E.H., Lin, J., Dhabhar, F.S., Adler, N.E., Morrow, J.D., & Cawthon, R.M. (2004). Accelerated telomere shortening in response to life stress. *Proceedings of the National Academy of Science, 101,* 17312–17315.

Eysenck, H.J. (1965). *Smoking, health and personality.* London: Weidenfeld.

Eysenck, H.J. (1971). *The IQ argument: Race, intelligence, and education.* New York: Library Press.

Eysenck, H.J., with contributions by Eaves, L.J. (1980). *The causes and effects of smoking.* London: Temple Smith.

Falconer, D.S., & Mackay, T.F.C. (1996). *Introduction to quantitative genetics.* Longman: Harlow.

Falk, C.T., & Rubinstein, P. (1987). Haplotype relative risks: An easy reliable way to construct a proper control sample for risk calculations. *Annals of Human Genetics, 1,* 227–233.

Faraone, S.V., Biederman, J., Mennin, D., Russell, R., & Tsuang, M.T. (1998). Familial subtypes of attention deficit hyperactivity disorder: A 4-year follow-up study of children from antisocial-ADHD families. *Journal of Child Psychology and Psychiatry, 39,* 1045–1053.

Faraone, S.V., Doyle, A.E., Mick, E., & Biederman, J. (2001). Meta-analysis of the association between the 7-repeat allele of the Dopamine D4 receptor gene and Attention Deficit Hyperactivity Disorder. *American Journal of Psychiatry, 158,* 1052–1057.

Farrer, L.A., Cupples, L.A., Haines, J.L., Hyman, B., Kukull, W.A., Mayeux, R., Myers. R.H., Pericak-Vance, M.A., Risch, N., & van Duijn, C.M. (1997). Effects of age, sex, and ethnicity on the association between apolipoprotein E genotype and Alzheimer disease. A meta-analysis. APOE and Alzheimer Disease Meta Analysis Consortium. *Journal of the American Medical Association, 278,* 1349–56.

Felsenfeld, G., & Groudine, M. (2003). Controlling the double helix. *Nature, 421,* 448–453.

Fergusson, D.M., Horwood, L.J., & Lynskey, M.T. (1992). Family change, parental discord and early offending. *Journal of Child Psychology and Psychiatry, 33,* 1059–1075.

Fergusson, D.M., Horwood, L.J., Caspi, A., Moffitt, T.E., & Silva, P.A. (1996). The (artefactual) remission of reading disability: Psychometric lessons in the study of stability and change in behavioral development. *Developmental Psychology, 32,* 132–140.

Finlay-Jones, R., & Brown, G.W. (1981). Types of stressful life event and the onset of anxiety and depressive disorders. *Psychological Medicine, 11,* 803–815.

Firkowska-Mankiewicz, A. (2002). *Intelligence and success in life.* Warsaw: IFiS Publishers.

Fisher, R.E. (1918). The correlation between relatives under the supposition of mendelian inheritance. *Transactions of the Royal Society, 52,* 399–433.

Fisher, S.E. (2003). Isolation of the genetic factors underlying speech and language disorders. In R. Plomin, J.C. DeFries, I.W. Craig, & P. McGuffin (Eds.), *Behavioral genetics in the postgenomic era.* Washington, DC: American Psychological Association. pp. 205–226.

Fisher, S.E., & DeFries, J.C. (2002). Developmental dyslexia: Genetic dissection of a complex cognitive trait. *Nature Reviews Neuroscience, 3,* 767–780.

Fisher, S.E., Francks, C., McCracken, J.T., et al. (2002). A genomewide scan for loci involved in attention-deficit/hyperactivity disorder. *American Journal of Human Genetics, 70,* 1183–1196.

Flynn, J.R. (1987). Massive IQ gains in 14 nations: What IQ tests really measure. *Psychological Bulletin, 101,* 171–191.

Flynn, J.R. (2000). IQ gains, WISC subtests and fluid g: g theory and the relevance of Spearman's hypothesis to race. In G.R. Bock, J.A. Goode, & K. Webb (Eds.), *The nature of intelligence. Novartis Foundation Symposium 233.* Chichester: Wiley. pp. 202–216.

Foley, D.L., Eaves, L.J., Wormley, B., Silberg, J.L., Maes, H.H., Kuhn, J., & Riley, B. (2004). Childhood adversity, monoamine oxidase A genotype, and risk for conduct disorder. *Archives of General Psychiatry, 61,* 738–744.

Folstein, S., & Rutter, M. (1977 a). Genetic influences and infantile autism. *Nature, 265,* 726–728.

Folstein, S., & Rutter, M. (1977 b). Infantile autism: A genetic study of 21 twin pairs. *Journal of Child Psychology and Psychiatry, 18,* 297–321.

Folstein, S.E., & Rosen-Sheidley, B. (2001). Genetics of autism: Complex aetiology for a heterogeneous disorder. *Nature Reviews: Genetics, 2*, 943–955.

Fombonne, E., Bolton, P., Prior, J., Jordan, H., & Rutter, M. (1997). A family study of autism: Cognitive patterns and levels in parents and siblings. *Journal of Child Psychology and Psychiatry, 38*, 667–683.

Francis, D., Insel, T., Szegda, K., Campbell, G., & Martin, W.D. (2003). Epigenetic sources of behavioural differences in mice. *Nature Neuroscience, 6*, 445–446.

Francks, C., Paracchini, S., Smith, S.D., Richardson, A.J., Scerri, T.S., Cardon, L.R., Marlow, A.J., MacPhie, I.L., Walter, J., Pennington, B.F., Fisher, S.E., Olson, R.K., DeFries, J.C., Stein, J.F., & Monaco, A.P. (2004). A 77-kilobase region of chromosome 6p22.2 is associated with dyslexia in families from the United Kingdom and from the United States. *American Journal of Human Genetics, 75*, 1046–1058.

Freimer, N., & Sabatti, C. (2004). The use of pedigree, sib-pair and association studies of common diseases for genetic mapping and epidemiology. *Nature Genetics, 36*, 1045–1051.

Frith, C. (2003). What do imaging studies tell us about the neural basis of autism? In G. Bock and J. Goode (Eds.). *Autism: Neural basis and treatment possibilities.* Chichester: John Wiley & Sons Ltd. pp. 149–176.

Frith, U. (2003). *Autism: Explaining the enigma, 2nd ed.* Oxford: Blackwell.

Fulker, D.W., & Cherny, S.S. (1996). An improved multipoint sib-pair analysis of quantitative traits. *Behavior Genetics, 26*, 527–532.

Furmark, T., Tillfors, M., Marteinsdottir, I., Fischer, H., Pissiota, A., Langstrom, B., & Fredrikson, M. (2002). Common changes in cerebral blood flow in patients with social phobia treated with citalopram or cognitive-behavioral therapy. *Archives of General Psychiatry, 59*, 425–433.

Ge, X., Conger, R.D., Cadoret, R.J., Neiderhiser, J.M., Yates, W., Troughton, E., & Stewart, M.A. (1996). The developmental interface between nature and nurture: A mutual influence model of child antisocial behavior and parent behaviors. *Developmental Psychology, 32*, 574–589.

Gerlai, R. (1996). Gene-targeting studies of mammalian behavior: Is it the mutation or the background genotype? *Trends in Neuroscience, 19*, 177–181.

Gervai, J., Nemoda, Z., Lakatos, K., Ronai, Z., Toth, I., Ney, K., & Sasvari-Szekely, M. (2005). Transmission disequilibrium tests confirm the link between DRD4 gene polymorphism and infant attachment. *American Journal of Medical Genetics B: Neuropsychiatric Genetics, 132*, 126–130.

Gharani, N., Benayed, R., Mancuso, V., Brzustowicz, L.M., & Millonig, J.H. (2004). Association of the homeobox transcription factor, *ENGRAILED 2*, with autism spectrum disorder. *Molecular Psychiatry, 9*, 474–484.

Gibbs, W.W. (2003a). The unseen genome: Beyond DNA. *American Scientist, 289*, 78–85.

Gibbs, W.W. (2003b). The unseen genome: Gems among the junk. *American Scientist, 289*, 27–33.

Gillespie, N.A., Whitfield, J.B., Williams, B., Heath, A.C., & Martin, N. (2005). The relationship between stressful life events, the serotonin transporter (5-HTTLPR) genotype and major depression. *Psychological Medicine, 35*, 101–111.

Glantz, S.A., Barnes, D.E., Bero, L., Hanauer, P., & Slade, J. (1995). Looking through a keyhole at the tobacco industry. The Brown and Williamson documents. *Journal of the American Medical Association*, 274, 219–24.

Glatt, S.J., Faraone, S.V., & Tsuang, M.T. (2003). Association between a functional catechol O-methyltransferase gene polymorphism and schizophrenia: Meta-analysis of case–control and family-based studies. *American Journal of Psychiatry*, 160, 469–476.

Goldapple, K., Segal, Z., Garson, C., Lau, M., Bieling, P., Kennedy, S., & Mayberg, H. (2004). Treatment-specific effects of Cognitive Behavior Therapy. *Archives of General Psychiatry*, 61, 34–41.

Goodman, R., & Stevenson, J. (1989). A twin study of hyperactivity: II. The aetiological role of genes, family relationships and perinatal adversity. *Journal of Child Psychology and Psychiatry*, 30, 691–709.

Gottesman, I.I. (1991). *Schizophrenia genesis: The origins of madness*. New York: W.H. Freeman & Company.

Gottesman, I.I., & Gould, T.D. (2003). The endophenotype concept in psychiatry: Etymology and strategic intentions. *American Journal of Psychiatry*, 160, 636–645.

Gottlieb, G., Wahlsten, D., & Lickliter, R. (1998). The significance of biology for human development: A developmental psychobiological systems view. In W. Damon and R.M. Lerner (Eds.), *Handbook of child psychology*. Toronto: Wiley. pp. 233–273.

Gottlieb, G. (2003). On making behavioral genetics truly developmental. *Human Development*, 46, 337–355.

Greenland, S., & Rothman, K.J. (1998). Concepts of interaction. In R. Winters & E. O'Connor (Eds.), *Modern epidemiology, 2nd ed.* Lippincott-Raven: Philadelphia. pp. 329–342.

Greenough, W.T., Black, J.E., & Wallace, C.S. (1987). Experience and brain development. *Child Development*, 58, 539–559.

Greenough, W.T., & Black, J.E. (1992). Induction of brain structure by experience: Substrates for cognitive development. In M.R. Gunnar and C.A. Nelson (Eds.), *Developmental behavior neuroscience*. Hillsdale, NJ: Erlbaum. pp. 155–200.

Grigorenko, E.L. (2003). Epistasis and the genetics of complex traits. In R. Plomin, J.C. DeFries, I.W. Craig, & P. McGuffin (Eds.), *Behavioral genetics in the postgenomic era*. Washington: American Psychological Association.

Gunnar, M.R., & Donzella, B. (2002). Social regulation of the cortisol levels in early human development. *Psychoneuroendocrinology*, 27, 199–220.

Guttmacher, A.E., & Collins, F.S. (2003). Welcome to the genomic era. *The New England Journal of Medicine*, 349, 996–998.

Guy, J., Hendrich, B., Holmes, M., Martin, J.E., & Bird, A. (2001). A mouse Mecp2-null mutation causes neurological symptoms that mimic Rett syndrome. *Nature Genetics*, 27, 322–326.

Hagberg, B., Aicardi, J., Dias, K., & Ramos, O. (1983). A progressive syndrome of autism, dementia, ataxia and loss of purposeful hand use in girls: Rett's syndrome: report of 35 cases. *Annals of Neurology*, 14, 471–479.

Hariri, A.R., Mattay, V.S., Tessitore, A., Kolachana, B., Fera, F., Goldman, D., Egan, M.F., & Weinberger, D. (2002). Serotonin transporter genetic variation and the response of the human amygdala. *Science*, 297, 400–403.

Hariri, A.R., Drabant, E.M., Munoz, K.E., Kolachana, B.S., Mattay, V.S., Egan, M.F., & Weinberger, D.R. (2005). A susceptibility gene for affective disorders and the response of the human amygdala. *Archives of General Psychiatry, 62,* 146–152.

Harper, P.S. (1998). *Practical genetic counselling.* London: Butterworth Heinemann.

Harper, P.S. (2001). *Practical genetic counselling.* London: Hodder Arnold.

Harris, J.R. (1998). *The nurture assumption: Why children turn out the way they do.* London: Bloomsbury.

Harris, T. (Ed.) (2000). *Where inner and outer worlds meet: Psychosocial research in the tradition of George W. Brown.* London: Routledge/Taylor & Francis.

Harris, T., Brown, G.W., & Bifulco, A. (1986). Loss of parent in childhood and adult psychiatric disorder: The role of lack of adequate parental care. *Psychological Medicine, 16,* 641–659.

Harrison, J.E., & Bolton, P.F. (1997). Annotation: Tuberous sclerosis. *Journal of Child Psychology and Psychiatry, 38,* 603–614.

Harrison, P., & Owen, M. (2003). Genes for schizophrenia: Recent findings and their pathophysiological implications. *The Lancet, 361,* 417–419.

Hart, J., Gunnar, M., & Cicchetti, D. (1996). Altered neuroendocrine activity in maltreated children related to symptoms of depression. *Development and Psychopathology, 8,* 201–214.

Hattori, E., Liu, C., Badner, J.A., Bonner, T.I., Christian, S.L., Maheshwari, M., Detera-Wadleigh, S.D., Gibbs, R.A., & Gershon, E.S. (2003). Polymorphisms at the G72/G30 gene locus, on 13q33, are associated with bipolar disorder in two independent pedigree series. *American Journal of Human Genetics, 72,* 1131–1140.

Heath, A.C., Madden, P.A.F., Bucholz, K.K., Nelson, E.C., Todorov, A., Price, R.K., Whitfield, J.B., & Martin, N.G. (2003). Genetic and environmental risks of dependence on alcohol, tobacco, and other drugs. In R. Plomin, J.C. DeFries, G.E. McClearn, & P. McGuffin (Eds.), (2001), *Behavioral genetics, 4th ed.* New York: Worth. pp. 309–334.

Heath, A.C., & Nelson, E.C. (2002). Effects of the interaction between genotype and environment: Research into the genetic epidemiology of alcohol dependence. *Alcohol Research and Health, 26,* 193–201.

Heinz, A., Braus, D.F., Smolka, M.N., Wrase, J., Puls, I., Hermann, D., Klein, S., Grüsser, S.N., Flor, H., Schumann, G., Mann, K., & Bücher, C. (2005). Amygdala-prefrontal coupling depends on a genetic variation of the serotonin transporter. *Nature Neuroscience, 8,* 20–21.

Hennessey, J.W., & Levine, S. (1979). Stress, arousal, and the pituitary-adrenal system: a psychoendocrine hypothesis. In J.M. Sprague & A.N. Epstein (Eds.), *Progress in psychobiology and physiological psychology.* New York: Academic Press. pp. 133–178.

Henquet, C., Krabbendam, L., Spauwen, J., Kaplan, C., Lieb, R., Wittchen, H-U., & van Os, J. (2005). Prospective cohort study of cannabis use, predisposition for psychosis, and psychotic symptoms in young people. *British Medical Journal, 330,* 11–15.

Herrnstein, R.J., & Murray, C. (1994). *The bell curve: Intelligence and class structure in American life.* New York: Free Press.

Hetherington, E.M., Reiss, D., & Plomin, R. (1994). *Separate social worlds of siblings: Impact of nonshared environment on development.* Hillsdale, NJ: Lawrence Erlbaum.

Hettema, J.M., Neale, M.C., & Kendler, K.S. (1995). Physical similarity and the equal-environment assumption in twin studies of psychiatric disorders. *Behavior Genetics, 25,* 327–335.

Hewison, J., & Tizard, J. (1980). Parental involvement and reading attainment. *British Journal of Educational Psychology, 50,* 209–215.

Higley, J.D., & Suomi, S.J. (1989). Temperamental reactivity in non-human primates. In G.A. Kohnstamm, J.E. Bates, & M.K. Rothbart (Eds.), *Temperament in childhood.* Chichester: John Wiley & Sons. pp. 153–167.

Hill, A.V.S. (1998 a). Genetics and genomics of infectious disease susceptibility. *British Medical Bulletin, 55,* 401–413.

Hill, A.V.S. (1998 b). The immunogenetics of human infectious diseases. *Annual Review of Immunology, 16,* 593–617.

Hilts, P.J. (1996). *Smokescreen: The truth behind the tobacco industry cover-up.* Reading, MA: Addison-Wesley.

Hines, M. (2004). *Brain gender.* New York: Oxford University Press.

Hirotsune, S., Yoshida, N., Chen, A., Garrett, L., Sugiyama, F., Takahashi, S., et al. (2003). An expressed pseudogene regulates the messenger-RNA stability of its homologous coding gene. *Nature, 423,* 91–96.

Hirschorn, J.N., & Daly, M.J. (2005). Genome-wide association studies for common diseases and complex traits. *Nature Reviews – Genetics, 6,* 95–118.

Honda, H., Shimizu, Y., & Rutter, M. (2005). No effect of MMR withdrawal on the incidence of autism: A total population study. *Journal of Child Psychology and Psychiatry, 46,* 572–579.

Horn, G. (1990). Neural bases of recognition memory investigated through an analysis of imprinting. *Philosophical Transactions of the Royal Society of London, 329,* 133–142.

Hornig, M., Chian, D., & Lipkin, W.I. (2004). Neurotoxic effects of postnatal thimerosal are mouse strain-dependent. *Molecular Psychiatry, 9,* 833–845.

Howlin, P., Mawhood, L., & Rutter, M. (2000). Autism and developmental receptive language disorder – a follow-up comparison in early adult life. II: Social, behavioural, and psychiatric outcomes. *Journal of Child Psychology and Psychiatry, 41,* 561–578.

Humphries, S.E., Talmud, P.J., Hawe, E., Bolla, M., Day, I.N.M., & Miller, G.J. (2001). Apolipoprotein E4 and coronary heart disease in middle-aged men who smoke: A prospective study. *Lancet, 358,* 115–119.

Huson, S.M., & Korf, B. (2002). The phakomatoses. In D.L. Rimoin, J.M. Connor, R.E. Pyeritz, & B.R. Korf (Eds.), *Emery and Rimoin's principles and practice of medical genetics, vol. 3.* London & New York: Churchill Livingstone. pp. 3162–3202.

Huttenlocher, P.R. (2002). *Neural plasticity: The effects of environment on the development of the cerebral cortex.* Cambridge, MA: Harvard University Press.

Insel, T.R., & Young, L.J. (2001). The neurobiology of attachment. *Nature Reviews: Neuroscience, 2,* 129–136.

International Human Genome Sequencing Consortium. (2001). Initial sequencing and analysis of the human genome. *Nature, 409,* 860–921.

International Human Genome Sequencing Consortium. (2004). Finishing the euchromatic sequence of the human genome. *Nature, 431,* 931–945.

Jablensky, A. (2000). Epidemiology of schizophrenia. In M.G. Gelder, J.L. López-Ibor, & N. Andreasen (Eds.), *New Oxford textbook of psychiatry, vol. 1*. Oxford: Oxford University Press. pp. 585–599.

Jackson, J.F. (1993). Human behavioral genetics, Scarr's theory, and her views on interventions: A critical review and commentary on their implications for African American Children. *Child Development, 64,* 1318–1332.

Jacob, T., Waterman, B., Heath, A., True, W., Bucholz, K.K., Haber, R., Scherrer, J., & Fu, Q. (2003). Genetic and environmental effects on offspring alcoholism. *Archives of General Psychiatry, 60,* 1265–1272.

Jaenisch, R., & Bird, A. (2003). Epigenetic regulation of gene expression: How the genome integrates intrinsic and environmental signals. *Nature Genetics Supplement, 33,* 245–254.

Jaffee, S.R., Caspi, A., Moffitt, T.E., Dodge, K.A., Rutter, M., Taylor, A., & Tully, L. (2005). Nature x nurture: Genetic vulnerabilities interact with child maltreatment to promote behavior problems. *Development and Psychopathology, 17,* 67–84.

James, O. (2003). *They f*** you up: How to survive family life*. London: Bloomsbury.

Jensen, A.R. (1969). How much can we boost IQ and scholastic achievement? *Harvard Educational Review, 39,* 1–123.

Jensen, A.R. (1998). *The g factor: The science of mental abilities*. Westport, CN: Praeger.

Johnston, T.D., & Edwards, L. (2002). Genes, interaction, and the development of behavior. *Psychological Review, 109,* 26–34.

Johnstone, E.C., Ebmeier, K.P., Miller, P., Owens, D.G.C., & Lawrie, S.M. (2005). Predicting schizophrenia: Findings from the Edinburgh High-Risk study. *British Journal of Psychiatry, 186,* 18–25.

Johnstone, E.C., Lawrie, S.M., & Cosway, R. (2002). What does the Edinburgh High-Risk Study tell us about schizophrenia? *American Journal of Medical Genetics, 114,* 906–912.

Jones, I., Kent, L., & Craddock, N. (2002). Genetics of affective disorders. In P. McGuffin, M.J. Owen, & I.I. Gottesman (Eds.), *Psychiatric genetics and genomics*. Oxford: Oxford University Press. pp. 211–245.

Jones, P.B., & Fung, W.L.A. (2005). Ethnicity and mental health: The example of schizophrenia in the African-Caribbean population in Europe. In M. Rutter & M. Tienda (Eds.), *Ethnicity and causal mechanisms*. New York: Cambridge University Press. pp. 227–261.

Joseph, J. (2003). *The gene illusion: Genetic research in psychiatry and psychology under the microscope*. Ross on Wye: PCCS Books.

Kagan, J. (1994). *Galen's prophecy*. London: Free Association Books Ltd.

Kagan, J., & Snidman, N. (2004). *The long shadow of temperament*. Cambridge, MA: The Belknap Press.

Kamin, L.J. (1974). *The science and politics of IQ*. Potomac: Erlbaum.

Kamin, L.J., & Goldberger, A.S. (2002). Twin studies in behavioral research: A skeptical view. *Theoretical Population Biology, 61,* 83–95.

Kendell, R.E. (1975). *The role of diagnosis in psychiatry*. Oxford: Blackwell Scientific.

Kendler, K.S. (1996). Major depression and generalised anxiety disorder. Same genes, (partly) different environments – revisited. *British Journal of Psychiatry, 168* (suppl. 30), 68–75.

Kendler, K.S. (1998). Major depression and the environment: A psychiatric genetic perspective. *Pharmacopsychiatry, 31*, 5–9.

Kendler, K.S. (2005 a). Psychiatric genetics: A methodological critique. *American Journal of Psychiatry, 162*, 3–11.

Kendler, K.S. (2005 b). Towards a philosophical structure for psychiatry. *American Journal of Psychiatry, 162*, 433–440.

Kendler, K.S. (2005 c). "A gene for. . . ." The nature of gene action in psychiatric disorders. *American Journal of Psychiatry, 162*, 1243–1252.

Kendler, K.S., Gardner, C.O., & Prescott, C.A. (2002). Toward a comprehensive developmental model for major depression in women. *American Journal of Psychiatry, 159*, 1133–1145.

Kendler, K.S., Gruenberg, A.M., & Kinney, D.K. (1994). Independent diagnoses of adoptees and relatives as defined by DSM-III in the provincial and national samples of the Danish Adoption Study of Schizophrenia. *Archives of General Psychiatry, 51*, 436–468.

Kendler, K.S., Karkowski, L.M., & Prescott, C.A. (1999). Causal relationship between stressful life events and the onset of major depression. *American Journal of Psychiatry, 156*, 837–841.

Kendler, K.S., Kuhn, J.W., Vittum, J., Prescott, C.A., & Riley, B. (in press). The interaction of stressful life events and a serotonin transporter polymorphism in the prediction of episodes of major depression: A replication. *Archives of General Psychiatry.*

Kendler, K.S., Myers, J.M., & Neale, M.C. (2000a). A multidemensional twin study of mental health in women. *American Journal of Psychiatry, 157*, 506–513.

Kendler, K.S., Neale, M.C., Kessler, R.C., Heath, A.C., & Eaves, L.J. (1993 a). The lifetime history of major depression in women: Reliability of diagnosis and heritability. *Archives of General Psychiatry, 50*, 863–870.

Kendler, K.S., Neale, M., Kessler, R., Heath, A., & Eaves, L. (1993 b). A twin study of recent life events and difficulties. *Archives of General Psychiatry, 50*, 789–796.

Kendler, K.S., Neale, M.C., Kessler, R.C., Heath, A.C., & Eaves, L.J. (1994). Parental treatment and the equal environment assumption in twin studies of psychiatric illness. *Psychological Medicine, 24*, 579–590.

Kendler, K.S., Neale, M.C., Prescott, C.A., Heath, A.C., Corey, L.A., & Eaves, L.J. (1996). Childhood parental loss and alcoholism in women: A causal analysis using a twin-family design. *Psychological Medicine, 26*, 79–95.

Kendler, K.S., Neale, M.C., & Walsh, D. (1995). Evaluating the spectrum concept of schizophrenia in the Roscommon Family Study. *American Journal of Psychiatry, 152*, 749–754.

Kendler, K.S., Thornton, L.M., & Gardner, C.O. (2000 b). Stressful life events and previous episodes in the etiology of major depression in women: An evaluation of the "kindling" hypothesis. *American Journal of Psychiatry, 157*, 1243–1251.

Kendler, K.S., Thornton, L.M., & Gardner, C.O. (2001). Genetic risk, number of previous depressive episodes, and stressful life events in predicting onset of major depression. *American Journal of Psychiatry, 158*, 582–586.

Kerwin, R.W., & Arranz, M.J. (2002). Psychopharmacogenetics. In P. McGuffin, M.J. Owen, & I.I. Gottesman (Eds.), *Psychiatric genetics and genomics*. Oxford: Oxford University Press. pp. 397–413.

Keshavan, M.S., Kennedy, J.L., & Murray, R.M. (Eds.) (2004). *Neurodevelopment and schizophrenia*. London, & New York: Cambridge University Press.

Kidd, K.K., Castiglione, C.M., Kidd, J.R., Speed, W.C., Goldman, D., Knowler, W.C., Lu, R.B., & Bonne-Tamir, B. (1996). DRD2 halotypes containing the TaqI A1 allele: Implications for alcoholism research. *Alcoholism, Clinical and Experimental Research, 20,* 697–705.

Kimmelman, J. (2005). Recent developments in gene transfer: risk and ethics. *British Medical Journal, 330,* 79–82.

Knapp, M., & Becker, T. (2004). Impact of genotyping errors on type I error rate of the haplotype-sharing transmission/disequilibrium test (HS-TDT). *American Journal of Human Genetics, 74,* 589–591; author reply 591–593.

Knopik, V.S., Smith, S.D., Cardon, L., Pennington, B., Gayan, J., Olson, R.K., & DeFries, J.C. (2002). Differential genetic etiology of reading component processes as a function of IQ. *Behavior Genetics, 32,* 181–198.

Knudsen, E.I. (2004). Sensitive periods on the development of the brain and behavior. *Journal of Cognitive Neuroscience, 16,* 1412–1425.

Koeppen-Schomerus, G., Eley, T.C., Wolke, D., Gringras, P., & Plomin, R. (2000). The interaction of prematurity with genetic and environmental influences on cognitive development in twins. *Journal of Pediatrics, 137,* 527–533.

Kohnstamm, G.A., Bates, J.E., & Rothbart, M.K. (Eds.) (1989). *Temperament in childhood*. Chichester: John Wiley, & Sons.

Kotb, M., Norrby-Teglund, A., McGeer, A., El-Sherbini, H., Dorak, M.T., Khurshid, A., Green, K., Peeples, J., Wade, J., Thomson, G., Schwartz, B., & Low, D.E. (2002). An immunogenetic and molecular basis for differences in outcomes of invasive group A streptococcal infections. *Nature Medicine, 8,* 1398–1404.

Kotimaa, A.J., Moilanen, I., Taanila, A., et al. (2003). Maternal smoking and hyperactivity in 8-year-old children. *Journal of the American Academy of Child and Adolescent Psychiatry, 42,* 826–833.

Kraemer, H.C. (2003). Current concepts of risk in psychiatric disorders. *Current Opinion in Psychiatry, 16,* 421–430.

Kramer, D.A. (2005). Commentary: Gene–environment interplay in the context of genetics, epigenetics, and gene expression. *Journal of the American Academy of Child and Adolescent Psychiatry, 44,* 19–27.

Kuntsi, J., Eley, T.C., Taylor, A., Hughes, C., Asherson, P., Caspi, A., & Moffitt, T.E. (2004). Co-occurrence of ADHD and low IQ has genetic origins. *American Journal of Medical Genetics B (Neuropsychiatric Genetics), 124B,* 41–47.

Kupfer, D.J., First, M.B., & Regier, D.A. (2002). *A research agenda for DSM-V*. Washington, DC: American Psychiatric Association.

Lakatos, K., Nemoda, Z., Toth, I., Ronai, Z., Ney, K., Sasvari-Szekely, M., & Gervai, J. (2002). Further evidence for the role of the dopamine D4 receptor (DRD4) gene in attachment disorganization: Interaction of the exon III 48-bp repeat and the -521 C/T promoter polymorphisms. *Molecular Psychiatry, 7,* 27–31.

Laub, J.H., Nagin, D.S., & Sampson, R.J. (1998). Trajectories of change in criminal offending: Good marriages and the desistance process. *American Sociological Review, 63*, 225–238.

Laub, J.H., & Sampson, R.J. (2003). *Shared beginnings, divergent lives: Delinquent boys to age 70.* Cambridge, Massachusetts: Harvard University Press.

Leckman, J.F., & Cohen, D.J. (2002). Tic disorders. In M. Rutter & E. Taylor (Eds.), *Child and adolescent psychiatry, 4th ed.* Oxford: Blackwell Scientific. pp. 593–611.

Lee, A.S., & Murray, R.M. (1988). The long-term outcome of Maudsley depressives. *British Journal of Psychiatry, 153*, 741–751.

Le Fanu, J. (1999). *The rise and fall of modern medicine.* London: Abacus.

Lesch, K.P., Bengel, D., Heils, A., et al. (1996). A gene regulatory region polymorphism alters serotonin transporter expression and is associated with anxiety-related personality traits. *Science, 274*, 1527–1531.

Levine, S. (1982). Comparative and psychobiological perspectives on development. In W.A. Collins (Ed.), *Minnesota Symposia on Child Psychology: Vol. 15. The concept of development.* Hillsdale, NJ: Lawrence Erlbaum Associates. pp. 29–53.

Levinson, D.F., Levinson, M.D., Segurado, R., & Lewis, C.M. (2003). Genome scan meta-analysis of schizophrenia and bipolar disorder, part I: Methods and power analysis. *American Journal of Human Genetics, 73*, 17–33.

Levy, F., & Hay, D. (Eds.) (2001). *Attention, genes and ADHD.* Hove, Sussex: Brunner-Routledge.

Lewin, B. (2004). *Genes VIII.* Upper Saddle River, NJ: Pearson Prentice Hall.

Lewontin, R. (2000). *The triple helix: Gene, organism and environment,* Cambridge MA, & London: Harvard University Press.

Liddell, M.B., Williams, J., & Owen, M.J. (2002). The dementias. In P. McGuffin, M.J. Owen, & I.I. Gottesman (Eds.), *Psychiatric genetics and genomics.* Oxford: Oxford University Press. pp. 341–393.

Liddle, P.F. (2000). Descriptive clinical features of schizophrenia. In M.G. Gelder, J.L. López-Ibor, & N. Andreasen (Eds.), *New Oxford textbook of psychiatry, vol. 1.* Oxford: Oxford University Press. pp. 571–576.

Liu, D., Diorio, J., Tannenbaum, B., Caldji, C., Francis, D., Freedman, A., Sharma, S., Pearson, D., Plotsky, P., & Meaney, M.J. (1997). Maternal care, hippocampal glucocorticoid receptors, and hypothalamic-pituitary-adrenal responses to stress. *Science, 277*, 1659–1662.

Loehlin, J.C. (1989). Partitioning environmental and genetic contributions to behavioral development. *The American Psychologist, 44*, 1285–1292.

Lord, C., & Bailey, A. (2002). Autism spectrum disorders. In M. Rutter & E. Taylor (Eds.), *Child and adolescent psychiatry, 4th ed.* Oxford: Blackwell Scientific. pp. 636–663.

Lyytinen, H., Ahonen, T., Eklund, K., Guttorm, T., Kulju, P., Laakso, M-L., Leiwo, M., Leppänen, P., Lyytinen, P., Poikkeus, A-M., Richardson, U., Torppa, M., & Viholainen, H. (2004). Early development of children at familial risk for dyslexia – follow-up from birth to school age. *Dyslexia, 10*, 146–178.

Mackintosh, N.J. (1995). *Cyril Burt: Fraud or framed?* Oxford: Oxford University Press.

Maes, H.H., Woodard, C.E., Murrelle, L., Meyer, J.M., Silberg, J.L., Hewitt, J.K., Rutter, M., Simonoff, E., Pickles, A., Carbonneau, R., Neale, M.C., & Eaves, L.J.

(1999). Tobacco, alcohol and drug use in eight- to sixteen-year-old twins: The Virginia Twin Study of Adolescent Behavioral Development. *Journal of Studies on Alcohol, 60, 293–305.*

Marcus, G. (2004). *The birth of the mind: How a tiny number of genes creates the complexities of human thought.* New York: Basic Books.

Margolis, R.L., McInnis, M.G., Rosenblatt, A., & Ross, C.A. (1999). Trinucleotide repeat expansion and neuropsychiatric disease. *Archives of General Psychiatry, 56,* 1019–1031.

Marks, J. (2002). *What it means to be 98% chimpanzee: Apes, people, and their genes.* Berkeley & Los Angeles: University of California Press.

Marlow, N. (2004). Neurocognitive outcome after very preterm birth. *Archives of Disease in Childhood, 89,* F224–F228.

Marlow, N., Wolke, D., Bracewell, M.A., & Samara, M., for the EPICure Study Group (2005). Neurologic and developmental disability at six years of age after extremely preterm birth. *New England Journal of Medicine, 352,* 9–19.

Marmot, M., & Wilkinson, R.G. (1999). *Social determinants of health.* Oxford: Oxford University Press.

Marshall, E. (1995 a). Less hype, more biology needed for gene therapy. *Science, 270,* 1751.

Marshall, E. (1995 b). Gene therapy's growing pains. *Science, 269, 1050–1055.*

Maughan, B., Collishaw, S., & Pickles, A. (1998). School achievement and adult qualifications among adoptees: A longitudinal study. *Journal of Child Psychology and Psychiatry, 39, 669–685.*

Maughan, B., & Pickles, A. (1990). Adopted and illegitimate children growing up. In L. Robins, & M. Rutter (Eds.), *Straight and devious pathways from childhood to adulthood.* New York: Cambridge University Press. pp. 36–61.

Maughan, B., Pickles, A., Collishaw, S., Messer, J., Shearer, C., & Rutter, M. (to be submitted). *Age at onset and recurrence of depression: Developmental variations in risk.*

Maughan, B., Taylor, A., Caspi, A., & Moffitt, T.E. (2004). Prenatal smoking and child antisocial behavior: Testing genetic and environmental confounds. *Archives of General Psychiatry, 61,* 836–843.

Mayes, L.C. (1999). Developing brain and in-utero cocaine exposure: Effects on neural ontogeny. *Development and Psychopathology, 11,* 685–714.

Mayeux, R.M., Ottman, R.P., Maestre, G.M., Ngai, C.B., Tang, M.-X.P., & Ginsberg, H.M. (1995). Synergistic effects of traumatic head injury and apolipoprotein-epsilon4 in patients with Alzheimer's disease. *Neurology, 45, 555–557.*

Mazur, A. Booth, A., & Dabbs, J.M. (1992). Testosterone and chess competition. *Social Psychology Quarterly, 55, 70–77.*

McClelland, G.H., & Judd, C.M. (1993). Statistical difficulties of detecting interactions and moderator effects. *Psychological Bulletin, 114,* 376–390.

McDonald, C., Bullmore, E.T., Sham, P.C., Chitnis, X., Wickham, H., Bramon, E., & Murray, R.M. (2004). Association of genetic risks for schizophrenia and bipolar disorder with specific and generic brain structural endophenotypes. *Archives of General Psychiatry, 61,* 974–984.

McEwen, B., & Lasley, E.N. (2002). *The end of stress.* Washington, DC: Joseph Henry Press.

McGuffin, P., Asherson, P., Owen, M., & Farmer, A. (1994). The strength of the genetic effect. Is there room for an environmental influence in the aetiology of schizophrenia? *British Journal of Psychiatry, 164,* 593–599.

McGuffin, P., Katz, R., Watkins, S., & Rutherford, J. (1996). A hospital-based twin register of the heritability of DSM-IV unipolar depression. *Archives of General Psychiatry, 53,* 129–136.

McGuffin, P., Owen, M.J., & Gottesman, I.I. (Eds.) (2002). *Psychiatric genetics and genomics.* Oxford: Oxford University Press.

McGuffin, P., & Rutter, M. (2002). Genetics of normal and abnormal development. In M. Rutter & E. Taylor. *Child and adolescent psychiatry, 4th ed.* Oxford: Blackwell Science. pp. 185–204.

McKeown, T. (1976). *The role of medicine: Dream, mirage or nemesis?* London: Nuffield Provincial Hospitals Trust.

McKusick, V.A. (2002). History of medical genetics. In D.L. Rimoin, J.M. Connor, R.E. Pyeritz, & B.E. Korf (Eds.), *Emery and Rimoin's principles of medical genetics, 4th ed.* London, & New York: Churchill Livingstone. pp. 3–36.

Meaney, M.J. (2001). Maternal care, gene expression, and the transmission of individual differences in stress reactivity across generations. *Annual Review of Neuroscience, 24,* 1161–1192.

Mednick, S.A. (1978). Berkson's fallacy and high-risk research. In L.C. Wynne & S.S. Matthysee (Eds.). *The nature of schizophrenia: New approaches to research and treatment.* New York: Wiley. pp. 442–452.

Meisel, P., Siegemund, A., Dombrowa, S., Sawaf, H., Fanghaenel, J., & Kocher, T. (2002). Smoking and polymorphisms of the interleukin-1 gene cluster (IL – 1α, IL – 1β, and IL – 1RN) in patients with periodontal disease. *Journal of Periodontology, 73,* 27–32.

Meisel, P., Schwahn, C., Gesch, D., Bernhardt, O., John, U., & Kocher, T. (2004). Dose–effect relation of smoking and the interleukin-1 gene polymorphism in periodontal disease. *Journal of Periodontology, 75,* 236–242.

Meyer, J.M., Rutter, M., Silberg, J.L., Maes, H.H., Simonoff, E., Shillady, L.L., Pickles, A., Hewitt, J.K., & Eaves, L.J. (2000). Familial aggregation for conduct disorder symptomatology: The role of genes, marital discord and family adaptability. *Psychological Medicine, 30,* 759–774.

Miele, F. (2002). *Intelligence, race and genetics: Conversations with Arthur R. Jensen.* Cambridge, MA: Westview Press.

Moffitt, T.E. (2005). The new look of behavioral genetics in developmental psychopathology: Gene–environment interplay in antisocial behaviors. *Psychological Bulletin, 131,* 533–554.

Moffitt, T.E., Caspi, A., & Rutter, M. (2005). Interaction between measured genes and measured environments: A research strategy. *Archives of General Psychiatry, 62,* 473–481.

Moffitt, T.E., Caspi, A., & Rutter, M. (in press). Measured gene–environment interactions in psychopathology: Concepts, research strategies, and implications for research, intervention, and public understanding of genetics. *Perspectives on Psychological Science.*

Moffitt, T.E., Caspi, A., Rutter, M., & Silva, P.A. (2001). *Sex differences in antisocial behaviour: Conduct disorder, delinquency, and violence in the Dunedin Longitudinal Study.* Cambridge: Cambridge University Press.

Moffitt, T.E., & the E-Risk Study Team. (2002). Teen-aged mothers in contemporary Britain. *Journal of Child Psychology and Psychiatry, 43,* 727–742.

Molenaar, P.C.M., Boomsma, D.I., & Dolan, C.V. (1993). A third source of developmental differences. *Behavior Genetics, 23,* 519–524.

Morange, M. (2001). *The misunderstood gene.* Cambridge, MA, & London: Harvard University Press.

MTA Cooperative Group. (1999 a). A 14-month randomized clinical trial of treatment strategies for attention-deficit/hyperactivity disorder. *Archives of General Psychiatry, 56,* 1073–1086.

MTA Cooperative Group. (1999 b). Moderators and mediators of treatment response for children with attention-deficit/hyperactivity disorder. *Archives of General Psychiatry, 56,* 1088–1096.

MTA Cooperative Group. (2004 a). National Institute of Mental Health Multimodal Treatment Study of ADHD follow-up: 24-month outcomes of treatment strategies for attention-deficit/hyperactivity disorder. *Pediatrics, 113,* 754–761.

MTA Cooperative Group. (2004 b). National Institute of Mental Health Multimodal Treatment Study of ADHD follow-up: Changes in effectiveness and growth after the end of treatment. *Pediatrics, 113,* 762–769.

Müller-Hill, B. (1993). The shadow of genetic injustice. *Nature, 362,* 491–492.

Munafò, M.R., Clark, T.G., Moore, L.R., Payne, E., & Flint, J. (2003). Genetic polymorphisms and personality in healthy adults: A systematic review and meta-analysis. *Molecular Psychiatry, 8,* 471–484.

Murphy, D.L., Li, Q., Wichems, C., Andrews, A., Lesch, K-P., & Uhi, G. (2001). Genetic perspectives on the serotonin transporter. *Brain Research Bulletin, 56,* 487–494.

Nadder, T.S., Silberg, J.L., Rutter, M., Maes, H.H., & Eaves, L.J. (2001). Comparison of multiple measures of adhd symptomatology: A multivariate genetic analysis. *Journal of Child Psychology and Psychiatry, 42,* 475–486.

Nadder, T.S., Silberg, J.L., Rutter, M., Maes, H.H., & Eaves, L.J. (2002). Genetic effects on the variation and covariation of attention deficit-hyperactivity disorder (ADHD) and oppositional-defiant/conduct disorder (ODD/CD) symptomatologies across informant and occasion of measurement. *Psychological Medicine, 32,* 39–53.

Nance, W.E., & Corey, L.A. (1976). Genetic models for the analysis of data from families of identical twins. *Genetics, 83,* 811–826.

Nicholl, J.A.R., Roberts, G.W., & Graham, D.I. (1995). Apolipoprotein E e4 allele is associated with deposition of amyloid-B protein following head injury. *Nature Medicine, 1,* 135–137.

Nigg, J.T., & Goldsmith, H.H. (1998). Developmental psychopathology, personality, and temperament: Reflections on recent behavioral genetics research. *Human Biology, 70,* 387–412.

Nnadi, C.U., Goldberg, J.F., & Malhotra, A.K. (2005). Pharmacogenetics in mood disorder. *Current Opinion in Psychiatry, 18,* 33–39.

Nóbrega, M.A., Zhu, Y., Plajzer-Frick, I., Afzal, V., & Rubin, E.M. (2004). Megabase deletions of gene deserts result in viable mice. *Nature, 431*, 988–993.

Nuffield Council on Bioethics. (2002). *Genetics and human behaviour: The ethical context.* London: Nuffield Council on Bioethics.

O'Brien, J.T. (1997). The "glucocorticoid cascade" hypothesis in man: Prolonged stress may cause permanent brain damage. *British Journal of Psychiatry, 170*, 199–201.

O'Connor, T.G., Bredenkamp, D., Rutter, M., & the English and Romanian Adoptees (ERA) Study Team. (1999). Attachment disturbances and disorders in children exposed to early severe deprivation. *Infant Mental Health Journal, 20*, 10–29.

O'Connor, T.G., Deater-Deckard, K., Fulker, D., Rutter, M., & Plomin, R. (1998). Genotype–environment correlations in late childhood and early adolescence: Antisocial behavioral problems and coercive parenting. *Developmental Psychology, 34*, 970–981.

O'Connor, T.G., Marvin, R.S., Rutter, M., Olrick, J.T., Britner, P A., & the English and Romanian Adoptees Study Team. (2003). Child–parent attachment following early institutional deprivation. *Development and Psychopathology, 15*, 19–38.

O'Connor, T., Rutter, M., Beckett, C., Keaveney, L., Kreppner, J.M., & the English and Romanian Adoptees (ERA) Study Team. (2000). The effects of global severe privation on cognitive competence: Extension and longitudinal follow-up. *Child Development, 71*, 376–390.

O'Donovan, M.C., Williams, N.M., & Owen, M.J. (2003). Recent advances in the genetics of schizophrenia. *Human Molecular Genetics, 12*, R125–R133.

Office for National Statistics. (2002). *Social Trends 32.* London: Her Majesty's Stationery Office.

Ogdie, M.N., Macphie, I.L., Minassian, S.L., Yang, M., Fisher, S.E., Francks, C., Cantor, R.M., McCracken, J.T., McGough, J.J., Nelson, S.F., Monaco, A.P., & Smalley, S.L. (2003). A genomewide scan for Attention-Deficit/Hyperactivity disorder in an extended sample: Suggestive linkage on 17p11. *American Journal of Human Genetics, 72*, 1268–1279.

Ong, E.K., & Glantz, S.A. (2000). Tobacco industry efforts subverting International Agency for Research on Cancer's second-hand smoke study. *Lancet, 355*, 1253–1259.

Ordovas, J.M., Corella, D., Demissie, S., Cupples, L.A., Couture, P., Coltell, O., Wilson, P.W.F., Schaefer, E.J., & Tucker, K.L. (2002). Dietary fat intake determines the effect of a common polymorphism in the hepatic lipase gene promoter on high-density lipoprotein metabolism: Evidence of a strong dose effect in this gene–nutrient interaction in the Framingham study. *Circulation, 106*, 2315–2321.

Passarge, E. (2002). Gastrointestinal tract and hepatobiliary duct system. In D.L. Rimoin, J.M. Connor, R.E. Pyeritz, & B.R. Korf (Eds.), *Emery and Rimoin's principles and practice of medical genetics, vol. 2.* London, & New York: Churchill Livingstone. pp. 1747–1759.

Patrick, C.J., Zempolich, K.A., & Levenston, G.K. (1997). Emotionality and violent behavior in psychopaths: A biosocial analysis. In A. Raine, P. Brennan, D.P. Farrington, & S.A. Mednick (Eds.), *Biosocial bases of violence.* New York: Plenum. pp. 145–163.

Paulesu, E., Démonet, J., Fazio, F., McCrory, E., Chanoine, V., Brunswick, N., Cappa, S., Cossu, G., Habib, M., Frith, C., & Frith, U. (2001). Dyslexia: Cultural diversity and biological unity. *Science, 291*, 2165–2167.

Pedersen, N.L., Ripatti, S., Berg, S., Reynolds, C., Hofer, S.M., Finkel, D., Gatz, M., & Palmgren, J. (2003). The influence of mortality on twin models of change: Addressing missingness through multiple imputation. *Behavior Genetics, 33*, 161–169.

Pelosi, A.J., & Appleby, L. (1992). Psychological influences on cancer and ischaemic heart disease. *British Medical Journal, 304*, 1295–1298.

Petitto, J.M., & Evans, D.L., (1999). Clinical neuroimmunology: Understanding the development and pathogenesis of neuropsychiatric and psychosomatic illnesses. In D.S. Charney, E.J. Nestler, & B.S. Bunney (Eds.), *Neurobiology of mental illness.* New York, & Oxford: Oxford University Press. pp. 162–169.

Petronis, A. (2001). Human morbid genetics revisited: Relevance of epigenetics. *Trends in Genetics, 17*, 142–146.

Petronis, A., Gottesman, I.I., Kan, P., Kennedy, J.C., Basile, V.S., Paterson, A.D., & Popendikyte V. (2003). Monozygotic twins exhibit numerous epigenetic differences: clues to twin discordance? *Schizophrenia Bulletin, 29*, 169–78.

Pickles, A. (1993). Stages, precursors and causes in development. In D.F. Hay & A. Angold (Eds.), *Precursors and causes in development and psychopathology.* Chichester: Wiley. pp. 23–49.

Pickles, A., & Angold, A. (2003). Natural categories or fundamental dimensions: On carving nature at the joints and the re-articulation of psychopathology. *Development and Psychopathology, 15*, 529–551.

Pickles, A., Bolton, P., Macdonald, H., Bailey, A., Le Couteur, A., Sim, L., & Rutter, M. (1995). Latent class analysis of recurrence risk for complex phenotypes with selection and measurement error: A twin and family history study of autism. *American Journal of Human Genetics, 57*, 717–726.

Pickles, A., Starr, E., Kazak, S., Bolton, P., Papanikolau, K., Bailey, A.J., Goodman, R., & Rutter, M. (2000). Variable expression of the autism broader phenotype: Findings from extended pedigrees. *Journal of Child Psychology and Psychiatry, 41*, 491–502.

Pike, A., McGuire, S., Hetherington, E.M., Reiss, D., & Plomin, R. (1996). Family environment and adolescent depression and antisocial behavior: A multivariate genetic analysis. *Developmental Psychology, 32*, 590–603.

Pinker, S. (2002). *The blank slate: The modern denial of human nature.* New York: Viking Penguin.

Plomin, R. (1994). *Genetics and experience: The interplay between nature and nurture.* Thousand Oaks, CA: Sage Publications.

Plomin, R., & Crabbe, J. (2000). DNA. *Psychological Bulletin, 126*, 806–828.

Plomin, R., & Daniels, D. (1987). Why are children in the same family so different from one another? *The Behavioral and Brain Sciences, 10*, 1–15.

Plomin, R., DeFries, J.C., Craig, I.W., & McGuffin, P. (Eds.). (2003). *Behavioral genetics in the postgenomic era.* Washington, DC: American Psychological Association.

Plomin, R., DeFries, J.C., & Fulker, D.W. (1988). *Nature and nurture during infancy*

Plomin, R., DeFries, J.C., & Loehlin, J.C. (1977). Genotype–environment interaction and correlation in the analysis of human behavior. *Psychological Bulletin, 84*, 309–322.

Plomin, R., DeFries, J., McClearn, G.E., & McGuffin, P. (Eds.) (2001). *Behavioral genetics, 4th ed.* New York: Worth Publishers.

Plomin, R., & Kovas, Y. (2005). Generalist genes and learning disabilities. *Psychological Bulletin, 131*, 592–617.

Plomin, R., Owen, M.J., & McGuffin, P. (1994). The genetic basis of complex human behaviours. *Science, 264*, 1733–1739.

Poeggel, G., Helmeke, C., Abraham, A., Schwabe, T., Friedrich, P., & Braun, K. (2003). Juvenile emotional experience alters synaptic composition in the rodent cortex, hippocampus, and lateral amygdala. *Proceedings of the National Academy of Sciences, 100*, 16137–16142.

Poulton, R.P., Caspi, A., Moffitt, T.E., Cannon, M., Murray, R., & Harrington, H.L. (2000). Children's self-reported psychotic symptoms predict adult schizophreniform disorders: A 15-year longitudinal study. *Archives of General Psychiatry, 57*, 1053–1058.

Quinton, D., Pickles, A., Maughan, B., & Rutter, M. (1993). Partners, peers, and pathways: Assortative pairing and continuities in conduct disorder. *Development and Psychopathology, 5*, 763–783.

Quinton, D., & Rutter, M. (1976). Early hospital admissions and later disturbances of behaviour: An attempted replication of Douglas' findings. *Developmental Medicine and Child Neurology, 18*, 447–459.

Radke-Yarrow, M. (1998). *Children of depressed mothers.* New York: Cambridge University Press.

Ramoz, N., Reichert, J.G., Smith, C.J., Silverman, J.M., Bespalova, I.N., Davis, K.L. et al. (2004). Linkage and association of the mitochondrial aspartate/glutamate carrier SLC25A12 gene with autism. *American Journal of Psychiatry, 161*, 662–669.

Rapoport, J., & Swedo, S. (2002). Obsessive–compulsive disorder. In M. Rutter & E. Taylor (Eds.), *Child and adolescent psychiatry, 4th ed.* Oxford: Blackwell Science. pp. 571–592.

Reif, A., & Lesch, K-P. (2003). Toward a molecular architecture of personality. *Behavioural Brain Research, 139*, 1–20.

Relph, K., Harrington, K., & Pandha, H. (2004). Recent developments and current status of gene therapy using viral vectors in the United Kingdom. *British Medical Journal, 329*, 839–842.

Rhee, S.H., & Waldman, I.D. (2002). Genetic and environmental influences on antisocial behavior: A meta-analysis of twin and adoption studies. *Psychological Bulletin, 128*, 490–529.

Ridley, M. (2003). *Nature via nurture: Genes, experience and what makes us human.* London: Fourth Estate.

Riggins-Caspers, K.M., Cadoret, R.J., Knutson, J.F., & Langbehn, D. (2003). Biology–environment interaction and evocative biology–environment correlation: Contributions of harsh discipline and parental psychopathology to problem adolescent behaviors. *Behavior Genetics, 33*, 205–220.

Rimoin, D.L., Connor, J.M., Pyeritz, R.E., & Korf, B.R. (Eds.) (2002). *Emery and Rimoin's principles and practice of medical genetics, 4th ed., vols. 1–3*. London: Churchill Livingstone.

Risch, N., & Merikangas, K. (1996). The future of genetic studies of complex human diseases. *Science, 273*, 1516–1517.

Risch, N., & Zhang, H. (1995). Extreme discordant sib pairs for mapping quantitative trait loci in humans. *Science, 268*, 1584–1589.

Robins, L. (1966). *Deviant children grown up: A sociological and psychiatric study of sociopathic personality*. Baltimore: Williams, & Wilkins.

Rose, R.J., Viken, R.J., Dick, D.M., Bates, J.E., Pulkkinen, L., & Kaprio, J. (2003). It *does* take a village: Non-familial environments and children's behavior. *Psychological Science, 14*, 273–277.

Rose, S. (1995). The rise of neurogenetic determinism. *Nature, 373*, 380–382.

Rose, S. (1998). *Lifelines: Biology, freedom, determinism*. Harmondsworth: The Penguin Press.

Rose, S., Lewontin, R.C., & Kamin, L.J. (1984). *Not in our genes: Biology, ideology and human nature*. London: Penguin.

Rosenweig, M.R., & Bennett, E.L. (1996). Psychobiology of plasticity: Effects of training and experience on brain and behavior. *Behavioural Brain Research, 78*, 57–65.

Rothman, K.J. (1981). Induction and latent periods. *American Journal of Epidemiology, 104*, 587–592.

Rothman, K.J., & Greenland, S. (1998). Causation and causal inference. In K.J. Rothman, & S. Greenland (Eds.), *Modern epidemiology*. Philadelphia, PA: Lippcott-Raven. pp. 7–28.

Rotter, J.I., & Diamond, J.M. (1987). What maintains the frequencies of human genetic diseases? *Nature, 329*, 289–290.

Rowe, D.C. (1994). *The limits of family influence: Genes, experience, and behavior*. New York: The Guilford Press.

Rowe, D.C., Jacobson, K.C., & van den Oord, E.J.C.G. (1999). Genetic and environmental influences on vocabulary IQ: Parental education level as moderator. *Child Development, 70*, 1151–1162.

Rowe, R., Maughan, B., Worthman, C.M., Costello, E.J., & Angold, A. (2004). Testosterone, antisocial behavior, and social dominance in boys: Pubertal development and biosocial interaction. *Biological Psychiatry, 55*, 546–552.

Royal College of Psychiatrists' Working Party. (2001). *Guidelines for researchers and for research ethics committees on psychiatric research involving human participants* (Council Report No: CR82). London: Gaskell.

Rutter, M. (1965). Classification and categorization in child psychiatry. *Journal of Child Psychology and Psychiatry, 6*, 71–83.

Rutter, M. (1971). Parent–child separation: Psychological effects on the children. *Journal of Child Psychology and Psychiatry, 12*, 233–260.

Rutter, M. (1972). *Maternal deprivation reassessed*. Harmondsworth, Middlesex: Penguin.

Rutter, M. (1978). Diagnostic validity in child psychiatry. *Advances in Biological Psychiatry, 2*, 2–22.

Rutter, M. (1983). Statistical and personal interactions: facets and perspectives. In D. Magnusson & V. Allen (Eds.), *Human development: An interactional perspective*. New York: Academic Press. pp. 295–319.

Rutter, M. (1987). Continuities and discontinuities from infancy. In J. Osofsky (Ed.), *Handbook of infant development, 2nd ed.* New York: Wiley. pp. 1256–1296.

Rutter, M. (1989). Pathways from childhood to adult life. *Journal of Child Psychology and Psychiatry, 30,* 23–51.

Rutter, M. (1994). Psychiatric genetics: Research challenges and pathways forward. *American Journal of Medical Genetics (Neuropsychiatric Genetics), 54,* 185–198.

Rutter, M. (1997). Comorbidity: Concepts, claims and choices. *Criminal Behaviour and Mental Health, 7,* 265–286.

Rutter, M. (1999 a). Genes and behaviour: Health potential and ethical concerns. In A. Carroll, & C. Skidmore (Eds.), *Inventing heaven? Quakers confront the challenges of genetic engineering*. Reading, Berks: Sowle Press. pp. 66–88.

Rutter, M. (1999 b). Social context: Meanings, measures and mechanisms. *European Review, 7,* 139–149.

Rutter, M. (2000 a). Genetic studies of autism: From the 1970s into the millennium. *Journal of Abnormal Child Psychology, 28,* 3–14.

Rutter, M. (2000 b). Negative life events and family negativity: Accomplishments and challenges. In T. Harris (Ed.), *Where inner and outer worlds meet: Psychosocial research in the tradition of George W. Brown*. London: Routledge/Taylor & Francis. pp. 123–149.

Rutter, M. (2000 c). Resilience reconsidered: Conceptual considerations, empirical findings, and policy implications. In J.P. Shonkoff & S.J. Meisels (Eds.), *Handbook of early childhood intervention, 2nd ed.* New York: Cambridge University Press. pp. 651–682.

Rutter, M. (2002 a). Maternal deprivation. In M.H. Bornstein (Ed.), *Handbook of parenting: vol. 4. Social conditions and applied parenting, 2nd ed.* Mahwah, NJ: Lawrence Erlbaum. pp. 181–202.

Rutter, M. (2002 b). Nature, nurture, and development: From evangelism through science toward policy and practice. *Child Development, 73,* 1–21.

Rutter, M. (2002 c). Substance use and abuse: Causal pathways considerations. In M. Rutter & E. Taylor (Eds.), *Child and adolescent psychiatry, 4th ed.* Oxford: Blackwell Scientific. pp. 455–462.

Rutter, M. (2003 a). Categories, dimensions, and the mental health of children and adolescents. In J.A. King, C.F. Ferris, & I.I. Lederhendler (Eds.), *Roots of mental illness in children*. New York: The New York Academy of Sciences. pp. 11–21.

Rutter, M. (2003 b). Crucial paths from risk indicator to causal mechanism. In B. Lahey, T. Moffitt, & A. Caspi (Eds.), *The causes of conduct disorder and serious juvenile delinquency*. New York: The Guilford Press. pp. 3–24.

Rutter, M. (2003 c). Genetic influences on risk and protection: Implications for understanding resilience. In S. Luthar (Ed.), *Resilience and vulnerability: Adaptation in the context of childhood adversities*. New York: Cambridge University Press. pp. 489–509.

Rutter, M. (2004). Pathways of genetic influences on psychopathology. *European Review, 12,* 19–33.

Rutter, M. (2005 a). Incidence of autism spectrum disorders: Changes over time and their meaning. *Acta Paediatrica, 94,* 2–15.

Rutter, M. (2005 b). Environmentally mediated risks for psychopathology: Research strategies and findings. *Journal of the American Academy of Child and Adolescent Psychiatry, 44,* 3–18.

Rutter, M. (2005 c). Adverse pre-adoption experiences and psychological outcomes. In D.M. Brodzinsky & J. Palacios (Eds.), *Psychological issues in adoption: Theory, research, and application.* Westport, CT: Greenwood Publishing. pp. 67–92.

Rutter, M. (2005 d). Genetic influences in autism. In F. Volkmar, R. Paul, A. Klin, & D. Cohen (Eds.), *Handbook of Autism and Pervasive Developmental Disorders (3rd ed.).* New York: Wiley. pp. 425–452.

Rutter, M. (2005 e). Autism research: Lessons from the past and prospects for the future. *Journal of Autism and Developmental Disorders, 35,* 241–257.

Rutter, M. (2005 f). What is the meaning and utility of the psychopathy concept? *Journal of Abnormal Child Psychology, 33,* 499–503.

Rutter, M. (in press a). Multiple meanings of a developmental perspective in psychopathology. *European Journal of Developmental Psychology.*

Rutter, M. (in press b). The psychological effects of institutional rearing. In P. Marshall & N. Fox (Eds.). *The development of social engagement.* New York: Oxford University Press.

Rutter, M. (in press c). *The promotion of resilience in the face of adversity.* In A. Clarke-Stewart & J. Dunn (Eds.). *Families count: Effects on child and adolescent development.* New York & Cambridge: Cambridge University Press.

Rutter, M., Bolton, P., Harrington, R., Le Couteur, A., Macdonald, H., & Simonoff, E. (1990a). Genetic factors in child psychiatric disorders – I. A review of research strategies. *Journal of Child Psychology and Psychiatry, 31,* 3–37.

Rutter, M., & Brown, G.W. (1966). The reliability and validity of measures of family life and relationships in families containing a psychiatric patient. *Social Psychiatry, 1,* 38–53.

Rutter, M., Caspi, A., Fergusson, D., Horwood, L.J., Goodman, R., Maughan, B., Moffitt, T.E., Meltzer, H., & Carroll, J. (2004). Sex differences in developmental reading disability: New findings from 4 epidemiological studies. *Journal of American Medical Association, 291,* 2007–2012.

Rutter, M., Caspi, A., & Moffitt, T.E. (2003). Using sex differences in psychopathology to study causal mechanisms: Unifying issues and research strategies. *Journal of Child Psychology and Psychiatry, 44,* 1092–1115.

Rutter, M., Champion, L., Quinton, D., Maughan, B., & Pickles, A. (1995). Understanding individual differences in environmental risk exposure. In P. Moen, G.H. Elder, Jr., & K. Lüscher. (Eds.), *Examining lives in context: Perspectives on the ecology of human development.* Washington, DC: American Psychological Association. pp. 61–93.

Rutter, M., Cox, A., Tupling, C., Berger, M., & Yule, W. (1975 a). Attainment and adjustment in two geographical areas: I. The prevalence of psychiatric disorder. *British Journal of Psychiatry, 126,* 493–509.

Rutter, M., Dunn, J., Plomin, R., Simonoff, E., Pickles, A., Maughan, B., Ormel, J., Meyer, J., & Eaves, L. (1997). Integrating nature and nurture: Implications of person–environment correlations and interactions for developmental psychology. *Development and Psychopathology, 9,* 335–364.

Rutter, M., & the English and Romanian Adoptees (E.R.A.) Study Team. (1998 a). Developmental catch-up, and deficit, following adoption after severe global early privation. *Journal of Child Psychology and Psychiatry, 39,* 465–476.

Rutter, M., Giller, H., & Hagell, A. (1998). *Antisocial behavior by young people.* New York: Cambridge University Press.

Rutter, M., Kreppner, J., O'Connor, T.G., & the English and Romanian Adoptees (ERA) Study Team. (2001). Specificity and heterogeneity in children's responses to profound institutional privation. *British Journal of Psychiatry, 179,* 97–103.

Rutter, M., Macdonald, H., Le Couteur, A., Harrington, R., Bolton, P., & Bailey, A. (1990). Genetic factors in child psychiatric disorders. II. Empirical findings. *Journal of Child Psychology and Psychiatry, 31,* 39–83.

Rutter, M., & Madge, N. (1976). *Cycles of disadvantage: A review of research.* London: Heinemann Educational.

Rutter, M., & Maughan, B. (2002). School effectiveness findings 1979–2002. *Journal of School Psychology, 40,* 451–475.

Rutter, M., Maughan, B., Mortimore, P., Ouston, J., & Smith, A. (1979). *Fifteen thousand hours: Secondary schools and their effects on children.* London: Open Books.

Rutter, M., & McGuffin, P. (2004). The Social, Genetic Developmental Psychiatry Research Centre: Its origins, conception, and initial accomplishments. *Psychological Medicine, 34,* 933–947.

Rutter, M., Moffitt, T.E., & Caspi, A. (in press). Gene–environment interplay and psychopathology: Multiple varieties but real effects. *Journal of Child Psychology and Psychiatry.*

Rutter, M., O'Connor, T., Beckett, C., et al. (2000). Recovery and deficit following profound early deprivation. In P. Selman (Ed.), *Intercountry adoption: Developments, trends and perspectives.* London: British Association for Adoption and Fostering. pp. 107–125.

Rutter, M., O'Connor, T., & the English and Romanian Adoptees Research Team. (2004). Are there biological programming effects for psychological development? Findings from a study of Romanian adoptees. *Developmental Psychology, 40,* 81–94.

Rutter, M., & Pickles, A. (1991). Person–environment interactions: Concepts, mechanisms, and implications for data analysis. In T.D. Wachs & R. Plomin (Eds.), *Conceptualization and measurement of organism–environment interaction.* Washington, DC: American Psychological Association. pp. 105–141.

Rutter, M., Pickles, A., Murray, R., & Eaves, L. (2001 a). Testing hypotheses on specific environmental causal effects on behavior. *Psychological Bulletin, 127,* 291–324.

Rutter, M., & Plomin, R. (1997). Opportunities for psychiatry from genetic findings. *British Journal of Psychiatry, 171,* 209–219.

Rutter, M., & Quinton, D. (1977). Psychiatric disorder – ecological factors and concepts of causation. In H. McGurk (Ed.), *Ecological factors in human development.* Amsterdam: North-Holland. pp. 173–187.

Rutter, M., & Quinton, D. (1984). Parental psychiatric disorder: Effects on children. *Psychological Medicine, 14,* 853–880.

Rutter, M., & Quinton, D. (1987). Parental mental illness as a risk factor for psychiatric disorders in childhood. In D. Magnusson & A. Ohman (Eds.), *Psychopathology: An interactional perspective*. New York: Academic Press. pp. 199–219.

Rutter, M., & Redshaw, J. (1991). Annotation: Growing up as a twin: Twin–singleton differences in psychological development. *Journal of Child Psychology and Psychiatry, 32,* 885–895.

Rutter, M., & Silberg, J. (2002). Gene–environment interplay in relation to emotional and behavioral disturbance. *Annual Review of Psychology, 53,* 463–490.

Rutter, M., Silberg, J., O'Connor, T., & Simonoff, E. (1999a). Genetics and child psychiatry: I. Advances in quantitative and molecular genetics. *Journal of Child Psychology and Psychiatry, 40,* 3–18.

Rutter, M., Silberg, J., & Simonoff, E. (1993). Whither behavioral genetics? A developmental psychopathological perspective. In R. Plomin & G.E. McClearn (Eds.), *Nature, nurture, and psychology*. Washington, DC: APA Books. pp. 433–456.

Rutter, M., & Smith, D. (1995). *Psychosocial disorders in young people: Time trends and their causes*. Chichester: Wiley.

Rutter, M., Thorpe, K., Greenwood, R., Northstone, K., & Golding, J. (2003). Twins as a natural experiment to study the causes of mild language delay: I. Design; twin–singleton differences in language, and obstetric risks. *Journal of Child Psychology and Psychiatry, 44,* 326–334.

Rutter, M., & Tienda, M. (2005). The multiple facets of ethnicity. In M. Rutter & M. Tienda (Eds.), *Ethnicity and causal mechanisms*. New York: Cambridge University Press. pp. 50–79.

Rutter, M., Yule, B., Quinton, D., Rowlands, O., Yule, W., & Berger, M. (1975 b). Attainment and adjustment in two geographical areas: III Some factors accounting for area differences. *British Journal of Psychiatry, 126,* 520–533.

Sampson, R.J., & Laub, J.H. (1993). *Crime in the making: Pathways and turning points through life*. Cambridge, MA: Harvard University Press.

Sampson, R.J., & Laub, J.H. (1996). Socioeconomic achievement in the life course of disadvantaged men: Military service as a turning point, circa 1940–1965. *American Sociological Review, 61,* 347–367.

Sampson, R.J., Raudenbush, S.W., & Earls, F. (1997). Neighborhoods and violent crime: A multilevel study of collective efficacy. *Science, 277,* 918–924.

Sandberg, S., McGuinness, D., Hillary, C., & Rutter, M. (1998). Independence of childhood life events and chronic adversities: A comparison of two patient groups and controls. *Journal of the American Academy of Child and Adolescent Psychiatry, 37,* 728–735.

Sapolsky, R.M. (1993). Endocrinology alfresco: Psychoendocrine studies of wild baboons. *Recent Progress in Hormone Research, 48,* 437–468.

Sapolsky, R.M. (1998). *Why zebras don't get ulcers: An updated guide to stress, stress-related diseases, and coping*. New York: W.H. Freeman, & Co.

Sargant, W., & Slater, E. (1954). *An introduction to physical methods of treatment in psychiatry, 3rd ed.* Edinburgh: Livingstone.

Saunders, A.M. (2000). Apolipoprotein E and Alzheimer disease: An update on genetic and functional analyses. *Journal of Neuropathology and Experimental Neurology, 59,* 751–758.

Scarr, S. (1992). Developmental theories for the 1990s: Development and individual differences. *Child Development, 63*, 1–19.

Scarr, S., & McCartney, K. (1983). How people make their own environment: A theory of genotype-environmental effects. *Child Development, 54*, 424–435.

Schachar, R., & Tannock, R. (2002). Syndromes of hyperactivity and attention deficit. In M. Rutter & E. Taylor (Eds.), *Child and adolescent psychiatry, 4th ed.* Oxford: Blackwell Scientific. pp. 399–418.

Scourfield, J., & Owen, M.J. (2002). Genetic counseling. In P. McGuffin, M.J. Owen, & I.I. Gottesman (Eds.), *Psychiatric genetics and genomics.* Oxford: Oxford University Press. pp. 415–423.

Segal, N.L. (1999). *Entwined lives: Twins and what they tell us about human behavior.* New York: Dutton.

Seglow, J., Pringle, M.K., & Wedge, L. (1972). *Growing up adopted.* Windsor, UK: National Foundation for Educational Research.

Shahbazian, M.D., Young, J.I., Yuva-Paylor, L.A., Spencer, C.M., Antalffy, B.A., Noebels, J.L., Armstrong, D.L., Paylor, R., & Zoghbi, H.Y. (2002). Mice with truncated MeCP2 recapitulate many Rett syndrome features and display hyper-acetylation of histone H3. *Neuron, 35*, 243–254.

Shahbazian, M.D., & Zoghbi, H.Y. (2001). Molecular genetics of Rett syndrome and clinical spectrum of MECP2 mutations. *Current Opinion in Neurology, 14*, 171–176.

Sham, P. (2003). Recent developments in quantitative trait loci analysis. In R. Plomin, J.C. DeFries, I. Craig, & P. McGuffin (Eds.), *Behavioural genetics in the postgenomic era.* Washington, DC: American Psychological Association. pp. 41–54.

Shaywitz, S.E., Shaywitz, B.A., Fulbright, R.K. Skudlarski, P., Mencl, W.E., Constable, R.T., Pugh, K.R., Holahan, J.M., Marchione, K.E., Fletcher, J.M., Lyon, G.R., & Gore, J.C. (2003). Neural systems for compensation and persistence: Young adult outcome of childhood reading disability. *Biological Psychiatry, 54*, 25–33.

Shields, J. (1962). *Monozygotic twins brought up apart and brought up together.* London: Oxford University Press.

Shiner, R., & Caspi, A. (2003). Personality differences in childhood and adolescence: Measurement, development, and consequences. *Journal of Child Psychology and Psychiatry, 44*, 2–32.

Shonkoff, J.P., & Phillips, D.A. (2000). *From neurons to neighborhoods: The science of early childhood development.* Washington, DC: National Academy Press.

Siever, K.J., Kalus, O.F., & Keefe, R.S. (1993). The boundaries of schizophrenia. *Psychiatric Clinics of North America, 16*, 217–244.

Silberg, J.L., & Eaves, L.J. (2004). Analysing the contributions of genes and parent–child interaction to childhood behavioural and emotional problems: A model for the children of twins. *Psychological Medicine, 34*, 347–356.

Silberg, J.L., Parr, T., Neale, M.C., Rutter, M., Angold, A., & Eaves, L.J. (2003). Maternal smoking during pregnancy and risk to boys' conduct disturbance: An examination of the causal hypothesis. *Biological Psychiatry, 53*, 130–135.

Silberg, J., Pickles, A., Rutter, M., Hewitt, J., Simonoff, E., Maes, H., et al. (1999). The influence of genetic factors and life stress on depression among adolescent girls. *Archives of General Psychiatry, 56*, 225–232.

Silberg, J., Rutter, M., D'Onofrio, B., & Eaves, L. (2003). Genetic and environmental risk factors in adolescent substance use. *Journal of Child Psychology and Psychiatry*, *44*, 664–676.

Silberg, J.L., Rutter, M., & Eaves, L. (2001 a). Genetic and environmental influences on the temporal association between earlier anxiety and later depression in girls. *Biological Psychiatry*, *49*, 1040–1049.

Silberg, J., Rutter, M., Neale, M., & Eaves, L. (2001 b). Genetic moderation of environmental risk for depression and anxiety in adolescent girls. *British Journal of Psychiatry*, *179*, 116–121.

Simonoff, E., Pickles, A., Hervas, A., Silberg, J.L., Rutter, M., & Eaves, L. (1998 a). Genetic influences on childhood hyperactivity: Contrast effects imply parental rating bias, not sibling interaction. *Psychological Medicine*, *28*, 825–837.

Simonoff, E., Pickles, A., Meyer, J., Silberg, J., & Maes, H. (1998 b). Genetic and environmental influences on subtypes of conduct disorder behavior in boys. *Journal of Abnormal Child Psychology*, *27*, 497–511.

Skuse, D., & Kuntsi, J. (2002). Molecular genetic and chromosomal anomalies: Cognitive and behavioural consequences. In M. Rutter & E. Taylor (Eds.), *Child and adolescent psychiatry, 4th ed.* Oxford: Blackwell Scientific. pp. 205–240.

SLI Consortium. (2004). Highly significant linkage to the SLI1 locus in an expanded sample of individuals affected by Specific Language Impairment. *American Journal of Human Genetics*, *74*, 1225–1238.

Slutske, W.S., Heath, A.C., Dinwiddie, S.H., Madden, P.A.F., Bucholz, K.K., Dunne, M.P., Statham, D.J., & Martin, N.G. (1997). Modeling genetic and environmental influences in the etiology of conduct disorder: A study of 2,682 adult twin pairs. *Journal of Abnormal Psychology*, *106*, 266–279.

Small, G.W., Ercoli, L., Silverman, D.H.S., Huang, S-C., Komo, S., Bookheimer, S.Y., Lavretsky, H. Miller, K., Siddharth, P, Rasgon, N.L., Mazziotta, J.C., Saxena, S., Wu, H.M., Mega, M.S., Cummings, J.L., Saunders, A.M, Pericak-Vance, M.A., Roses, A.D., Barrio, J.R., & Phelps, M.E. (2000). Cerebral metabolic and cognitive decline in persons at genetic risk for Alzheimer's disease. *Proceedings of the National Academy of Sciences of the USA*, *11*, 6037–6042.

Smalley, S.L. (1998). Autism and tuberous sclerosis. *Journal of Autism and Developmental Disorders*, *28*, 419–426.

Smith, S.D., Kimberling, W.J., Pennington, B.F., & Lubs, H.A. (1983). Specific reading disability: Identification of an inherited form through linkage analysis. *Science*, *219*, 1345.

Snowling, M.J., Gallagher, A., & Frith, U. (2003). Family risk of dyslexia is continuous: Individual differences in the precursors of reading skill. *Child Development*, *74*, 358–373.

Snyder, J., Reid, J., & Patterson, G. (2003). A social learning model of child and adolescent antisocial behavior. In B.B. Lahey, T.E. Moffitt, & A. Caspi (Eds.), *Causes of conduct disorder and juvenile delinquency*. New York & London: The Guilford Press. pp. 27–48.

Sonuga-Barke, E.J.S. (1998). Categorical models of childhood disorder: A conceptual and empirical analysis. *Journal of Child Psychology and Psychiatry*, *39*, 115–133.

Spence, M.A., Greenberg, D.A., Hodge, S.E., & Vieland, V.J. (2003). The Emperor's new methods. *American Journal of Human Genetics, 72*, 1084–1087.

Spielman, R.S., & Ewens, W.J. (1996). Invited Editorial: The TDT and other family-based tests for linkage disequilibrium and association. *American Journal of Human Genetics, 59*, 983–989.

Spira, A., Beane, J., Shah, V., Liu, G., Schembri, F., Yang, X., Palma, J., & Brody, J.S. (2004). Effects of cigarette smoke on the human airway epithelial cell transcriptome. *Proceedings of the National Academy of Sciences of the United States of America, 101*, 10143–10148.

Starfield, B. (1998). *Primary care: Balancing health needs, services, and technology.* Oxford: Oxford University Press.

Steffenburg, S., Gillberg, C., Hellgren, L., Andersson, L., Gillberg, I., Jakobsson, G., & Bohman, M. (1989). A twin study of autism in Denmark, Finland, Iceland, Norway and Sweden. *Journal of Child Psychology and Psychiatry, 30*, 405–416.

Stehr-Green, P., Tull, P., Stellfeld, M., Mortenson, P-B., & Simpson, D. (2003). Autism and Thimerosal-containing vaccines: Lack of consistent evidence for an association. *American Journal of Preventive Medicine, 25*, 101–106.

Stevenson, J. (2001). Comorbidity of reading/spelling diability and ADHD. In F. Levy, & D. Hay (Eds.), *Attention, genes and ADHD.* Hove, Sussex: Brunner-Routledge. pp. 9–114.

Stevenson, L., Graham, P., Fredman, G., & McLoughlin, V. (1987). A twin study of genetic influences on reading and spelling ability and disability. *Journal of Child Psychology and Psychiatry, 28*, 229–247.

Stone, A.A., Bovbjerg, D.H., Neale, J.M., Napoli, A., Valdimarsdottir, H., Cox, D., Hayden, F.G., & Gwaltney, J.M. Jr. (1992). Development of common cold symptoms following experimental rhinovirus infection is related to prior stressful life events. *Behavioral Medicine, 18*, 115–120.

Stoolmiller, M. (1999). Implications of the restricted range of family environments for estimates of heritability and nonshared environment in behavior-genetic adoption studies. *Psychological Bulletin, 125*, 392–409.

Storms, L.H., & Sigal, J.J. (1958). Eysenck's personality theory with special reference to 'The Dynamics of Anxiety and Hysteria'. *British Journal of Medical Psychology, 31*, 228–246.

Strachan, T., & Read, A.P. (2004). *Human molecular genetics 3.* New York, & Abingdon, Oxon: Garland Science, Taylor, & Francis.

Stratton, K., Howe, C., & Battaglia, F. (1996). *Fetal alcohol syndrome: Diagnosis, epidemiology, prevention, and treatment.* Washington, DC: National Academy Press.

Streissguth, A.P., Barr, H.M., Bookstein, F.L., Sampson, P.D., & Olson, H.C. (1999). The long term neurocognitive consequences of prenatal alcohol exposure: A 14 year study. *Psychological Science, 10*, 186–190.

Strittmatter, W.J., Saunders, A.M., Schmechel, D., Pericak-Vance, M., Enghild, J., Salvesen, G.S., & Roses, A.D. (1993). Apolipoprotein E: high-avidity binding to beta-amyloid and increased frequency of type 4 allele in late-onset familial Alzheimer disease. *Proceedings of the National Academy of Sciences of the USA, 90*, 1977–1981.

Suarez, B.K., Hampe, C.L., & Van Eerdewegh, P. (1994). Problems of replicating linkage claims in psychiatry. In E.S. Gershon, D.R. Cloninger, & J.E. Barrett

(Eds.), *Genetic approaches to mental disorders*. Washington, DC: American Psychiatric Press. pp. 23–46.

Sutherland, G.R., Gecz, J., & Mulley, J.C. (2002). Fragile X syndrome and other causes of X-linked mental handicap. In D.L. Rimoin, J.M. Connor, R.E. Pyeritz, & B.R. Korf (Eds.), *Emery and Rimoin's principles and practice of medical genetics, vol. 3*. London & New York: Churchill Livingstone. pp. 2801–2826.

Sullivan, P.F., & Eaves, L.J. (2002). Evaluation of analyses of univariate discrete twin data. *Behavior Genetics, 32*, 221–227.

Sullivan, P.F., Neale, M.C., & Kendler, K.S. (2000). Genetic epidemiology of major depression: Review and meta-analysis. *American Journal of Psychiatry, 157*, 1552–1562.

Sulston, J., & Ferry, G. (2002). *The common thread: A story of science, politics, ethics and the Human Genome*. Bantam: London, & New York.

Tai, E.S., Corella, D., Deurenberg-Yap, M., Cutter, J., Chew, S.K., Tan, C.E., & Ordovas, J.M. (2003). Dietary fat interacts with the −514C>T polymorphism in the hepatic lipase gene promoter on plasma lipid profiles in multiethnic Asian population: The 1998 Singapore National Health Survey. *The Journal of Nutrition, 133*, 3399–3408.

Talmud, P.J., Bujac, S., & Hall, S. (2000). Substitution of asparagine for aspartic acid at residue 9 (D9N) of lipoprotein lipase markedly augments risk of coronary heart disease in male smokers. *Atherosclerosis, 149*, 75–81.

Talmud, P.J. (2004). How to identify gene–environment interactions in a multifactorial disease: CHD as an example. *Proceedings of the Nutrition Society, 63*, 5–10.

Tawney, R.H. (1952). *Equity*. London: Allen and Unwin.

Taylor, A. (2004). The consequences of selective participation on behaviour-genetic findings: Evidence from simulated and real data. *Twin Research, 7*, 485–504.

Taylor, E., & Rutter, M. (2002). Classification: Conceptual issues and substantive findings. In M. Rutter & E. Taylor (Eds.), *Child and adolescent psychiatry, 4th ed*. Oxford: Blackwell Scientific. pp. 3–17.

Tennant, C., & Bebbington, P. (1978). The social causation of depression: A critique of the work of Brown and his colleagues. *Psychological Medicine, 8*, 565–576.

Teasdale, J.D., & Barnard, P.J. (1993). *Affect, cognition, and change: Re-modelling depressive thought*. Hove, England: Erlbaum.

Thapar, A. (2002). Attention Deficit Hyperactivity Disorder: New genetic findings, new directions. In R. Plomin, J.C. DeFries, I. Craig, & P. McGuffin (Eds.), *Behavioural genetics in the postgenomic era*. Washington, DC: American Psychological Association. pp. 445–462.

Thapar, A., Fowler, T., Rice, F., et al. (2003). Maternal smoking during pregnancy and Attention Deficit/Hyperactivity Disorder symptoms in offspring. *American Journal of Psychiatry, 160*, 1985–1989.

Thapar, A., Hervas, A., & McGuffin, P. (1995). Childhood hyperactivity scores are highly heritable and show sibling competition effects: Twin study evidence. *Behavior Genetics, 25*, 537–544.

Thapar, A., & McGuffin, P. (1994). A twin study of depressive symptoms in childhood. *British Journal of Psychiatry, 165*, 259–265.

Thapar, A., & McGuffin, P. (1996). A twin study of antisocial and neurotic symptoms in childhood. *Psychological Medicine, 26,* 1111–1118.

Thomas, A., & Chess, S. (1977). *Temperament and development.* New York: Brunner Mazel.

Thomas, A., Chess, S., & Birch, H. (1968). *Temperament and behavior disorders in childhood.* New York: New York University Press.

Thomas, A., Chess, S., Birch, H., Hertzig, M., & Korn, S. (1963). *Behavioral individuality in early childhood.* New York: New York University Press.

Thomas, L. (1979). *The Medusa and the Snail: More notes of a biology watcher.* New York: Viking Press.

Thorpe, K., Rutter, M., & Greenwood, R. (2003). Twins as a natural experiment to study the causes of mild language delay: II. Family interaction risk factors. *Journal of Child Psychology and Psychiatry, 44,* 342–355.

Tienari, P. (1999). Genotype–environment interactions and schizophrenia. *Acta Neuropsychiatrica, 11,* 48–49.

Tienari, P. (1991). Interaction between genetic vulnerability and family environment: The Finnish adoptive family study of schizophrenia. *Acta Psychiatrica Scandinavica, 84,* 460–465.

Tienari, P., Wynne, L.C., Moring, J., Läsky, K., Nieminen, P., Sorri, A., Lahti, I., Wahlberg, K-E., Naarala, M., Kurki-Suonio, K., Saarento, O., Koistinen, P., Tarvainen, T., Hakko, H., & Miettunen, J. (2000). Finnish adoptive family study: Sample selection and adoptee DSM-III-R diagnoses. *Acta Psychiatrica Scandinavica, 101,* 433–443.

Tienari, P., Wynne, L.C., Sorri, A., Lahti, I., Laksy, K., Moring, J., Naarala, M., Nieminen, P., & Wahlberg, K.E. (2004). Genotype–environment interaction in schizophrenia-spectrum disorder. Long-term follow-up study of Finnish adoptees. *British Journal of Psychiatry, 184,* 216–222.

Tizard, J. (1964). *Community services for the mentally handicapped.* Oxford: Oxford University Press.

Tizard, J. (1975). Race and IQ: The limits of probability. *New Behaviour, 1,* 6–9.

Townsend, P., Phillimore, P., & Beattie, A. (1988). *Health and deprivation: inequality and the North.* London: Croom Helm.

Tsuang, M.T., Bar, J.L., Stone, W.S., & Faraone, S.V. (2004). Gene–environment interactions in mental disorders. *World Psychiatry, 3,* 73–83.

Turkeltaub, P.E., Gareau, L., Flowers, D.L., Zeffiro, T.A., & Eden, G.F. (2003). Development of neural mechanisms for reading. *Nature Neuroscience, 6,* 767–773.

Turkheimer, E., Haley, A., Waldron, M., D'Onofrio, B., & Gottesman, I.I. (2003). Socioeconomic status modifies heritability of IQ in young children. *Psychological Science, 14,* 623–628.

Uchiyama, T., Kurosawa, M., & Inaba, Y. (in press). Does MMR vaccine cause so-called "regressive autism"? *Journal of Autism and Developmental Disorders.*

Valentine, G.H. (1986). *The chromosomes and their disorders: An introduction for clinicians.* London: Heinemann.

van den Oord, E.J.C.G., Pickles, A., & Waldman, I.D. (2003). Normal variation and abnormality: An empirical study of the liability distributions underlying depression and delinquency. *Journal of Child Psychology and Psychiatry, 44,* 180–192.

van Os, J., & Sham, P. (2003). Gene–environment correlation and interaction in schizophrenia. In R.M. Murray, P.B. Jones, E. Susser, J. van Os, & M. Cannon (Eds.), *The epidemiology of schizophrenia*. Cambridge: Cambridge University Press. pp. 235–253.

van Wieringen, J.C. (1986). Secular growth changes. In F. Falkner & J.M. Tanner (Eds.), *Human growth, vol. 3, Methodology, 2nd ed.* New York: Plenum Press. pp. 307–331.

Venter J.C., et al. (2001). The sequence of the human genome. *Science, 291*, 1304–1351.

Viding, E., Blair, R.J., Moffitt, T.E., & Plomin, R. (2005). Evidence for substantial genetic risk for psychopathy in 7-year-olds. *Journal of Child Psychology and Psychiatry, 46*, 592–597.

Viding, E., Spinath, F., Price, T.S., Bishop, D.V.M., Dale, P.S., & Plomin, R. (2004). Genetic and environmental influence on language impairment in 4-year old same-sex and opposite-sex twins. *Journal of Child Psychology and Psychiatry, 45*, 315–325.

Volkmar, F., & Dykens, E. (2002). Mental retardation. In M. Rutter & E. Taylor (Eds.), *Child and adolescent psychiatry, 4th ed.* Oxford, England: Blackwell Scientific Publications. pp. 697–710.

Volkmar, F.R., Lord, C., Bailey, A., Schultz, R.T., Klin, A., & Wadsworth, S.J. (2004). Autism and pervasive developmental disorders. *Journal of Child Psychology and Psychiatry, 41*, 135–170.

Wachs, T.D., & Plomin, R. (1991). *Conceptualization and measurement of organism-environment interaction.* Washington, DC: American Psychological Association.

Wadsworth, S.J., Knopik, V.S., & DeFries, J.C. (2000). Reading disability in boys and girls: No evidence for a differential genetic etiology. *Reading and Writing: An Interdisciplinary Journal, 13*, 133–145.

Wahlberg, K-E., Wynne, L.C., Oja, H., Keskitalo, P., Pykalainen, L., Lahti, I., Moring, J., Naarala, M., Sorri, A., Seitamaa, M., Laksy, K., Kolassa, J., & Tienari, P. (1997). Gene–environment interaction in vulnerability to schizophrenia: Findings from the Finnish Adoptive Family Study of Schizophrenia. *American Journal of Psychiatry 154*, 355–362.

Waldman, I.D., & Rhee, S.H. (2002). Behavioural and molecular genetic studies. In S. Sandberg (Ed.), *Hyperactivity and attention disorders of childhood, 2nd ed.* Cambridge; Cambridge University Press. pp. 290–335.

Waldman, I.D., Rhee, S.H., Levy, F., & Hay, D.A. (2001). Causes of the overlap among symptoms of ADHD, oppositional defiant disorder, and conduct disorder. In F. Levy & D. Hay (Eds.), *Attention, genes and ADHD.* Hove, East Sussex: Brunner-Routledge. pp. 115–138.

Wang, W.Y., Barratt, B.J., Clayton, D.G., & Todd, J.A. (2005). Genome-wide association studies: Theoretical and practical concerns. *Nature Reviews – Genetics, 6*, 109–118.

Wang, X., Zuckerman, B., Pearson, C., Kaufman, G., Chen, C., Wang, G., Niu, T., Wise, P.H., Bauchner, H., & Xu, X. (2002). Maternal cigarette smoking, metabolic gene polymorphism, and infant birth weight. *Journal of the American Medical Association, 287*, 195–202.

Waterland, R.A., & Jirtle, R.L. (2003). Transposable elements: Targets for early nutritional effects on epigenetic gene regulation. *Molecular and Cellular Biology, 23,* 5293–5300.

Watson, J.D., & Crick, F.H. (1953). Genetical implications of the structure of deoxyribonucleic acid. *Nature, 171,* 964–967.

Weatherall, D. (1995). *Science and the quiet art; Medical research and patient care.* Oxford: Oxford University Press.

Weatherall, D.J., & Clegg, J.B. (2001). *The thalassaemia syndromes.* Oxford: Blackwell Scientific.

Weaver, I.C.G., Cervoni, N., Champagne, F.A., D'Alessio, A.C., Charma, S., Seckl, J., Dymov, S., Szyf, M., & Meaney, M.J. (2004). Epigenetic programming by maternal behavior. *Nature Neuroscience, 7,* 847–854.

Weir, J.B. (1952). The assessment of the growth of schoolchildren with special reference to secular changes. *British Journal of Nutrition, 6,* 19–33.

Whalley, H.C., Simonotto, E., Flett, S., Marshall, I., Ebmeier, K.P., Owens, D.G.C., Goddard, N.H., Johnstone, E.C., & Lawrie, S.M. (2004). fMRI correlates of state and trait effects in subjects at genetically enhanced risk of schizophrenia. *Brain, 127,* 478–490.

Williams, J. (2002). Reading and language disorders. In P. McGuffin, M.J. Owen, & I.I. Gottesman (Eds.), *Psychiatric genetics and genomics.* Oxford: Oxford University Press. pp. 129–145.

Wimmer, H., & Goswami, U. (1994). The influence of orthographic consistency on reading development: Word recognition in English and German children. *Cognition, 51,* 91–103.

World Health Organization. (1993). *The ICD-10 classification of mental and behavioural disorders: Diagnostic criteria for research.* Geneva: World Health Organization.

Wüst, S., Van Rossum, F.C.E., Federenko, I.S., Koper, J.W., Kumsta, R., & Hellhammer, D.H. (2004). Common polymorphisms in the glucocorticoid receptor gene are associated with adrenocortical responses to psychosocial stress. *The Journal of Clinical Endocrinology and Metabolism, 89,* 565–573.

Yaffe, K., Haan, M., Byers, A., Tangen, C., & Kuller, L. (2000). Estrogen use, APOE, and cognitive decline: Evidence of gene–environment interaction. *Neurology, 54,* 1949–1953.

Yamori, Y., Nara, Y., Mizushima, S., Murakami, S., Ikeda, K., Sawamura, M., Nabika, T., & Horie, R. (1992). Gene–environment interaction in hypertension, stroke and atherosclerosis in experimental models and supportive findings from a world-wide cross-sectional epidemiologial survey: A WHO-cardiac study. *Clinical and Experimental Pharmacology and Physiology, 19,* 43–52.

Yang, Q., & Khoury, M.J. (1997). Evolving methods in genetic epidemiology III. Gene–environment interaction in epidemiological research. *Epidemiologic Reviews, 19,* 33–43.

Young, L.J. (2003). The neural basis of pair bonding in a monogamous species: A model for understanding the biological basis of human behavior. In K.W. Wachter & R.A. Bulatao (Eds.), *Offspring: Human fertility behavior in biodemographic perspective.* Washington, DC: National Academies Press. pp. 91–103.

Young, L.J., Nilsen, R., Waymire, K.G., MacGregor, G.R., & Insel, T.R. (1999). Increased affiliative response to vasopressin in mice expressing the V_{1a} receptor from a monogamous vole. *Nature, 400,* 766–768.

Zoccolillo, M., Pickles, A., Quinton, D., & Rutter, M. (1992). The outcome of childhood conduct disorder: Implications for defining adult personality disorder and conduct disorder. *Psychological Medicine, 22,* 971–986.

Zoghbi, H.Y. (2003). Postnatal neurodevelopmental disorders: Meeting at the synapse? *Science, 302,* 826–830.

术语表

乙酰化（acetylation） 在转录中起作用的一种化学过程。

附加基因效应（additive genetic effect） 由多个基因的非协同性累积效应引起的效应（见与非附加基因效应的对比）。

腺嘌呤（adenine） 构成碱基对的四种化学物质之一。

注意力缺陷多动障碍（attention deficit disorder with hyperactivity, ADHD） 一种通常在学龄前时期首先表现出症状的障碍，以注意力不集中、过度活跃和冲动为特征（见第四章）。

领养研究（adoption study） 利用领养所带来的生物亲子关系和社会亲子关系的分离，评估遗传和环境影响对特定性状或疾病的人群变异的相对影响的一系列策略。

等位基因（allele） 一种基因在某一特定位点上的另一种形式，如ABO血型标记物的A、B和O变异。

等位基因异质性（allelic heterogeneity） 在一个基因位点上存在许多不同的影响疾病的等位基因。

选择性剪接（alternative splicing） 自然发生的不同的剪接序列，可以使一个基因产生多个蛋白质产物。

阿尔茨海默病（Alzheimer's disease） 一种特殊形式的退行性大脑疾病，通常始于晚年期（见第四章）。

氨基酸（amino acid） 蛋白质的组成成分之一。

安格尔曼综合征（Angelman syndrome） 一种由遗传自母亲的15号染色体片段缺失引起的、与身体特征和认知障碍相关的疾病。

动物模型（animal model） 包括使用非人类动物，操纵这些动物，产生具有与导致人类特定表型相同的基因突变的生物体，或使动物表现出被认为是模仿人类的某种表型的行为形式。在遗传研究中，这类模型为研究基因作用提供了重要手段。

遗传早现（anticipation） 某种遗传病在连续世代中，被发现其症状一代比一代严重，而发病时间一代早于一代的现象。这种现象的一个原因是不稳定的三核苷酸重复的代际表达，引起动态突变（见第八章）。

反社会行为（antisocial behavior） 一系列社会不认可的破坏行为的统称，包括明显的过失或犯罪行为，也包括明显的对立或违抗行为（见第四章）。

关联研究（association strategy） 用于测试与某种性状或疾病相关的特定等位基因是否与适当的对照组不同的方法。

选型交配（assortative mating） 这种交配是非随机的，因为它倾向于发生在特征相似的人或相反的人之间，或者在同样患有疾病但双方所患疾病的种类不同的人之间。

自闭症（autism） 一种神经发育障碍，最早出现在学龄前，其特征是缺乏社会互惠和交流，以及刻板和重复的行为模式（见第四章）。

常染色体（autosome） 除X染色体和Y染色体以外的染色体。人类有22对常染色体和1对性染色体（女性为XX，男性为XY）。

碱基（base） 包括腺嘌呤、胞嘧啶、鸟嘌呤和胸腺嘧啶。

双相情感障碍（Bipolar disorder） 一种反复发作的疾病，涉及躁狂和轻躁狂的发作，通常还伴有抑郁发作。它曾被称为躁郁症（见第四章）。

携带者（carrier） 具有一种特殊的遗传基因，同时具有突变隐性版本和正常版本的杂合形式的个体。因为相关疾病是隐性遗传的，所以个体在表型上是正常的。

染色体（chromosome） 主要由染色质组成的结构，存在于细胞核中，含有DNA。人类有23对染色体。

密码子（codon） 由三个碱基对组成的序列，用于编码特定的氨基酸。

一致性（concordance） 在两个家庭成员中存在某种特定的性状或疾病，通常用于描述双胞胎。

相关性（correlation） 一种表示关联性或相似性的统计标准，取值范围为+1到−1，+1表示完全相关，0表示无相关，−1表示完全不相关或具有负相关。

胞嘧啶（cytosine） 构成碱基对的四种化学物质之一。

抑郁症（depressive disorder） 一种经常复发的疾病，以情绪低落、内疚感、绝望感、睡眠和食欲紊乱为特征，通常表现为情绪激动或行动迟缓（见第四章）。

异卵（dizygotic） 非同卵双胞胎。由于双胞胎中的两者并非同卵，所以他们在基因上等同于一对兄弟姐妹。

脱氧核糖核酸（DNA） 双链分子，以双螺旋的形式编码遗传信息。

DNA序列（DNA sequence） 决定遗传信息的碱基对的顺序。

显性遗传（dominant） 一种遗传模式，仅拥有一个特定的突变体等位基因（即杂合子）就足以导致疾病。

唐氏综合征（Down syndrome） 一种由21号染色体三体型（即多出一条染色体）引起的综合征。患者通常具有一系列特征性的身体特征和严重的认知障碍。

阅读障碍（dyslexia） 与一个人的一般智力水平不一致的阅读技能方面的特定障碍（有时被称为特定性阅读障碍）。

环境中介（environmental mediation） 由于环境影响的作用而产生的因果机制。

表观遗传（epigenetic） 可遗传的变化，但不涉及DNA序列的任何变化。

异位显性（epistasis） 不同基因位点的两个或多个基因之间的协同作用。

相同环境假设（equal environments assumption） 构成双生子研究策略基础的假设，即同卵双胞胎和异卵双胞胎所处的环境在对所研究的性状或疾病方面的影响无差异（见第三章）。

优生学（eugenics） 有关改善个人或群体遗传品质的因素的课题，包括改变不同类型的人的生育能力的可能性（见第一章）。

外显子（exon） DNA序列被转录成信使RNA，然后被翻译成组合成蛋白质的多肽。

家族负荷（familial loading） 一种性状在多个家庭成员中出现的程度。

全同胞（full sibling） 指由同一母亲所生且有同一生父的兄弟姐妹。

基因（gene） 遗传的基本单位。

基因–环境相关性（gene-environment correlation） 基因对暴露于特定环境的个体差异的影响（见第九章）。

基因–环境交互作用（gene-environment interaction） 基因对个体对特定环境的易感性差异的影响（见第九章）。

基因表达（gene expression） 基因产生功能效应的过程。大多数基因只在某些身体组织中表达，并且可能只在发育的某些阶段表达。基因表达既受其他基因的影响，也受环境因素的影响（见第七章）。

基因位点（gene locus） 染色体上包含特定基因的位置。

基因组印记（genomic imprinting） 某一基因位点上的等位基因根据从母亲或父亲那里继承的基因不同而表现不同的过程。

遗传相关性（genetic relatedness） 亲属间拥有共同基因的程度。先证者的一级亲属（父母、兄弟姐妹和孩子）在基因上与之有50%的相似性；先证者的二级亲属（祖父母、姑姨叔舅）在基因上与之有25%的相似性；先证者的三级亲属（表兄弟姐妹、堂兄弟姐妹）在基因上与之有12.5%的相似性。

基因组（genome） 生物体的全部DNA，由每对染色体中的一个进行表达。

基因型（genotype） 个体的基因构成，通常是指特定基因位点上等位基因的组合。

糖皮质激素（glucocorticoid） 一种类固醇，与皮质醇相关的功能有关。

鸟嘌呤（guanine） 组成碱基对的四种化学物质之一。

半同胞（half sibling） 同父异母或同母异父的兄弟姐妹。

单体型（haplotype） 一组紧密相连的遗传标记。它们倾向于一起遗传，而不是在重组过程中分离。

遗传性（heritability） 某一特定人群中可归因于遗传影响的

变异比例，但注意这将包括与环境的共同作用（见第三章）。广义的遗传性包括附加效应和非附加效应，而狭义的遗传性只涉及附加效应。

杂合子（heterozygote） 在一对染色体的两个基因的特定基因位点上有不同等位基因的人。

海马体（hippocampus） 大脑的一个与记忆功能有关的特定部分。

亨廷顿氏舞蹈症（Huntington's disease） 一种常染色体显性遗传疾病，通常在中年或更晚时期发病，可导致痴呆和死亡。

发病率（incidence） 在某一特定时期内，在特定人群中出现的某种疾病的新病例的比率（见第二章）。

内含子（intron） 在转录过程中被剪接出来的DNA序列。

兰布达（lambda） λ。量化特定遗传关系（通常是兄弟姐妹）与某种疾病风险增加的关联程度的统计数据。

位点（locus） 染色体上特定基因的位置。

LOD值（LOD score） 赔率的对数，这是一个统计学术语，用于量化两个基因位点相连的可能性（意味着共同遗传）。按照惯例，当LOD值在＋3以上时，人们就认为该值显示了显著联系的可能性。

孟德尔遗传（Mendelian inheritance） 一种单基因条件的遗传，该遗传遵循特定的遗传模式，不需要特定的环境（见第六章）。

甲基化（methylation） 在表观遗传机制中起关键作用的一种化学过程。

线粒体遗传（mitochondrial inheritance） 通过位于细胞质中（细胞核外的部分）的线粒体进行遗传。线粒体遗传完全是通过母亲进行的。

单绒毛膜（monochorionic） 在同卵双胞胎的情况下，两个胎儿共享一个胎盘和周围的绒毛膜囊。

同卵双胞胎（monozygotic） 在基因上完全相同的一对双胞胎。

信使RNA（messenger RNA，mRNA） 离开细胞核的经过加工的RNA，它是细胞体中多肽合成的模板。

突变（mutation） 基因的DNA碱基序列发生的可遗传的变化。

神经内分泌系统（neuroendocrine system） 涉及对大脑功能有影响的激素。

神经元（neurone） 参与信息传递（有别于提供支持）的神经细胞。

非附加基因效应（non-additive genetic effects） 涉及同一基因位点上的不同等位基因（优势）或其他基因位点上的不同基因（外显）之间的协同作用的效应。

非共享环境效应（non-shared environmental effect） 与共享环境效应相比，环境的影响会使兄弟姐妹变得不那么相似。注意非共享环境效应也包括测量误差。

核苷酸（nucleotide） DNA和RNA的组成成分之一，由一个碱基加一个糖分子和一个磷酸分子组成。

寡基因遗传（oligogenic） 由相对较少的具有重大影响的基因的累积效应所影响的性状。

谱系（pedigree） 显示一个家族的谱系历史的族谱或图表，人们可以从中指出特定的遗传模式（见第六章）。

外显率（penetrance） 具有特定基因型的个体以其产生的表型形式表现出来的比例。

人格（personality） 以气质为基础，但也是一个更高层次的概念，包括态度特征、思维模式、动机以及性格属性等方面的一致性。

表型（phenotype） 由基因作用产生的性状或障碍的表现，无论是否存在环境的影响。

苯丙酮尿症（Phenylketonuria，PKU） 一种常染色体隐性代谢疾病，涉及无法处理存在于所有正常人类饮食中的苯丙氨酸。如果不加以治疗，该病会导致智力低下。

基因多效性（pleiotropy） 遗传效应是多重的、不同的。

多基因（polygenic） 受许多基因的累积效应影响的性状，但这些基因的影响很小。

聚合酶链式反应（polymerase chain reaction，PCR） 一种用来扩增特定DNA序列的方法。

多态性（polymorphism） 具有两个或多个等位基因的基因位点。

多肽（polypeptide） 由氨基酸组成的结构，可继续构成蛋白质。

群体分层（population stratification） 与种族（或其他受遗传影响的特征）有关的等位基因导致某些性状或疾病与所研究的等位基因之间出现虚假的关联，因为病例组（即患有疾病的个体）和对照组在等位基因方面有所不同。与性状的关联之所以是虚假的，是因为等位基因的差异来自所研究人群的基因构成，而不是来自性状或疾病（见第八章）。

普瑞德–威利综合征（Prader-Willi syndromes） 一种与一系列身体特征、食欲过盛导致的肥胖，以及严重的认知障碍有关的综合征。它是由从父亲那里继承的15号染色体的一部分缺失造成的。

先证者（proband） 用于识别包括具有特定性状或障碍的人在内的家庭的指标个体。

启动子区域（promoter region） 包括一些参与转录的因子的调控区域。

蛋白质（protein） 基因的最终产物，由多肽组成。

蛋白质组学（proteomics） 对蛋白质表达、蛋白质结构和蛋白质相互作用的分析。这门相对较新的科学是理解蛋白质如何产生影响以及基因作用的结果如何影响人类行为的基础。

假基因（pseudogene） 一个多肽编码基因的缺陷拷贝。

数量性状位点（quantitative trait loci，QTL） （与其他基因和环境影响一起）对某些维度性状的定量变化有贡献的基因。

受体基因（receptor gene） 与控制对某些传播特征的反应的蛋白质有关的基因。

相对风险（relative risk） 与不存在某种因素的情况相比，某种因素的存在增加某种结果的风险的程度（见第二章）。

雷特氏综合征（Rett syndrome） 一种罕见的显性遗传病，几乎全部发生在女孩身上。患者通常在6—18个月时首次表现出症状，主要表现为智力低下、手部目的性运动丧失和头部发育不良（见第八章）。

核糖体（ribosome） 细胞质内（细胞核外）的大型RNA-蛋白质复合物，参与翻译。

风险因素（risk factor） 导致一个人发展某种特定性状或障碍的可能性增加的因素，但其本身并不能决定这种性状或障碍（见第二章）。

风险指标（risk indicator） 该指标在统计学上与某人表现出特定性状或患有某种障碍的可能性增加有关，但其本身并不直接参与因果过程（见第二章）。

精神分裂症（schizophrenia） 一种严重的、通常是慢性的精神障碍，其前兆发生在儿童时期，但其精神病性表现（包括妄想、幻觉和思维障碍）通常在青春期晚期或成年时才首次表现出来（见第四章）。

性染色体（sex chromosome） 决定遗传性别的两条染色体（X和Y）之一（女性为XX，男性为XY）。

共享环境效应（shared environmental effect） 环境的影响会使兄弟姐妹更相似。这个术语通常被称为"普通的家庭环境"，但这是一种误导，因为它与家庭或环境影响是否发生在整个家庭内没有必然的联系（见第三章和第五章）。

同胞关系（siblings） 兄弟姐妹。

特殊性语言发育障碍（specific language impairment，SLI） 语言发展中的特殊障碍（过去有时被称为发展性语言障碍或发育性语言障碍）。

分层（stratification） 参见群体分层。

物质滥用障碍（substance use disorder） 由于使用因娱乐原因或医疗原因而服用的物质（药物）而导致社会、心理或躯体功能失调的障碍。这些物质的作用已变得有害。该术语包括对酒精、烟草以及非法物质的滥用。

易感基因（susceptibility gene） 一种能增加一个人发展某种特征或患上某种疾病的可能性的基因，但它本身并不起决定作用。

端粒（telomere） 染色体末端由DNA和蛋白质组成的特殊

结构。

气质（temperament） 在学龄前阶段首次显现的基本特征，与行为倾向有关，通常涉及对环境的反应性，具有重要的生物学基础。

胸腺嘧啶（thymine） 组成碱基对的四种化学物质之一。

特质（trait） 一种特征或表型。

转录（transcription） DNA指定RNA的过程。

翻译（translation） mRNA指定生产特定多肽的过程（见第七章）。

三核苷酸（trinucleotide） 一个重复的DNA序列。其中不稳定的变体很重要，因为其在代际传递过程中的扩展过程构成了一种引起疾病的动态突变形式（见第六章）。

结节性硬化症（tuberous sclerosis） 一种以常染色体显性方式遗传的疾病（但经常作为一种自发的新突变出现），由两个基因之一（在9号和16号染色体上）引起。它的表现形式非常多变，但最有特点的是其在大脑中的生长，这也是该病名称的来源。在最严重的情况下，它与智力迟钝和癫痫有关。它还会增加个体患自闭症谱系障碍的风险。

表达变异性（variable expression） 指一个简单基因的效应在不同个体间的表现是可变的（见第六章）。

X染色体失活（X inactivation） 雌性拥有的两条X染色体中的一条失去活性的过程。

伴X染色体（X-linked） 由X染色体上的一个位点控制的表型。